L. et V. AUBERT

APPAREILS HERNIAIRES

ORTHOPÉDIQUES PROTHÉTIQUES

A. REY
IMPRIMEUR-ÉDITEUR
LYON

APPAREILS HERNIAIRES

ORTHOPÉDIQUES

PROTHÉTIQUES

APPAREILS HERNIAIRES
ORTHOPÉDIQUES
PROTHÉTIQUES
DESCRIPTION ICONOGRAPHIQUE

PAR

L. ET V. AUBERT FRÈRES

FABRICANTS D'APPAREILS DE L'ART MÉDICAL,
FOURNISSEURS DES HOSPICES CIVILS, DE L'UNIVERSITÉ DE LYON,
DES CHEMINS DE FER P.-L.-M., DE LA COMPAGNIE O.-T.-L., ETC.

(Anc[ne] M[on] Jean AUBERT, fondée en 1882)

20, rue Bellecordière LYON rue de la République, 81

Téléphone : 33.02

Avec 369 Figures intercalées dans le texte

Exposition Universelle, Lyon 1894
MÉDAILLE D'OR
La plus haute Récompense

LYON

A. REY, IMPRIMEUR-ÉDITEUR

4, RUE GENTIL, 4

1914

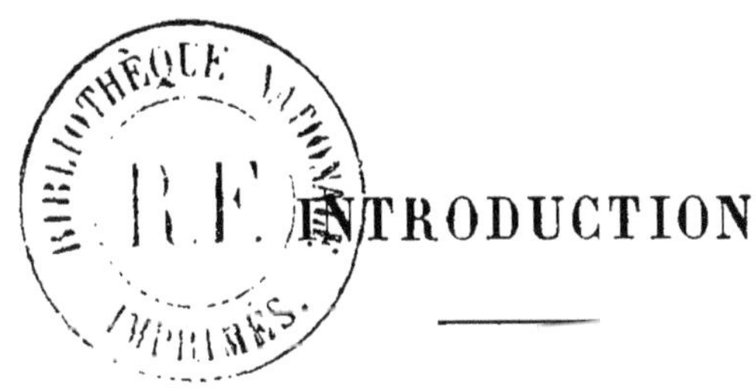

INTRODUCTION

Nous avons l'honneur de soumettre à l'attention bienveillante du corps médical un exposé rationnel d'appareils herniaires, orthopédiques et prothétiques.

L'Orthopédie, par une évolution rapide, est devenue une branche importante de la Chirurgie, grâce à d'éminents spécialistes qui l'ont assise sur des bases scientifiques définitives ; la mécanique orthopédique se devait de suivre ces progrès en profitant de l'enseignement des Maîtres. La conception des appareils, leur confection et leur application sont maintenant **soumises à des règles fixes qu'un bon constructeur doit observer.** L'indication orthopédique une fois posée par le médecin, l'appareil est fonction de principes fondamentaux qui le déterminent sans laisser aucune place au hasard, lequel est un guide trop peu recommandable. Ces principes permettent de marquer avec précision les **axes mécaniques** et servent à l'établissement des **points d'appui**, en tenant compte des réactions musculaires, de la résistance des tissus et des effets de la pesanteur.

Méconnaître leur importance, ce serait commettre

une grave erreur, qui mènerait fatalement à des réalisations défectueuses et ruinerait le but poursuivi.

Des notions d'anatomie et de physiologie **sont donc nécessaires au fabricant, qui doit être l'auxiliaire intelligent du médecin,** et il ne lui est pas permis d'ignorer la merveilleuse architecture des articulations et le mécanisme complexe de leurs mouvements s'il veut que ses appareils répondent à toutes les exigences thérapeutiques et qu'**ils n'entravent le jeu physiologique de l'article intéressé que dans la mesure impliquée par le traitement.**

L'expérience que nous avons acquise sous l'habile direction de notre regretté Père, plusieurs années d'efforts et les larges emprunts que nous avons faits aux ouvrages récemment parus, nous autorisent à publier l'ensemble de nos travaux, tous établis avec le souci constant de ne faire aucune entorse aux lois directrices qui président au maintien des leviers osseux. Nous avons tenu compte des nouveaux apports de la science en augmentant le rôle des tractions élastiques et en subordonnant la mécanique à la physiologie. Quant au problème capital de la scoliose, nos recherches soutenues nous ont conduit à établir des corsets d'un modèle récent, qui répondent à l'importance démontrée de la flexion pour la détorsion. D'autre part, nous avons adopté les appareils Hessing les plus pratiques, considérant que l'amovibilité des attelles peut rendre de grands services et permettre au médecin **lui-même** de suivre l'évolution d'une déformation.

En résumé, ce travail offre donc l'intérêt d'une contribution personnelle de notre part et d'une sélection méthodique parmi une grande quantité d'appareils anciens et modernes qui se reproduisent docilement dans la plupart des ouvrages.

Pour faciliter les recherches, nous avons établi une classification par régions du corps, en apportant dans chacune d'elles le même ordre, et nous avons jugé opportun de faire précéder nos trois divisions : Bandages, Orthopédie, Prothèse, de quelques considérations générales où nous jetons les bases de nos travaux.

A chaque gravure correspond une description analytique et justificative et si, parfois, nous avons recours à une documentation assez précise, nous le faisons avec le contrôle sévère des traités qui font loi en la matière, et **dans l'unique but** d'éviter une perte de temps au médecin.

Tous nos appareils sont construits avec solidité et légèreté, et tous portent l'empreinte des traditions de la maison qui sont : **une exécution irréprochable, une application parfaite** et **une fidèle interprétation des ordonnances.**

Nous réservons cet exposé **exclusivement** aux médecins, parce qu'eux seuls ont le droit de formuler un appareil et **jamais** nous ne sortons des limites de nos attributions en discutant avec les malades les indications thérapeutiques.

Louis et Valentin AUBERT Frères.

PLAN

I. — BANDAGES ET CEINTURES

Bandages herniaires.
Ceintures.
Bas à varices.
Suspensoirs.

II. — ORTHOPÉDIE

Notions générales de mécanique orthopédique.
Le moulage en orthopédie.
Pelvis-supports.

I. Colonne vertébrale.

Torticolis.
Mal de Pott.
Scoliose.
Cyphose.
Lordose.
Dos plat.

II. Thorax.

Pectus carinatum.

III. Epaule.

Arthrite.
Contractures et raideurs.
Paralysie.
Luxation.

IV. Bras.

Pseudarthrose.

V. Coude.

Arthrite.
Contractures et raideurs.
Cubitus valgus et varus.

VI. Avant-bras.

Pseudarthrose.
Absence congénitale du radius et du cubitus.

VII. Poignet.

Arthrite.
Contractures et raideurs.
Radius curvus.
Kystes.

VIII. Main.

Main bote.
Raideurs des articulations des doigts.
Crampe des écrivains.

IX. Bassin.

Ecartement des symphyses.

X. Hanche.

Coxalgie.
Contractures et raideurs.
Coxa vara.
Paralysie.
Luxation congénitale.

XI. Cuisse.

Pseudarthrose.
Courbures rachitiques du fémur.

XII. Genou.

Arthrite.
Contractures et raideurs.
Paralysie.
Genu valgum et varum.
Genu recurvatum.
Absence congénitale de la rotule.
Luxation de la rotule.

XIII. Jambe.

Pseudarthrose.
Courbures rachitiques.
Malformations congénitales de la jambe.

XIV. Pied.

Arthrite.
Pieds bots varus équins.
Pieds équins.
Pieds talus.
Pieds plats valgus.
Pieds ballants.
Rotation des pieds.
Hallux valgus.
Orteils en marteau.

XV.

Maladie de Little.
Paralysie traumatique des nerfs.
Fractures.
Béquilles et cannes.
Voitures pour gouttières.
Lits mécaniques.
Elévateurs.
Fauteuils mécaniques.

III. — PROTHÈSE

I. Prothèse des membres supérieurs.
II. Prothèse des membres inférieurs.
III. Prothèse pour vices de conformation.

BANDAGES ET CEINTURES

ORTHOPÉDIE

PROTHÈSE

PREMIÈRE PARTIE

BANDAGES ET CEINTURES

I. — BANDAGES HERNIAIRES

Les bandages ou Brayers sont des appareils destinés à maintenir une hernie réduite, c'est-à-dire à s'opposer à la descente dans le sac herniaire des viscères rentrés dans l'abdomen.

A l'origine, on s'est servi de pelotes maintenues par une ceinture molle. En 1306, Gordno eut l'idée de remplacer cette ceinture molle par une ceinture rigide; cependant, c'est à Fabrice de Hilden que revient le mérite d'avoir perfectionné le bandage en fer moulé sur les lombes et le bassin. Plus tard, Nicolas Lequin substitua enfin l'acier plus élastique au fer de Hilden.

Un bon bandage doit maintenir sans douleur une hernie réduite, il doit en entraver la progression, permettre au malade un maximum d'effort avec un minimum de gêne et l'abriter enfin contre les accidents des hernies, qui sont toujours à craindre.

Quant à la guérison des hernies, **les bandages ne peuvent y prétendre**, sauf en des circonstances exceptionnelles, sur lesquelles les bandagistes sérieux ne doivent pas compter.

Le rôle des bandages, quoique modeste, exige néanmoins pour remplir tous les desiderata des conditions d'adaptation parfaite, qui sont d'autant plus délicates à réaliser que différents facteurs sont à observer : la nature et le volume de la hernie d'une part, l'âge, la corpulence et la sensibilité du sujet d'autre part. On comprend dès lors que ces conditions d'adaptation ne peuvent être réalisées que par les **bandages faits sur mesures.**

Considérations générales.

Un bandage consiste uniquement en une pelote dont la pression est commandée par la force élastique d'un ressort acier ou par la tension d'un tissu caoutchouc. La

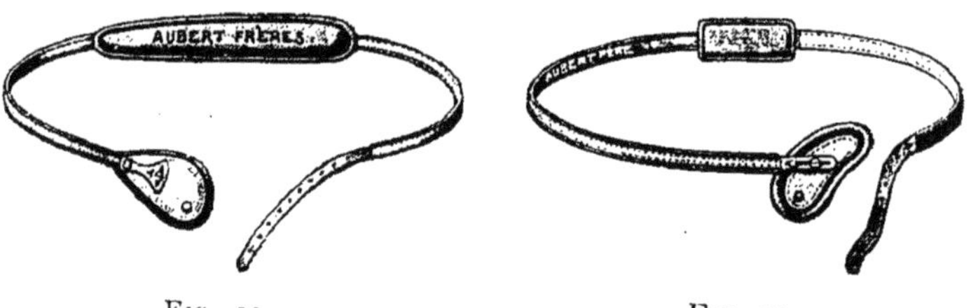

FIG. 11. FIG. 12.

pelote doit agir **comme un bouchon non pénétrant** et ne doit avoir que les dimensions nécessaires. De son côté, la force du ressort ne doit pas dépasser la puissance utile, car une pression exagérée userait les plans musculaires et aponévrotiques et nuirait à leur nutrition.

Il existe une très grande variété de bandages herniaires, tant par la forme des pelotes et celle des ressorts que par la disposition réciproque de ceux-ci. Dans l'ensemble, deux grandes catégories s'imposent : le **bandage français** et le **bandage anglais.**

Dans le premier (fig. 11), le ressort, passant du côté

affecté, moule exactement la forme du bassin et porte antérieurement une pelote fixe et immobile.

Par contre, dans le bandage anglais (fig. 12), le ressort est le plus souvent du côté opposé à la hernie, il est sans courbure, ne suit pas le contour pelvien et agit comme une pince, dont le jeu est facilité par la mobilité de la pelote.

Enfin, une troisième variété comprend les **bandages sans ressort** (fig. 16). Ceux-ci n'ont pas la même capacité de contention ; ils sont d'ailleurs employés surtout pendant la nuit et chez les vieillards.

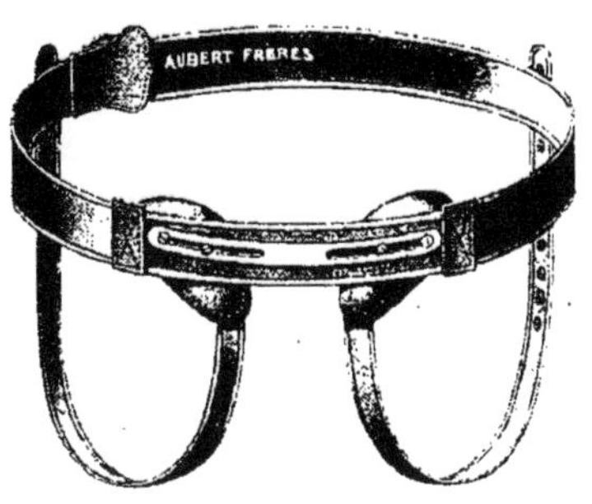

Fig. 16.

Nous présenterons dans la suite les divers détails de ces trois catégories et leurs avantages respectifs en étudiant les multiples formes et variétés de hernies. Nous commencerons par les hernies courantes : **inguinales**, **crurales** et **ombilicales**, et verrons ensuite les hernies **rares.** Nous signalerons pour chaque cas le modèle qui conviendra le mieux. Pour les cas spéciaux, nous restons à la disposition des Docteurs pour combiner tout appareil adéquat, notre installation très moderne nous permettant de réaliser le plus rapidement possible tout bandage herniaire de forme inédite.

HERNIES INGUINALES

Un bandage se composant d'une pelote et d'un ressort nous allons d'abord étudier les pelotes inguinales et passerons ensuite aux ressorts.

La pelote. — On peut ramener la multiplicité des genres de pelotes inguinales à quatre formes fondamentales : la pelote poire, la pelote poire allongée, la pelote triangulaire et la pelote anatomique.

La pelote poire (fig. 1) convient surtout aux pointes de hernies inguinales, dans lesquelles l'orifice inguinal profond est médiocrement dilaté.

La pelote poire allongée (fig. 2) couvre davantage

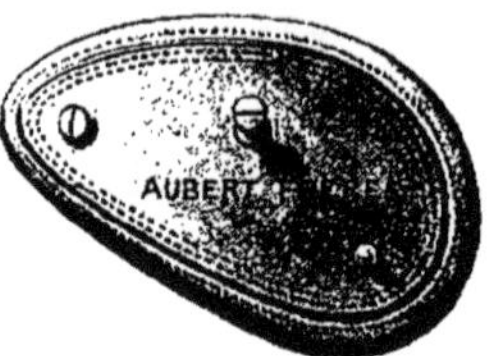

Fig. 1.

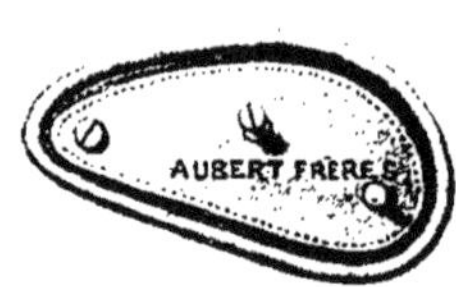

Fig. 2.

le canal inguinal et est tout indiquée pour les cas de hernies interstitielles.

Quant à **la pelote triangulaire** (fig. 3), elle se recommande spécialement pour les hernies inguino-pubiennes, car elle oblitère parfaitement le trajet inguinal.

Enfin, pour les hernies scrotales ou funiculaires (non compliquées d'hydrocèle), nous recommandons **la pelote**

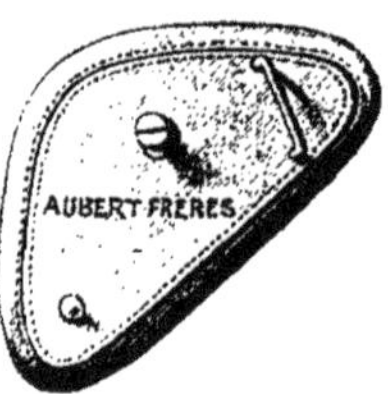

Fig. 3.

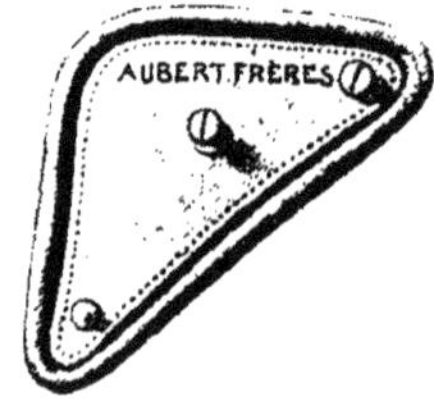

Fig. 4.

dite anatomique (fig. 4), car elle appuie d'une façon énergique sur le canal inguinal et sur l'orifice externe.

Lorsque l'hydrocèle vient compliquer le maintien de la hernie, on recourt à des **pelotes invaginées** vers l'axe du corps, comme le montre la figure 5.

Enfin, pour terminer avec les pelotes inguinales, nous présentons figure 6 une **pelote creuse** pour hernies irréductibles : cette pelote, en logeant dans sa concavité la partie irréductible, limite l'extension de la hernie.

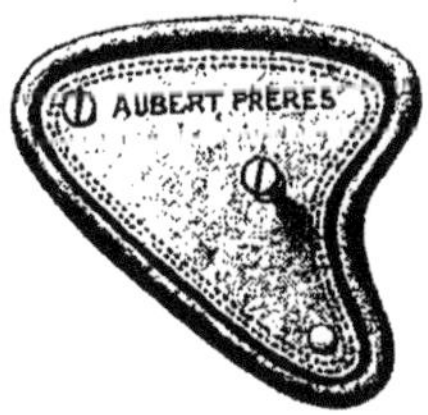

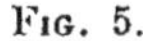
Fig. 5.

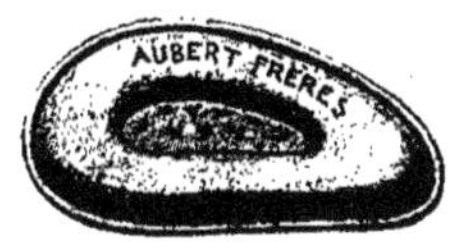

Fig. 6.

Le ressort. — Tout ressort inguinal doit appuyer **normalement** dans les cas de pointes de hernies et de hernies interstitielles, mais sa pression doit devenir **oblique** de bas en haut pour les cas de hernies inguino-pubiennes et funiculaires, afin de s'opposer à la chute de l'intestin.

Dans le **bandage français**, le ressort passe du côté affecté ; il embrasse les trois cinquièmes du bassin qu'il moule parfaitement et se place au-dessous des crêtes iliaques. Il est légèrement cambré afin que, s'appuyant postérieurement sur le sacrum, sa partie antérieure vienne correspondre au trajet inguinal. (Notons que chez la femme, le ressort inguinal sera plus cambré que chez l'homme.)

En arrière, le ressort s'élargit généralement pour répartir la contre-pression de la pelote sur une plus grande surface.

Quant aux modes de jonction de la pelote au ressort, ils sont nombreux : ou bien la pelote est simplement rivée à la partie antérieure du ressort, ou bien elle est fixée par deux vis, ou bien encore le ressort porte antérieurement une **crémaillère**, avec laquelle, au moyen d'une simple vis, on pourra fixer la pelote exactement à l'endroit d'élection. C'est ce modèle que nous recommandons le plus souvent, vu la commodité qui en résulte au moment de l'application. La figure 7 représente un ressort inguinal français muni de la crémaillère.

Dans le **bandage anglais**, le ressort est sans cambrure, il ne prend qu'un point d'appui sur le sacrum et agit librement, comme une pince, sans recourir à la périphérie du bassin. Il se place généralement du côté sain pour les cas de hernies unilatérales. Enfin, dans le bandage anglais, la pelote n'est pas fixée d'une façon absolue au ressort ; elle jouit d'une mobilité relative, grâce à laquelle les légers mouvements pelviens du malade n'amèneront pas le déplacement de la pelote, qui est indépendante du ressort. La figure 8 représente un ressort inguinal anglais.

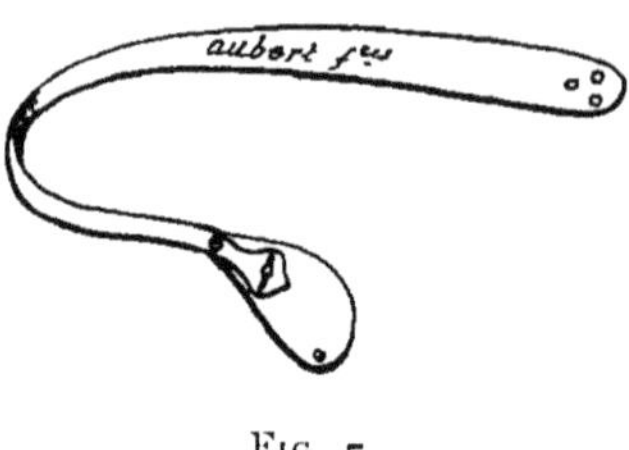

Fig. 7.

Les bandages français et anglais ont été l'objet d'appréciations très diverses; mais aujourd'hui, l'expérience a fixé les idées : sans méconnaître les avantages du bandage anglais, qui, bien manœuvré, rend de réels services et surtout ne contusionne pas le contour pelvien, le bandage français reste néanmoins supérieur dans la plupart des cas, par sa fixité mieux assurée.

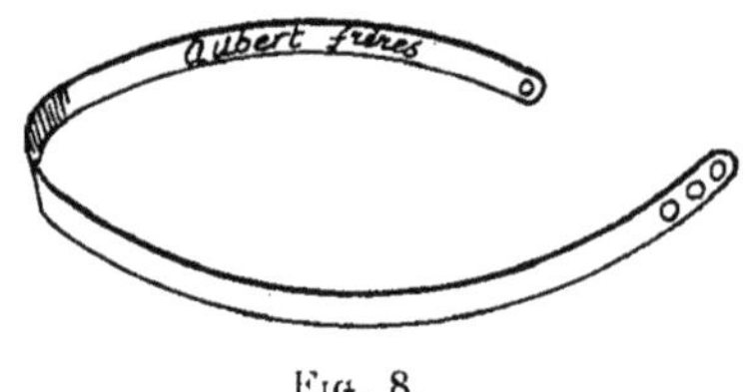

Fig. 8.

Le sous-cuisse. — Quant au **sous-cuisse**, préconisé par les uns, décrié par les autres, nous pensons que, si théoriquement un bandage inguinal bien adapté doit se passer de sous-cuisse, ce dernier peut rendre cependant certains services pour la fixité des pelotes dans les cas de hernies scrotales. Son emploi doit être néanmoins assez limité, parce qu'il peut gêner le plancher périnéal et la racine des cuisses dans les mouvements de celles-ci.

Bandages inguinaux.

Ces divers éléments vont nous permettre de présenter nos modèles de bandages inguinaux appropriés à chaque cas. Nous pouvons d'ailleurs modifier ces modèles selon la formule médicale qui nous sera soumise.

Pointe de hernie inguinale. — Le bandage (fig. 9) comprend une pelote poire rivée au ressort : cette pelote est

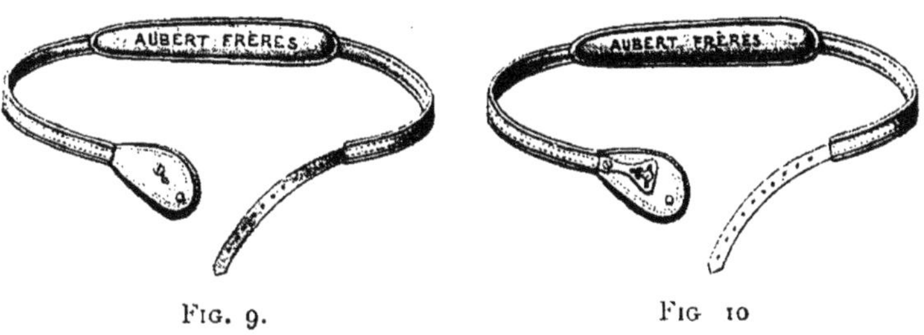

FIG. 9. FIG 10

munie d'une garniture très douce ainsi que le coussin postérieur du ressort, dans le but d'amortir la pression de celui-ci sur la région lombaire. Nous estimons que l'élargissement du ressort à sa partie postérieure constitue une amélioration notable par l'adoucissement qui en résulte, à l'encontre des bandages confection qui ont une largeur uniforme et qui localisent donc les contre-pressions sur la région sacrée.

La figure 10 représente le même bandage, mais avec une crémaillère antérieure, dont les services sont très appréciés par l'applicateur. Cette crémaillère, comprenant un point fixe et une coulisse, permet en effet de varier l'inclinaison de la pelote et de dégager la symphyse pubienne d'une pression qui rendrait vite le bandage intolérable.

La garniture de ces bandages est en veau blanc et peau glacée rose ou beige d'un contact très doux. Pour les personnes travaillant de peine ou transpirant beaucoup, nous préférons la garniture intérieure en peau de diable, qui résiste mieux à l'action de la sueur.

Enfin, pour les dames dont l'usage du corset exige de réduire le plus possible les dimensions du bandage, nous

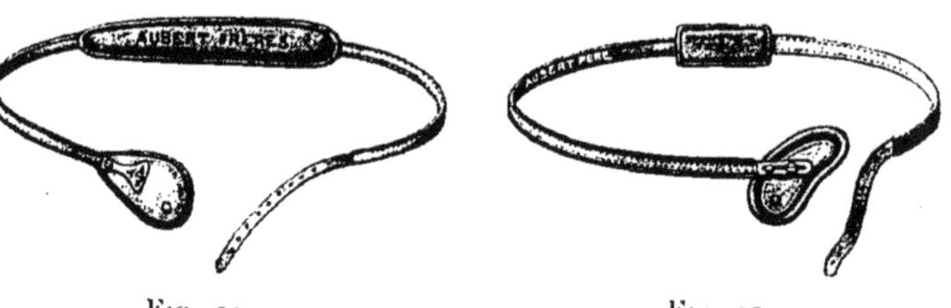

Fig. 11. Fig. 12.

recourons au **modèle dit imperceptible** représenté ci-dessus (fig. 11) : le ressort est très étroit et muni de la crémaillère précitée ; la pelote est garnie en poudre caoutchouc, dont la souplesse rend le port du bandage plus agréable. Cette garniture **offre les avantages de la pelote pneumatique, sans avoir les inconvénients du dégonflement.**

Quelquefois, pour les personnes obèses, nous plaçons aussi le bandage **genre anglais** à ressort opposé (fig. 12). Comme on le voit, nous avons ajouté au modèle anglais original une courroie pelvienne, qui assure mieux la fixité sans nuire à ses propriétés.

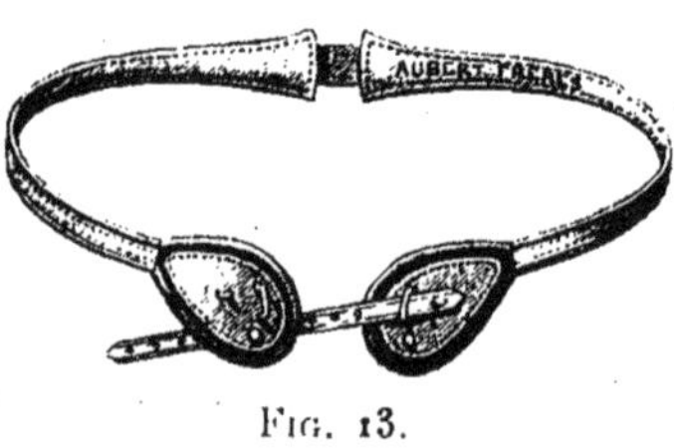

Fig. 13.

Pour les pointes de hernies doubles, le bandage dénommé **inguinal double brisé** (fig. 13) est constitué par deux ressorts plus courts que le ressort unique du bandage simple et par deux pelotes en avant et deux coussins en arrière, reliés par une large courroie.

Ce modèle est recommandé principalement aux personnes maigres, chez lesquelles l'intervalle postérieur entre les deux coussins évite la compression sur un sacrum saillant.

Pour une personne d'une ensellure normale, nous préférons au bandage inguinal double brisé le **modèle dit Chavanon** (fig. 14), dans lequel les ressorts se superposent postérieurement sur un coussin unique. Ce bandage peut être muni de la crémaillère toujours appréciée.

Enfin le **modèle croisé** (fig. 15) répond mieux aux conditions anatomiques d'une courbure lombaire peu accusée, car le coussin postérieur fait moins de saillie

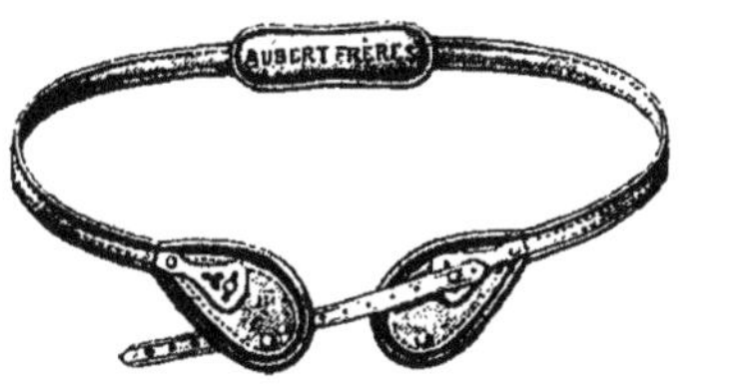

Fig. 14.

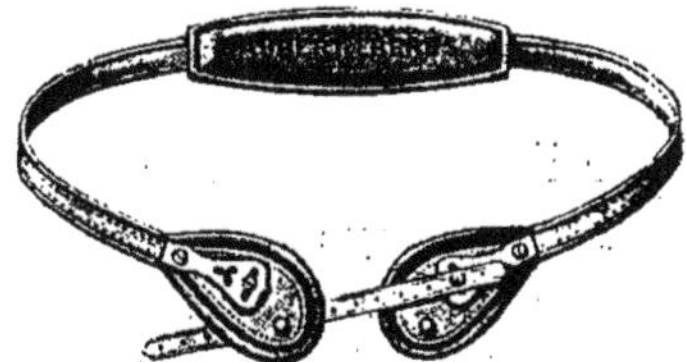

Fig. 15.

que dans le genre Chavanon. Il trouve donc son application particulièrement chez les vieillards dont l'ensellure est très atténuée.

Bandages sans ressort et à ressort ruban. — Le **bandage sans ressort**, bien que n'ayant pas le même pouvoir contentif, répond cependant à certaines conditions qu'il est utile de préciser. Chez les vieillards, dont la disparition de la lordose lombaire nuit à la fixité d'un ressort pelvien, il est souvent préférable de recourir à la tension d'un tissu élastique dont la souplesse rend le port du bandage plus tolérable. D'autre part, chez les hernieux atteints de bronchite chronique nécessitant la contention des hernies même la nuit, il est indispensable d'employer un appareil sans ressort qui, dans le décubitus dorsal, ne provoque pas de déplacement des pelotes.

C'est pourquoi nous présentons le modèle ci-dessous (fig. 16), comprenant une sangle pelvienne large et souple avec une ou deux pelotes munies de sous-cuisse. Dans ce cas, le sous-cuisse nous paraît indispensable

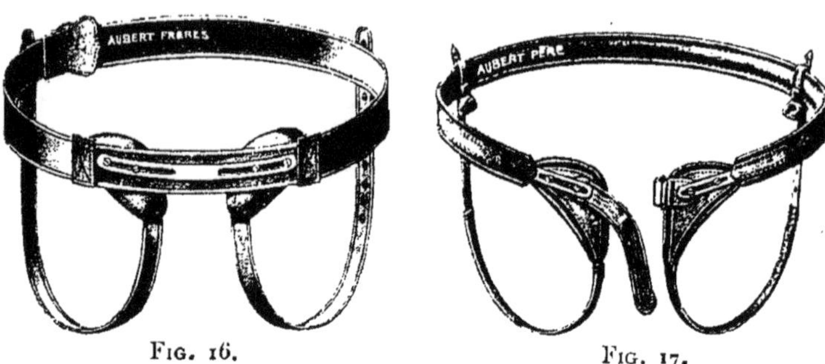

Fig. 16. Fig. 17.

par l'obliquité de bas en haut qu'il imprime à la pelote.

Le **bandage à ressort ruban** (fig. 17) participe dans une certaine mesure des avantages du ressort et de la sangle : il est constitué par un ressort large, très souple et sans brisure lombaire ; il est très léger et convient aux personnes faibles et sensibles.

Evidemment, ces deux derniers modèles ne peuvent rationnellement se recommander que pour les pointes de hernies, vu leur insuffisance de pression et la direction normale de celle-ci.

Hernies interstitielles. — Dans les cas de hernies inter-

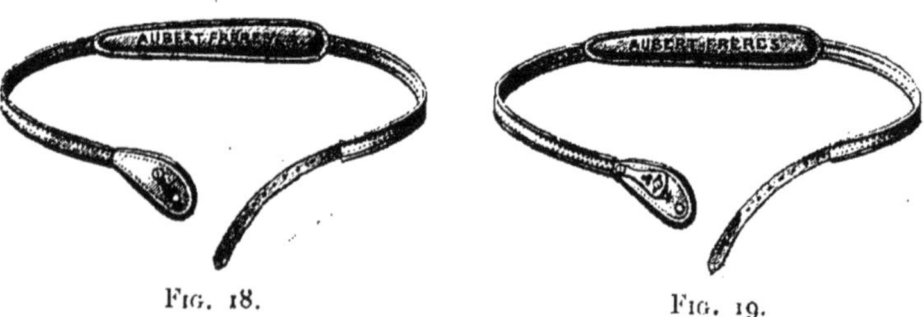

Fig. 18. Fig. 19.

stitielles, nous recommanderons les mêmes bandages

que précédemment, avec les mêmes indications, mais la pelote aura une forme poire allongée.

Pour les hernies unilatérales, nous présenterons le

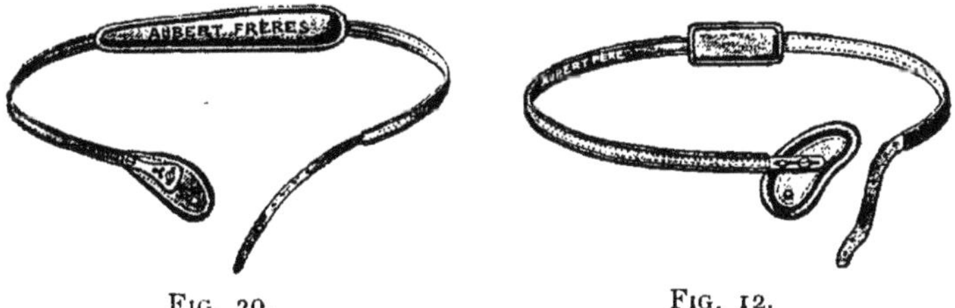

FIG. 20. FIG. 12.

modèle simple (fig. 18) avec pelote rivée au ressort et bon coussin postérieur.

Le bandage (fig. 19) est le même, mais la pelote, au lieu d'être simplement rivée au ressort, présente le perfectionnement d'une crémaillère, au moyen de laquelle l'applicateur pourra aisément donner à la pelote la position voulue.

Aux dames et aux personnes délicates, le bandage (fig. 20) **à ressort imperceptible** et à pelote garnie poudre de caoutchouc est mieux indiqué.

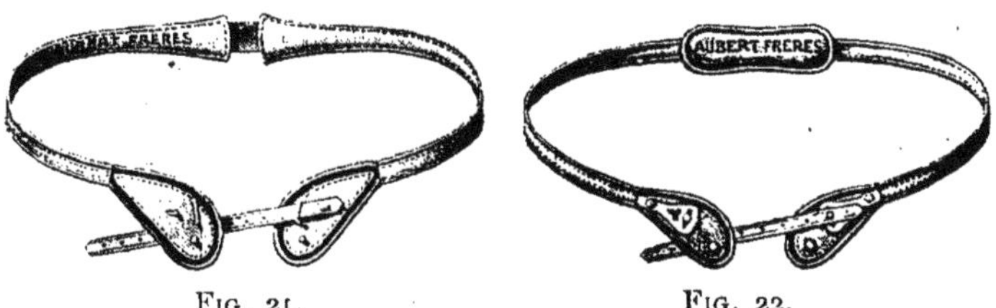

FIG. 21. FIG. 22.

Enfin, pour les sujets obèses, on nous demande parfois le bandage genre anglais (fig. 12) à ressort opposé.

Pour les formes bilatérales, nous citerons à nouveau le **modèle brisé** (fig. 21) qui donne satisfaction aux personnes maigres, le **bandage dit Chavanon** (fig. 22) correspondant à celles d'une corpulence moyenne. Enfin, pour les vieillards dont la courbure lombaire disparaît presque complètement, l'**appareil croisé** (fig. 23) est tout indiqué.

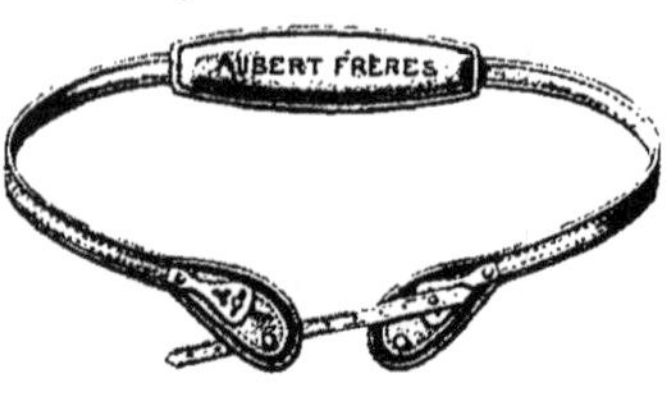

Fig. 23.

Hernies inguino-pubiennes. — Lorsqu'il s'agit de hernies inguino-pubiennes, la pelote est plus volumineuse et prend une forme triangulaire; le ressort doit exercer une action plus énergique et sa cambrure, un peu plus exagérée, **commence une pression oblique de bas en haut**; la garniture est plus massive, afin de mieux répartir les résultantes sur le trajet inguinal.

Le modèle (fig. 24) convient aux ouvriers par sa résistance et son prix modique. Il est garni extérieurement en basane et intérieurement en peau de diable, qui ne durcit pas sous l'influence de la transpiration.

Le bandage (fig. 25) présente une fixation particulière : l'extrémité antérieure du ressort comprend trois trous permettant de varier la position de la pelote, en

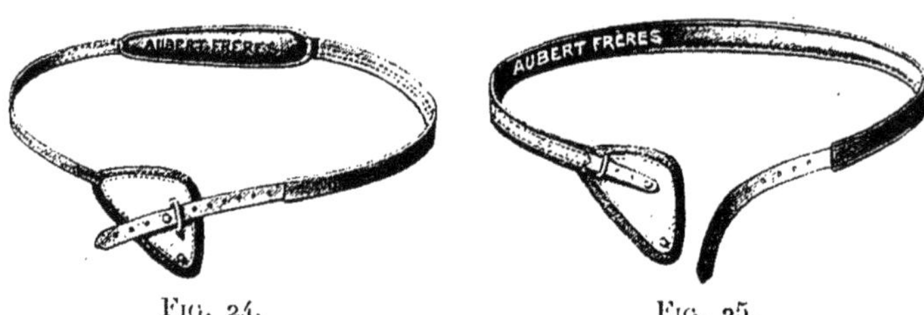

Fig. 24. Fig. 25.

laissant à celle-ci une certaine mobilité qui la rend indépendante du ressort et par suite des mouvements pel viens.

L'appareil (fig. 26) est à recommander par sa **crémaillère** antérieure qui facilite une application rigoureuse.

Nous garnissons ordinairement ces deux derniers modèles en veau blanc extérieurement et en peau glacée beige ou rose intérieurement. Si le hernieux travaille de

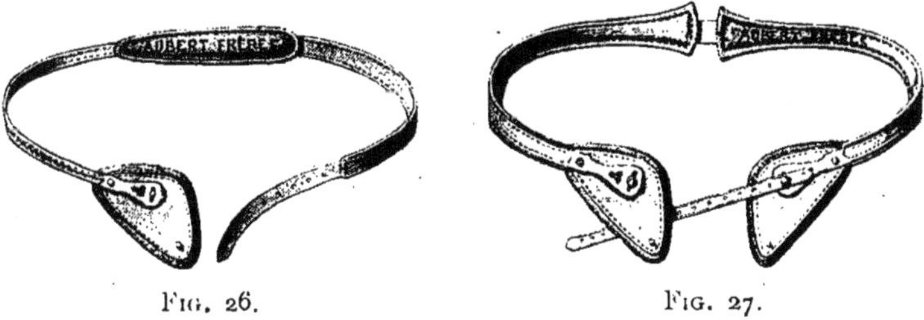

FIG. 26. FIG. 27.

peine, nous remplaçons la peau glacée intérieure par la peau de diable.

Pour les cas de hernies interstitielles doubles, nous avons le **bandage brisé** (fig. 27), laissant un vide postérieur entre les deux ressorts pour loger les saillies osseuses des personnes amaigries ; le **bandage Chavanon** (fig. 28) convenant aux sujets adipeux et, enfin, le **modèle**

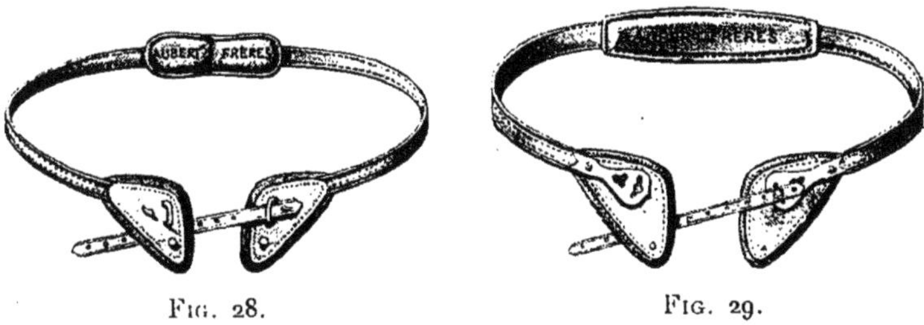

FIG. 28. FIG. 29.

croisé (fig. 29) pour les malades chez lesquels les fessiers n'offrent pas une assise suffisante.

Bandages en gutta. — En outre des bandages ci-dessus, dont les pelotes et les ressorts sont garnis en peau glacée ou en peau de diable, nous fabriquons des bandages entièrement **recouverts de gutta**. Ces modèles conviennent exclusivement pour les personnes faisant de l'hydrothérapie, car la couverture de gomme protège le ressort contre l'action oxydante de l'eau.

Nous ne recommanderons ces appareils herniaires que pour les formes bénignes, car leur garniture, assez dure, ne permettrait pas une pression très forte.

La figure 30 représente un bandage gutta pour les formes unilatérales : le ressort fait le tour du bassin en s'arrêtant un peu au delà de l'épine iliaque.

Dans le bandage double (fig. 31), les deux ressorts

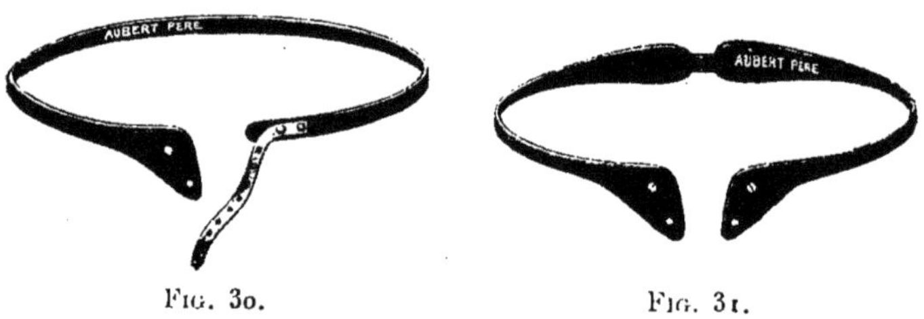

FIG. 30. FIG. 31.

sont spatulés postérieurement pour amortir les pressions lombaires.

Hernies scrotales ou funiculaires. — Le professeur Jaboulay, dans son *Traité sur les hernies*, s'exprime ainsi au sujet de la forme scrotale : « Cette hernie est, d'ailleurs, la plus fréquente de toutes; c'est elle qui augmente progressivement de volume, atrophiant les plans musculaires et fibreux qui l'entourent, supprimant l'obliquité du canal inguinal, superposant ses deux orifices, qui arrivent à n'en faire qu'un seul et à constituer une véritable éventration[1]. »

Il en résulte donc que la plupart de ces hernies ne sont plus obliques, puisqu'elles traversent directement la paroi abdominale dans le sens antéro-postérieur.

La forme scrotale est beaucoup plus difficile à main-

[1] Le Dentu et Pierre Delbet, *Traité de chirurgie*, 1899.

tenir et c'est surtout pour elle **que se reconnaît l'expérience d'un bon bandagiste**, car les pressions auxquelles on doit recourir nécessitent bien des précautions, qui varient selon la forme du bassin, la sensibilité du malade et son embonpoint.

Le ressort doit être assez fort, sans exagération pourtant ; il demande à être **plus cambré** que précédemment, de façon à déterminer une presssion oblique de bas en haut et d'avant en arrière. La pelote qui convient le mieux, quand il n'y a pas d'hydrocèle, est celle **dite anatomique**, garnie d'une manière assez épaisse, avec ou sans sous-cuisse. Comme nous l'avons déjà dit, sans proscrire systématiquement le sous-cuisse, qui rend certainement des services, nous pensons que son emploi ne doit pas être généralisé.

Nous appliquons le bandage (fig. 32) pour les hernies scrotales unilatérales. Son ressort est d'une puissance plus élevée et sa cambrure, un peu plus marquée, dirige mieux la pression de la pelote contre l'obliquité de la hernie. Cette pelote est de forme anatomique. Antérieurement, le ressort possède une crémaillère, tandis qu'il s'élargit postérieurement pour bien répartir les résultantes ; d'autre part, la garniture est plus épaisse pour permettre de plus grandes pressions. Enfin, à ce bandage, nous pouvons ajouter un sous-cuisse pour mieux assurer la fixité.

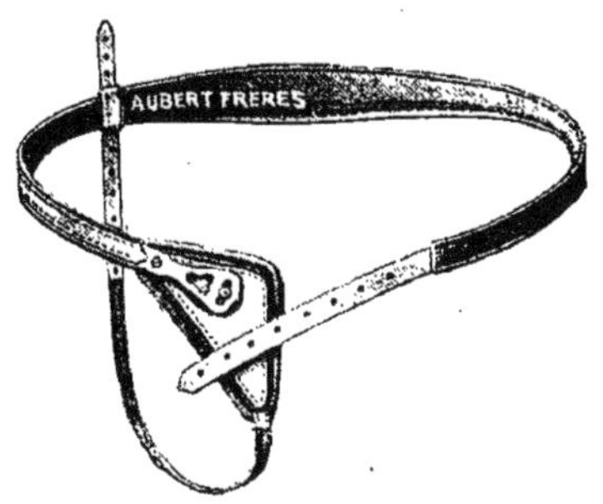

Fig. 32.

Il arrive parfois que, malgré les meilleures précautions prises, les hernies glissent vers le bord interne de la pelote pour tomber dans le scrotum. Ceci tient à ce que la pelote a une tendance à s'écarter de la ligne médiane. Pour obvier à cet inconvénient, il est bon de prendre un point d'appui sur la fosse iliaque du côté opposé. Le bandage ci-dessous (fig. 33) réalise ces conditions. Le ressort **passe du côté sain**, la pelote est anatomique.

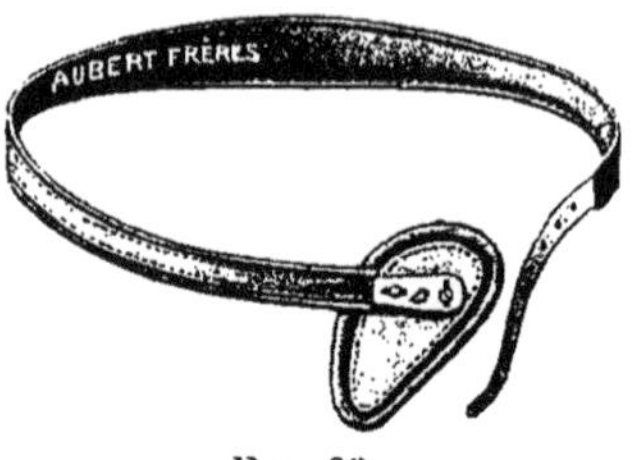

Fig. 33.

Nous avons eu souvent l'occasion d'apprécier encore les services rendus par **notre bandage à vis de commande** (fig. 34), dans lequel une crémaillère antéropostérieure permet de varier l'obliquité de la pelote et d'en régler la direction de pression.

Enfin, nous présentons le **bandage de Camper** (fig. 35) dont le ressort embrasse les onze douzièmes du bassin. Nous recommandons spécialement cet appareil pour les cas graves, vu sa fixité plus parfaite.

Pour les formes scrotales doubles, nous plaçons le **bandage dit Chavanon** (fig. 36), à coussin lombaire unique, sur lequel viennent se croiser les extrémités postérieures des ressorts. Ces extrémités sont munies de trous, afin de pouvoir aisément régler le serrage. En avant, deux pelotes anatomiques oblitèrent le trajet du canal inguinal; les sous-cuisse sont facultatifs. Cet appareil s'adresse aux personnes d'ensellure normale.

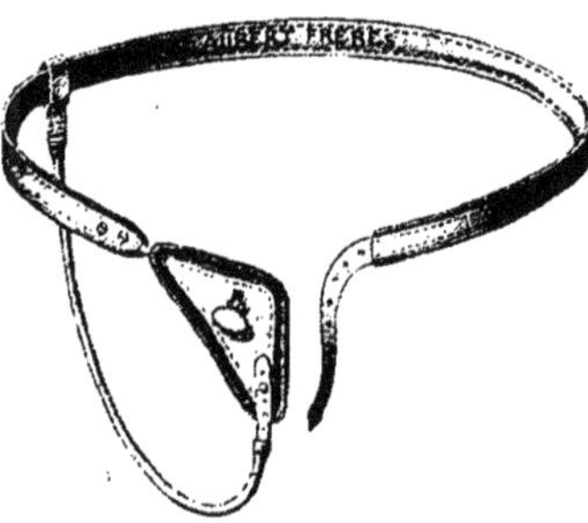

Fig. 34.

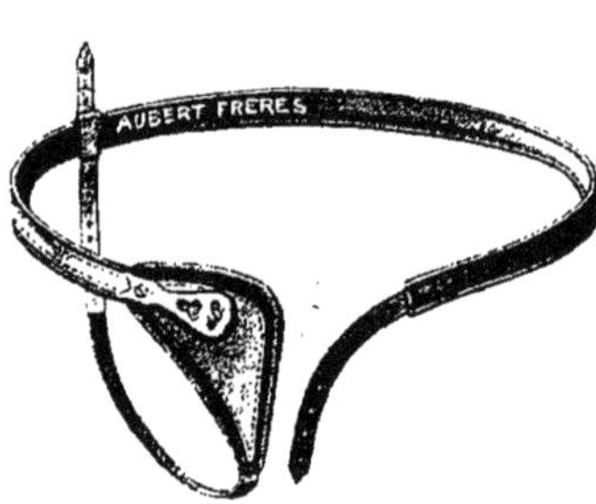

Fig. 35.

Le **modèle croisé** (fig. 37) possède un coussin postérieur plus long et moins épais : il est à recommander aux malades maigres et peu ensellés.

Enfin, chez les vieillards, il arrive fréquemment que, malgré une bonne adaptation, ces bandages tombent en arrière, vu la disparition presque complète de la courbure lombaire. Nous les maintenons en place par une paire de bretelles, mais ce n'est là qu'un pis-aller auquel on ne doit recourir qu'en cas de nécessité.

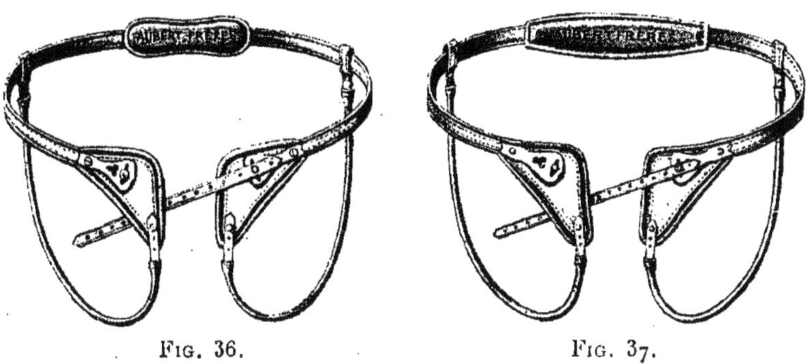

Fig. 36. Fig. 37.

Courroie antérieure pour personnes obèses. — Nous avons remarqué que, chez les personnes grasses, la courroie antérieure réunissant les deux pelotes déprime

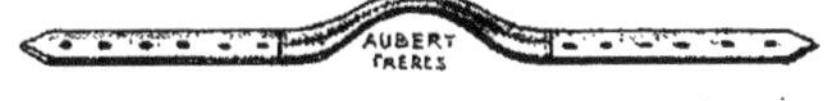

Fig. 38.

d'une façon douloureuse la masse adipeuse refoulée au devant du pubis. Pour éviter cet écueil, nous faisons alors la courroie à la fois bombée et rigide par l'introduction d'une pièce métallique (fig. 38), ou bien nous l'entourons d'un gros tube caoutchouc.

Hernie inguinale irréductible.

Dans les cas de hernie inguinale irréductible, nous plaçons le modèle ci-après (fig. 39). La pelote est creuse, mais la concavité est légèrement **inférieure** au

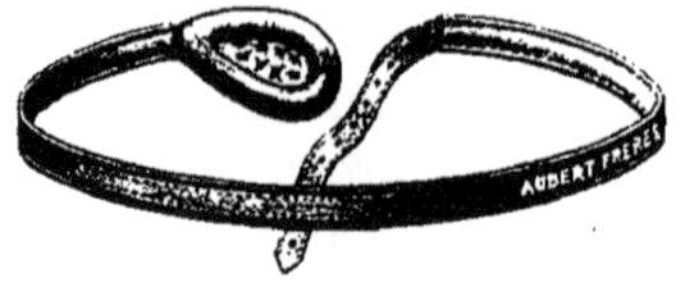

Fig. 39.

volume de la partie irréductible, de façon à limiter l'extension de la hernie sans compression douloureuse.

Bandage post-opératoire.

Bien des chirurgiens conseillent aux personnes nouvellement opérées de porter pendant un certain temps un bandage pour consolider la paroi abdominale au niveau de la cicatrice. Nous appliquons alors l'appareil ci-contre (fig. 40) : le ressort est très doux ; la pelote, large et ovalaire, est garnie **poudre de caoutchouc,** afin que la pression soit très amortie. Une bonne fixité est nécessaire pour ne pas compromettre la suture : le sous-cuisse nous paraît donc nécessaire.

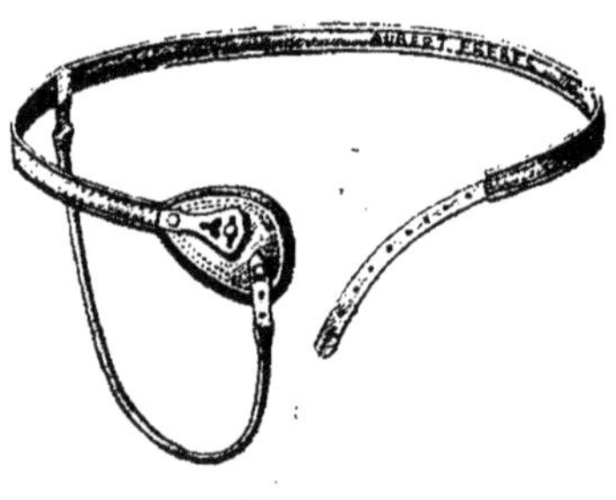

Fig. 40.

Hernies inguinales chez les enfants.

Pour les enfants du premier âge, c'est-à-dire jusqu'à deux ans environ, le bandage le plus généralement demandé est celui en feuille anglaise blanche ou rouge.

Le modèle (fig. 41) convient pour les formes unilatérales; la figure 42 représente celui pour les hernies doubles. Ici, le sous-cuisse est toujours nécessaire, vu les mouvements constants des bébés.

Le bandage (fig. 43) comporte une heureuse modification apportée par le Dr Duroux : une bande souple sous-scrotale unit les deux sous-cuisse et évite ainsi l'écartement des pelotes lorsque l'enfant se déplace. La

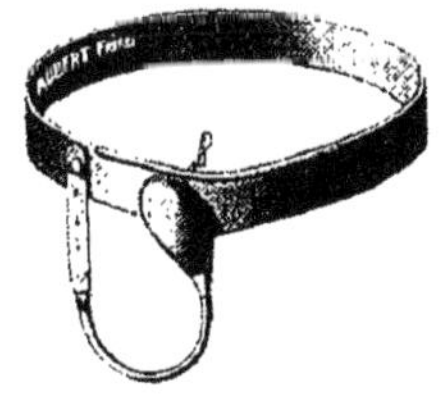

Fig. 41.

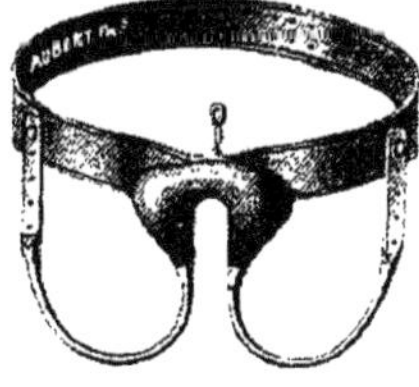

Fig. 42.

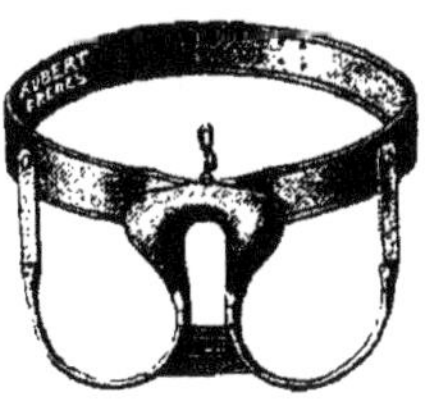

Fig. 43.

contention des hernies est donc assurée d'une façon plus parfaite.

Pour les hernies graves, nous plaçons de petits bandages à ressorts et comme à cet âge les enfants se souillent, nous recouvrons les ressorts et les pelotes de ces appareils entièrement de caoutchouc.

Enfin, au-dessus de deux ans, nos bandages pour les enfants ressemblent à ceux des adultes, mais tout est plus léger, le ressort plus étroit et plus doux et les pelotes plus petites.

ECTOPIE TESTICULAIRE

Dans le bandage testiculaire, la pelote doit oblitérer le canal inguinal **sans comprimer le testicule :** il faut donc que la pelote soit triangulaire et qu'elle ait une échancrure pour loger le testicule. Elle présente par conséquent la forme d'une fourche. Le sous-cuisse est **nécessaire** pour éviter tout déplacement douloureux de l'appareil. Les modèles 44 et 45 sont ceux que nous plaçons généralement. Le premier circonscrit mieux le testi-

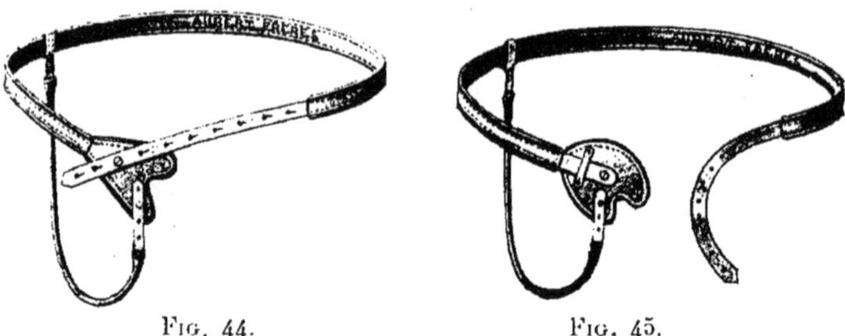

Fig. 44. Fig. 45.

cule, tandis que le second, par sa pelote simplement invaginée, s'oppose uniquement à l'ascension de celui-ci.

HERNIES CRURALES

Comme pour les bandages inguinaux, nous étudierons successivement pour les appareils cruraux la forme de la pelote et celle du ressort.

La pelote. — Tandis que les genres de pelotes inguinales sont multiples, la pelote crurale n'admet que la **forme ovalaire** : ses dimensions seules varient selon le volume de la hernie.

Le ressort. — Le ressort a une courbure antérieure **plus prononcée** (fig. 46) nécessitée par la position plus inférieure de la hernie. Il se place un peu au-dessous du ressort inguinal et la pelote doit appuyer contre la cuisse, en s'accrochant en quelque sorte sous l'arcade crurale ; mais comme la pelote tend forcément à remonter sous la pression de la cuisse, il est

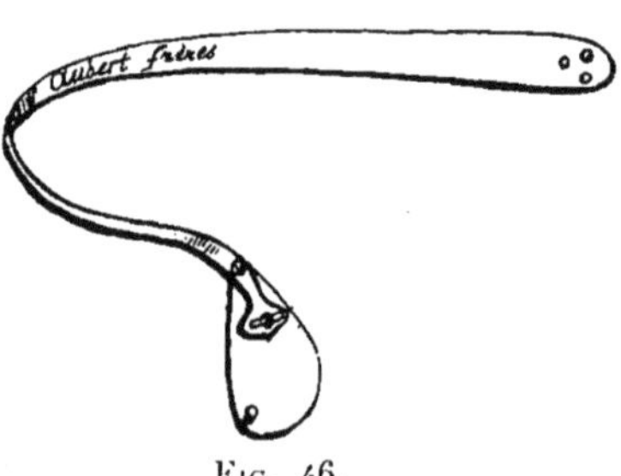

Fig. 46.

indispensable de la maintenir en place par **un sous-cuisse** passant sous le sillon fessier.

Bandages cruraux.

Nous allons maintenant présenter quelques modèles de bandages cruraux que nous plaçons le plus souvent : d'ailleurs le nombre en sera plus restreint, puisque la pelôte n'admet qu'une seule et unique forme.

La figure 47 représente un appareil simple, tandis que pour les formes doubles on place le modèle (fig. 48). Ce

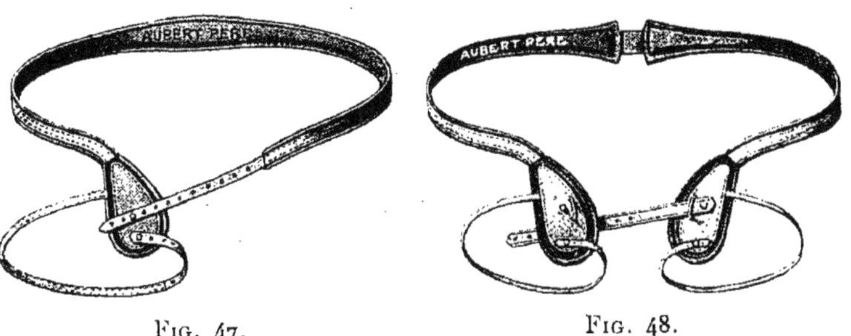

Fig. 47. Fig. 48.

dernier peut subir d'ailleurs les mêmes modifications postérieures que les bandages inguinaux doubles, c'est-à-dire qu'au lieu d'être brisé il peut avoir une pelote Chavanon lombaire ou bien être croisé.

D'autre part, un malade peut avoir à la fois une hernie inguinale d'un côté et une crurale de l'autre côté ; il est évident que, dans ce cas, le bandage présente les modifications unilatérales qui ressortent des données précitées.

Quant au bandage anglais, nous n'en sommes pas partisans pour les hernies crurales, à cause de l'insuffisance de sa fixation, résultant du peu d'adhérence de l'appareil à la région pelvienne.

Par contre, nous recommandons le **bandage de Camper**, représenté figure 49, pour les cas graves de hernies crurales, car dans ce modèle, le ressort, faisant le tour du corps, offre un appui pelvien parfait et s'oppose mieux aux déplacements de la pelote.

Pour les hernies crurales irréductibles, nous appliquons des appareils à pelotes creuses, mais dont la partie concave est **un peu plus petite** que la partie irréductible, afin d'éviter autant que possible l'extension de la hernie.

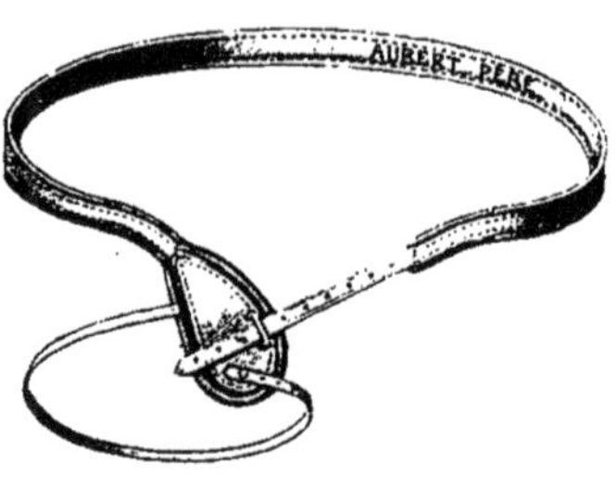

Fig. 49.

Enfin, pour terminer avec les hernies crurales, nous dirons que le bandage sans ressort ne saurait trouver son emploi ici, vu la position déclive de la hernie : la flexion des cuisses rendrait, en effet, impossible le port d'une ceinture élastique placée si bas.

HERNIES OMBILICALES

« Très délicate d'ordinaire est la contention des hernies ombilicales de l'adulte; souvent, en effet, les petites hernies restent partiellement enfouies sous des bourrelets cutanés et empêchent la coaptation exacte de l'appareil, tandis que les grosses hernies, entraînées dans la chute générale des parois de l'abdomen relâché, n'offrent à la pelote aucune surface de prise résistante » (professeur Jaboulay [1]).

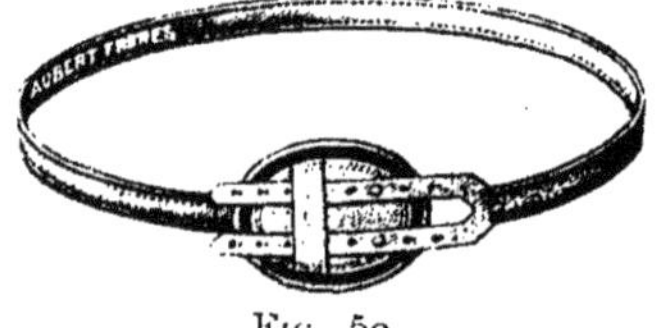

Fig. 50.

Il est donc nécessaire, pour maintenir des hernies ombilicales, de recourir à des appareils bien ajustés et, par conséquent, **faits sur mesures.**

[1] Le Dentu et Pierre Delbet, *Traité de chirurgie*, 1899.

Il existe une très grande variété de formes de bandages ombilicaux. Etant donné le manque de résistance des plans musculaires de la région ombilicale et les variations de volume de la circonférence du tronc à ce

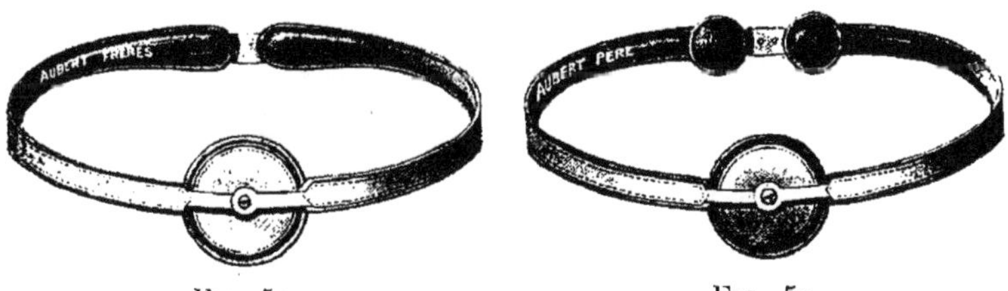

FIG. 51. FIG. 52.

niveau, nous estimons que le **bandage à un ressort** (fig. 50) ne doit être employé que très rarement pour céder la place aux bandages **à deux ressorts jumeaux** (fig. 51 et 52). Dans ces derniers modèles, les deux ressorts s'articulent en avant sur la pelote et se terminent en arrière par deux coussins qui, s'appuyant sur les gouttières vertébrales, évitent ainsi une pression localisée sur les apophyses épineuses.

Quant aux pelotes, nous pensons qu'il ne faut pas donner au mamelon central un relief trop grand, afin d'éviter la pénétration qui distendrait l'anneau fibreux.

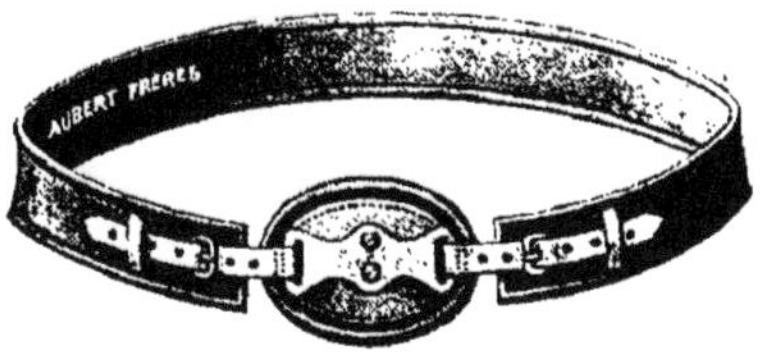

FIG. 53.

Pour les formes bénignes de hernies ombilicales, nous recommandons le **bandage souple à ressort antérieur de Dolbeau** (fig. 53). Cet appareil est construit dans le but de profiter de l'élasticité de ce ressort, sans en avoir la dureté ni la fatigue : la pelote reçoit à l'aide de deux vis le ressort antérieur, dont les deux extrémités sont fixées à une ceinture. La tension du tissu élastique déter-

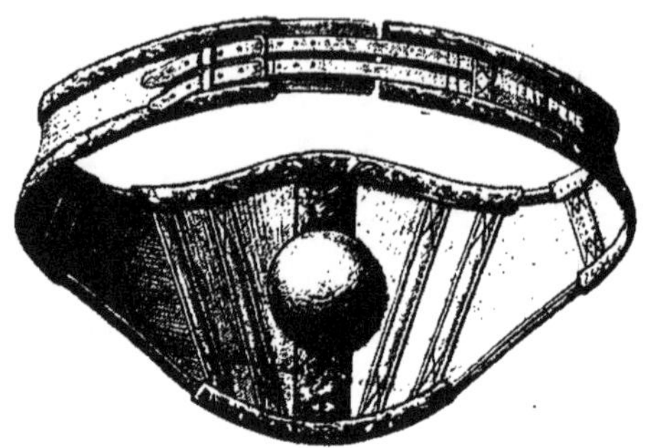

Fig. 54.

mine ainsi une pression agissant directement et avec souplesse sur l'ombilic.

Il y a des personnes qui supportent difficilement les bandages ombilicaux à ressorts. Nous appliquons à

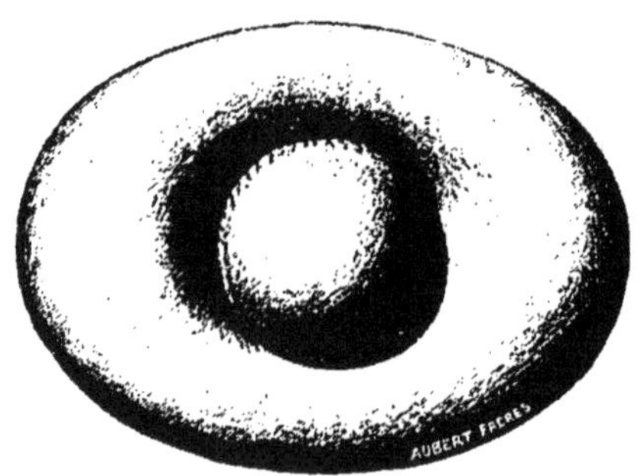

Fig. 55.

celles-ci des ceintures ventrières en tissu élastique résistant, auxquelles on adapte des pelotes ombilicales.

Ces pelotes peuvent être **rondes**, comme dans la figure 54, ou bien **ovalaires avec un mamelon circulaire central** (fig. 55) : la surface ovalaire soutient l'abdomen et décharge un peu le bouchon qui maintient la hernie.

Si la hernie est irréductible, **la pelote est creuse,**

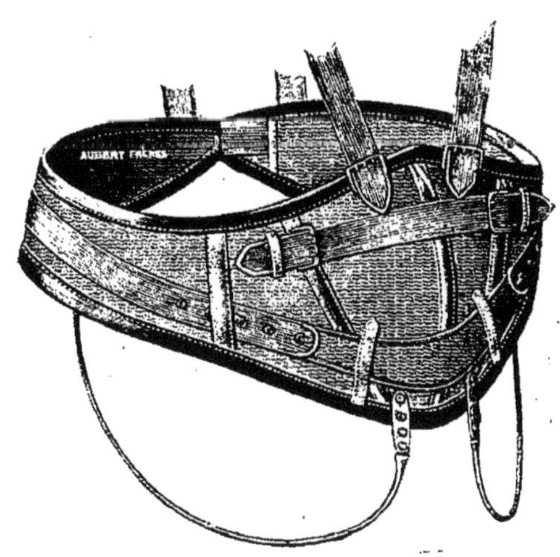

Fig. 56.

mais sa concavité est inférieure au volume de la partie irréductible.

Enfin, si la hernie se complique d'entéroptose, notre ceinture ventrière **en tissu non prêtant** est tout indiquée (fig. 56).

Chez les enfants du premier âge, nous appliquons le bandage (fig. 57) en feuille anglaise blanche ou rouge avec pelotes peu saillantes. Certains docteurs préfèrent une pelote large, rectangulaire, sans aucune pénétration.

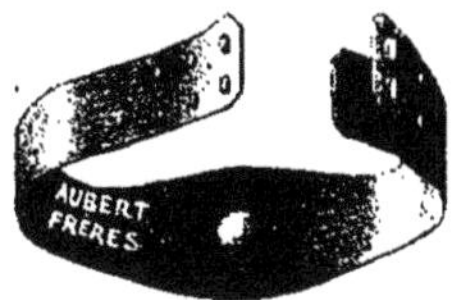

Fig. 57.

Au-dessus de cinq ans et pour les formes bénignes, nous avons recours à la sangle droite avec une légère pelote. Lorsque le cas est plus grave, nous préférons le bandage ombilical à double ressort identique à celui de l'adulte : évidemment, la pelote est plus petite et les ressorts plus souples.

Mesures et indications pour établir un bandage.

Hernie inguinale :

1° *Donner le sexe du sujet, son âge et sa corpulence;*
2° *Indiquer si la hernie est double ou simple;*
3° *Donner le côté, si elle est unilatérale;*
4° *La hernie est-elle volumineuse? descend-elle bas? jusque dans le scrotum?*
5° *Est-elle irréductible?*
6° *Donner la circonférence prise debout, à nu et sans serrage, légèrement au-dessous des crêtes iliaques (ligne i de la figure 58).*

Hernie crurale :

1° *Donner le sexe du sujet, son âge et sa corpulence;*
2° *Indiquer si la hernie est double ou simple;*
3° *Donner le côté, si elle est unilatérale, et son volume;*
4° *Est-elle irréductible?*
5° *Donner la circonférence prise debout, à nu et sans serrage, un peu au-dessus des trochanters (ligne c de la figure 58).*

Hernie ombilicale :

1° *Donner le sexe du sujet, son âge et sa corpulence;*
2° *Indiquer le volume de la hernie;*
3° *Est-elle irréductible?*
4° *Se complique-t-elle d'une éventration?*
5° *Donner la circonférence prise debout, à nu et sans serrage, au niveau de l'ombilic (ligne o de la figure 58).*

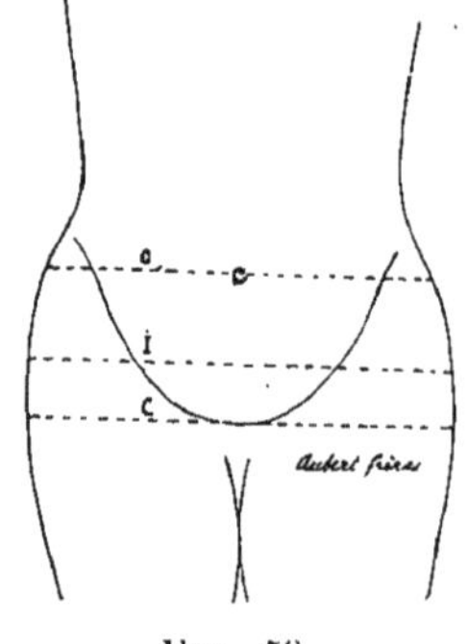

Fig. 58.

HERNIES RARES.

Hernie de la ligne blanche.

Nous recommandons, pour ces cas, la ceinture à laçage antérieur que représente la figure 59. Elle possède deux pelotes verticales et rectangulaires. **Le laçage**

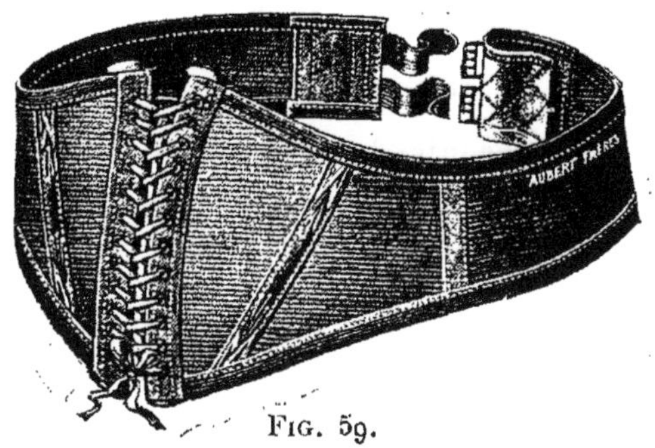

Fig. 59.

antérieur permet le rapprochement de ces pelotes une fois la ceinture mise en place ; les muscles droits dont l'écartement est la cause de la hernie sont ainsi resserrés : c'est là le principe même de l'appareil.

Hernie épigastrique.

On peut contenir cette hernie avec la ceinture (fig. 60),

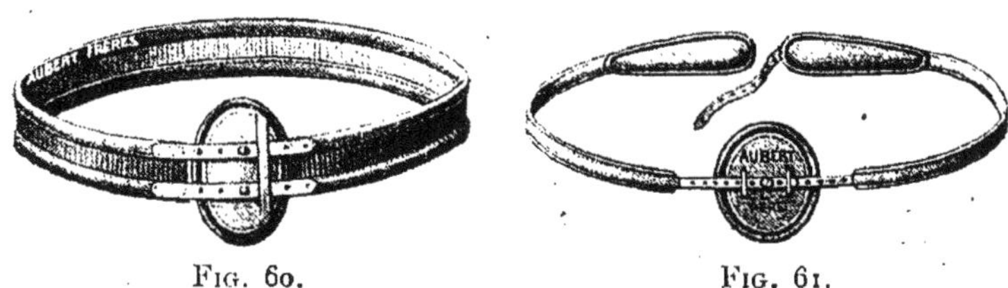

Fig. 60. Fig. 61.

en tissu élastique, munie d'une pelote antérieure ovale et souple.

On peut adapter d'ailleurs cette pelote à deux ressorts (fig. 61), mais nous préférons la ceinture qui reste mieux en place.

Hernie obturatrice ou sous-pubienne.

La hernie obturatrice simple est justiciable du port d'un bandage. Ce dernier consiste en un ressort pelvien et une tige antéro-externe se terminant en pente oblique par une pelote complétée d'un sous-cuisse.

Hernie vésicale.

Dans les cas récents de hernie vésicale, nous appliquons un bandage inguinal double à pelotes triangulaires, qui, estimons-nous, peut rendre certains services.

Hernie lombaire.

Cette hernie, très rare d'ailleurs, peut être maintenue par l'appareil ci-contre (fig. 62). Il se compose d'un ressort pelvien très flexible, d'une **pelote lombaire**, plate et ovalaire, garnie poudre de caoutchouc et d'une **pelote pubienne** très douce de contre-pression. Si la hernie est irréductible, la pelote est évidemment concave.

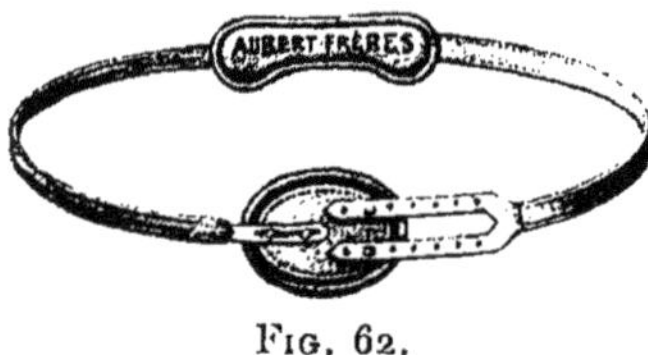

Fig. 62.

Hernie ischiatique.

Pour cette hernie exceptionnelle, et lorsque sa réduction est possible, nous la maintenons par une pelote en caoutchouc ovale et convexe, fixée à une ceinture par quatre sous-cuisse.

Hernie des ovaires.

On peut recourir soit à un bandage ordinaire avec

pelote légèrement concave et très douce, soit à une ceinture élastique avec coussin destiné à soutenir la tumeur en la comprimant légèrement.

Hernie appendiculaire.

Ces hernies, qui apparaissent souvent à la suite de l'appendicectomie, se maintiennent très bien par un bandage à ressort très flexible et pelote ovale garnie poudre de caoutchouc.

On peut encore employer, pour ces cas, une ceinture Glénard de 14 ou 16 centimètres de hauteur, avec pelote ovale très douce.

Pneumocèle.

Le bandage pour la hernie des poumons se compose d'un ressort assez doux avec une pelote antérieure s'adaptant bien sur l'espace intercostal et une pelote postérieure de contre-pression.

Bandages pour asthmatiques.

Ces bandages sont à double ressort très souples, avec deux pelotes antérieures et une postérieure de contre-pression. En arrière, l'appui est pris sur les premières dorsales et en avant de chaque côté du sternum.

Bandage hypogastrique.

L'appareil que représente la figure 63 comprend deux ressorts pelviens réunis postérieurement par une courroie et une pelote antérieure fortement garnie. Cette pelote possède une **crémaillère avec vis sans fin**, grâce à laquelle on peut aisément, au moment de l'application, donner à la pelote l'inclinaison

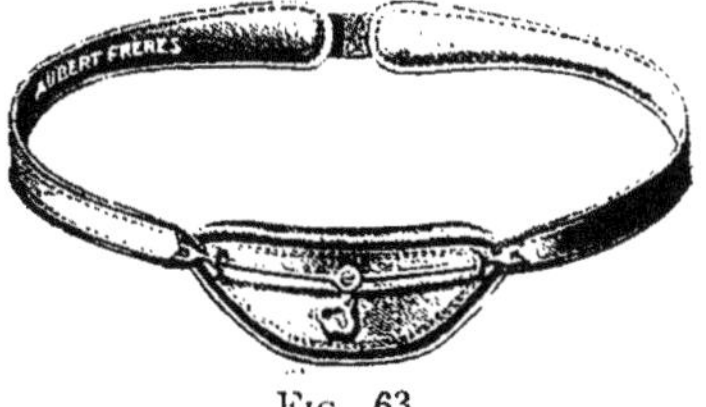

Fig. 63.

nécessaire. Nous recommandons cet appareil dans les cas graves, car il est à la fois très énergique et très bien supporté.

Pour les formes moins accentuées ou bien pour les personnes très sensibles, nous préférons appliquer une ceinture hypogastrique en fort tissu élastique avec pelote antérieure en forme de croissant.

Bandage pour reins mobiles.

L'appareil ci-dessous (fig. 64) ne convient qu'aux formes graves qui demandent de très fortes pressions. Il se compose d'un ressort pelvien et de deux pelotes antérieures très épaisses et à vis moletées, grâce auxquelles **on peut graduer la pression.**

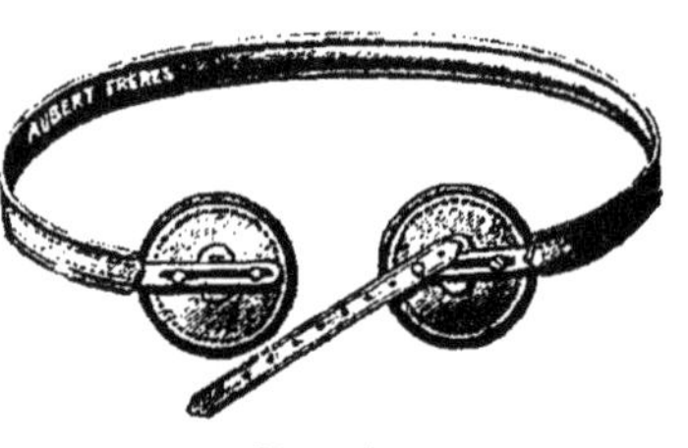

Fig. 64.

Pour les cas moins graves, nous plaçons la sangle Glénard avec pelotes antérieures et sous-cuisse.

Hernie périnéale.

Chez l'homme, nous recommandons l'appareil ci-dessus (fig. 65). Il consiste en une ceinture pelvienne sur laquelle des sous-cuisse viennent se fixer en relevant

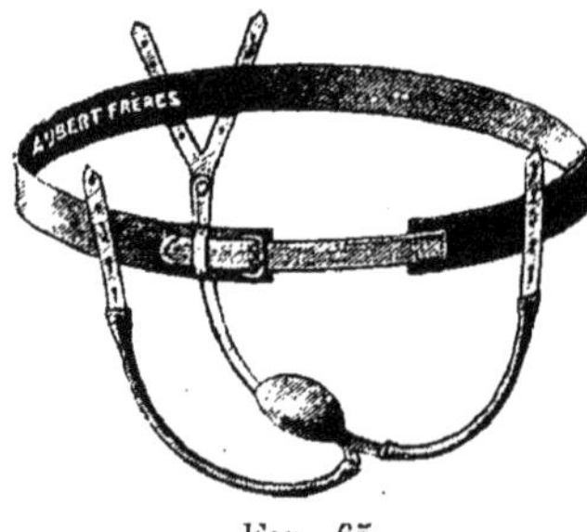

Fig. 65.

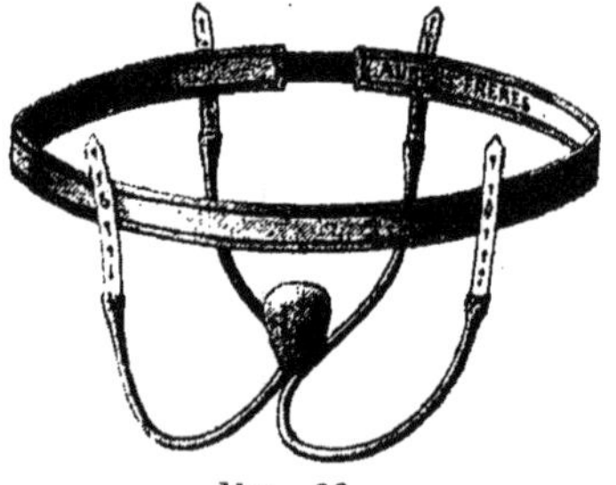
Fig. 66.

une pelote périnéale. Cette pelote est elle-même reliée à la partie postérieure de la ceinture par un léger ressort.

Chez la femme, le modèle 66 est préférable ; il se compose d'une pelote cylindrique en caoutchouc placée dans le vagin après réduction. Cette pelote est relevée par quatre sous-cuisse fixés à une ceinture pelvienne souple.

Chute du rectum.

Pour la chute du rectum, nous conseillons vivement l'appareil (fig. 67) **qui nous a toujours donné d'excellents résultats** tant chez l'homme que chez la femme : il consiste en une ceinture pelvienne à ressort, fixée en avant par une courroie ; postérieurement, ce ressort pelvien reçoit une pelote sacrée très douce, à laquelle s'adapte une tige interfessière. Cette tige porte à son extrémité antérieure une pelote en ivoire, reliée elle-même par deux sous-cuisse à la partie antérieure du ressort pelvien. Enfin, deux bretelles assurent, d'une façon parfaite, la fixité de l'appareil.

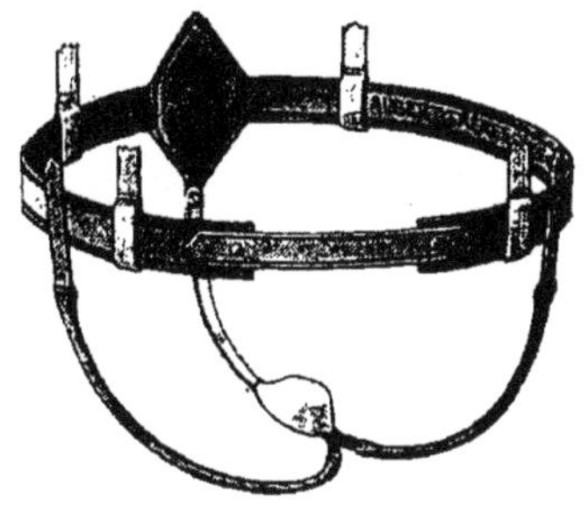

Fig. 67.

Appareil obturateur pour anus contre nature du Professeur Tixier.

Cet appareil se compose d'un **ressort ruban très souple** faisant le tour du corps, d'une pelote ovalaire recouverte de toile caoutchoutée et d'un petit bouton central obturateur. Ce bandage se ferme par une double courroie antérieure, et sa garniture intérieure est composée de poudre de caoutchouc (fig. 68).

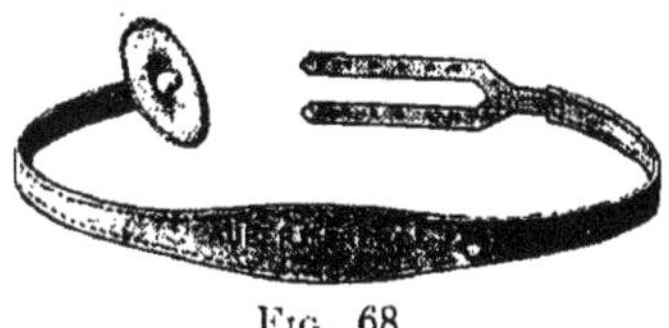

Fig. 68.

Voici, d'ailleurs, en quels termes s'exprime le Professeur Tixier au sujet de cet appareil : « Il détermine une oblitération parfaitement étanche de l'anus. Il ne doit donc être laissé en place que quelques heures de suite et ne peut être utilisé que pour les anus contre nature gauches établis sur le côlon descendant. »

Appareil récepteur pour anus contre nature modèle Reverdin.

Cet appareil comprend une ceinture avec une plaque métallique qui reçoit un récipient en caoutchouc ; la ceinture se fixe sur le côté par deux tirants et deux boucles (fig. 69). Le récipient s'introduit par son extrémité inférieure dans l'anneau métallique et se trouve arrêté par un boudin qui amortit la pression sur le pourtour de l'orifice.

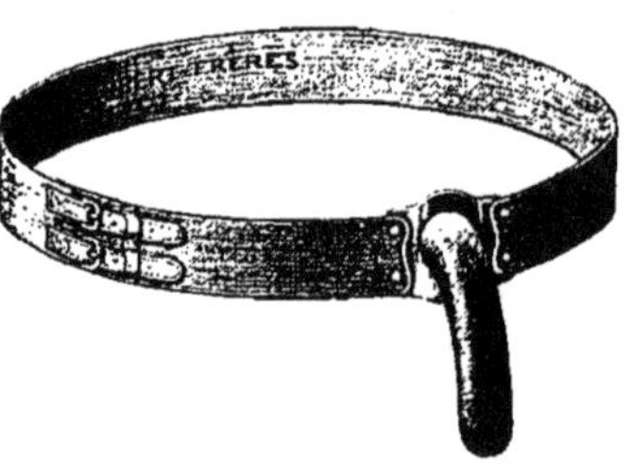

Fig. 69.

La tension de la sangle détermine l'adaptation du boudin circonférentiel et assure ainsi la réceptivité des matières.

Quand on craint un prolapsus intestinal, nous ajoutons à l'appareil une fermeture circulaire qui oblitère le récipient ; cette fermeture de caoutchouc est percée de trous qui permettent cependant le passage des résidus semi-solides, tout en s'opposant à la hernie de l'intestin.

Ce modèle, simple, est très bien supporté et satisfait tous les desiderata ; il nous paraît supérieur à d'autres systèmes récepteurs plus compliqués, donc plus encombrants. On peut d'ailleurs, comme genre de ceinture, choisir celui qui répond le mieux à la forme du sujet.

II. — CEINTURES

Parmi les très grandes variétés de ceintures, nous ne présenterons ici que les genres fondamentaux auxquels on peut toutes les ramener, genres susceptibles d'ailleurs de modifications au gré des docteurs.

Ceintures pour grossesse.

Nous signalerons d'abord une ceinture abdominale pour grossesse. La ceinture modèle 70 est en tissu élas-

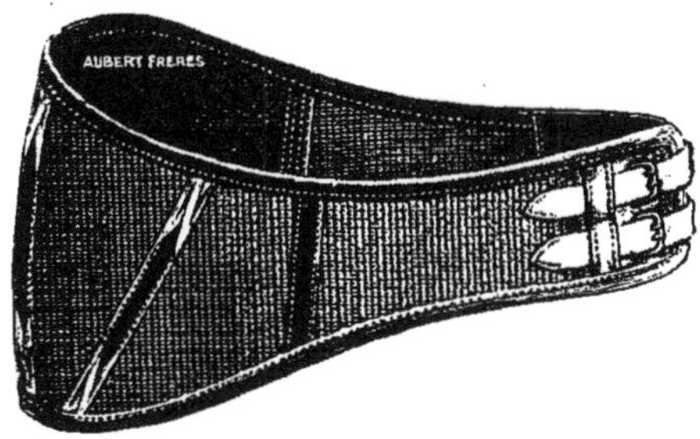

Fig. 70.

tique très souple et à fixation postérieure. Les tirants sont longs pour permettre de suivre la progression abdominale. Elle épouse d'une façon parfaite la forme du ventre, de manière à éviter les localisations de pression qu'amènent les ceintures s'agrafant devant par des bandes élastiques. Nous la faisons en 16, 18 et 20 centimètres de hauteur.

Nous lui préférons cependant la ceinture (fig. 71) qui, toujours à fixation postérieure, est en tricot élastique.

Elle s'applique plus exactement que la première,

grâce au laçage latéral qui permet de régler le serrage une fois la ceinture mise en place. Nous ajouterons que

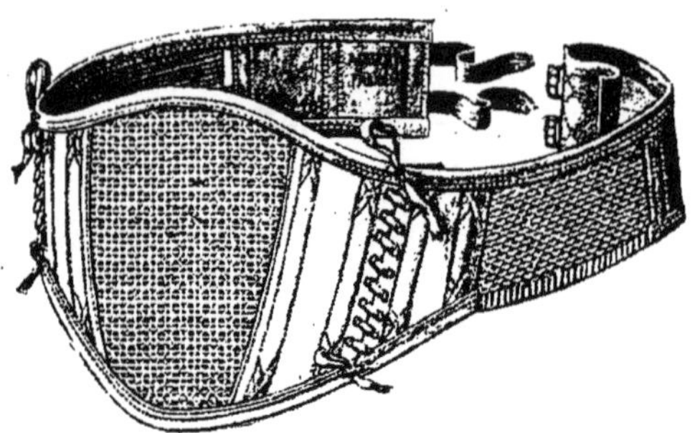

Fig. 71.

cette ceinture est très bien supportée, même chez les personnes délicates.

Citons encore la **ceinture de grossesse du Dr Pinard** (fig. 72) avec ou sans coussin, applicable dans les cas de relâchement de la paroi abdominale ; son but est de maintenir l'utérus. La partie antérieure de cette ceinture,

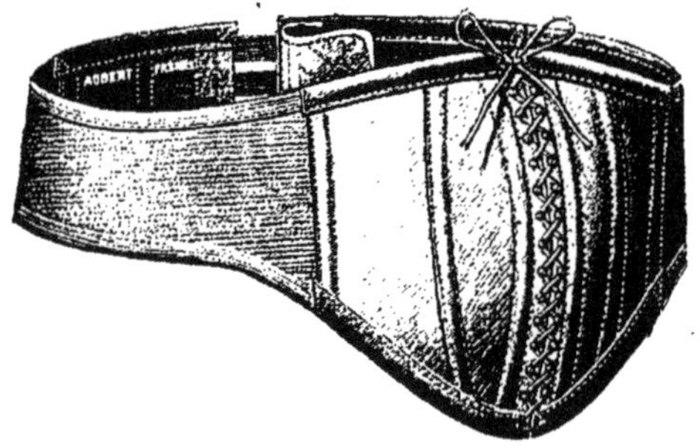

Fig. 72.

en coutil baleiné, possède un laçage médian ; le reste de la ceinture est en tissu élastique à la fois souple et résistant. Les parties latérales sont fortement échancrées pour dégager la racine des cuisses et faciliter ainsi la flexion.

Antéversion de l'utérus.

Nous recommandons pour l'**antéversion de l'utérus** pendant la grossesse, la ceinture (fig. 73) à laçage lombaire. Cette ceinture est en tissu élastique et peut rece-

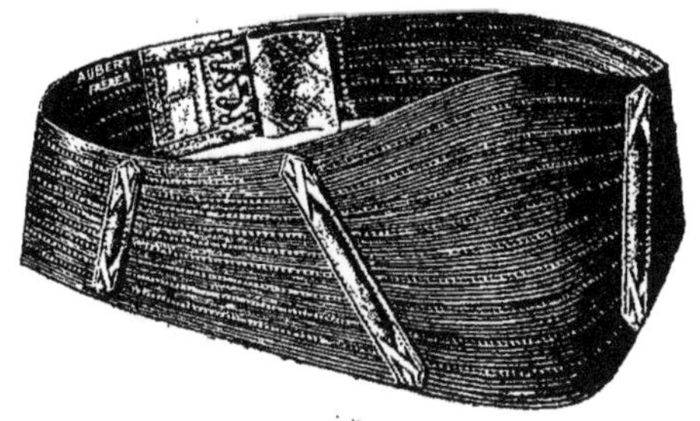

Fig. 73.

voir un coussin sus-pubien s'il y a lieu. Quatre baleines, deux antérieures et deux latérales, complètent la résistance du tissu.

La ceinture hypogastrique représentée figure 74 convient aux cas de légère antéversion de l'utérus : elle mesure 14 centimètres de hauteur et se place très bas.

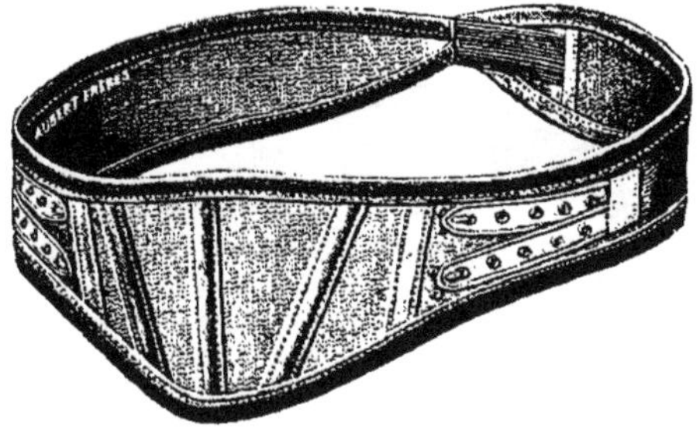

Fig. 74.

A cette ceinture, relativement légère et douce à supporter, on peut ajouter **un coussin en forme de croissant** pour augmenter la pression inférieure. Ce modèle se ferme par un double tirant venant se crocheter à la partie antéro-latérale, comme le montre la figure.

Ceintures pour la métrite.

La **ceinture hypogastrique du Dr Pinel** (fig. 75) est généralement appliquée pour la métrite chronique : cette ceinture est basse (10 centimètres de hauteur) et

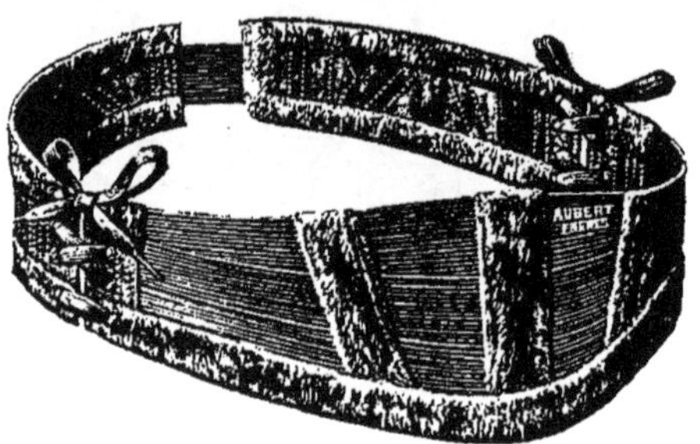

Fig. 75.

sa partie antérieure formée par des bandes en tissu élastique. Elle est à fixation postérieure mais deux laçages latéraux permettent, une fois la ceinture fixée, de doser la pression au degré voulu.

Nous appliquons aussi à la suite du traitement de la

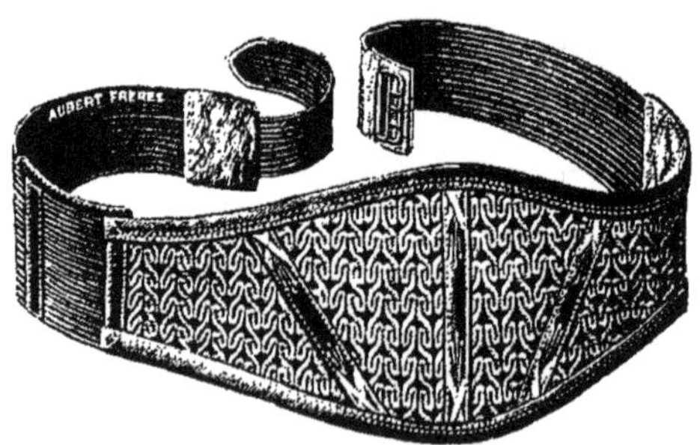

Fig. 76.

métrite la **ceinture du Dr Pozzi** (fig. 76) qui a 12 centimètres de hauteur et dont le but est de relever le bas de l'abdomen. La partie ventrière est en passementerie ajourée et renforcée par trois baleines ; ses parties latérales sont en tissu élastique très souple et étroit. Les dames acceptent volontiers cette ceinture qui se place aisément sous le corset et dont le tissu souple et ajouré évite une transpiration trop abondante. Elle se ferme postérieurement par une large sangle et une boucle à trois griffes.

Ceinture applicable à la suite de l'ovariotomie.

Après l'ovariotomie, nous recommandons la ceinture ci-dessous (fig. 77) en tissu élastique. Deux cous-

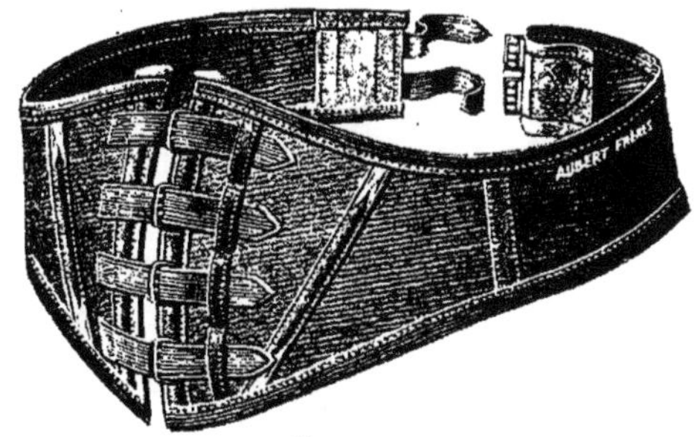

FIG. 77.

sins verticaux antérieurs préservent la cicatrice et évitent une hernie ou une éventration toujours possibles. On fixe d'abord la ceinture par les tirants postérieurs ; cela fait, la malade peut régler la pression par les tirants antérieurs.

Il est facile d'ajouter à cette ceinture des sous-cuisse pour assurer la fixité d'une façon plus parfaite.

Eventration.

Pour l'éventration, nous plaçons d'ordinaire des ceintures en tissu élastique très fort. Le **modèle 78** est à recommander surtout chez les personnes obèses, car la fixation sur les côtés de la ceinture leur permet de se serrer elles-mêmes d'une façon progressive. Cette cein-

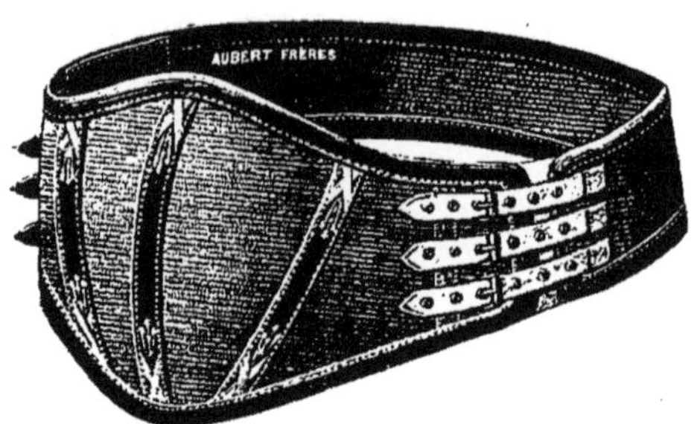

Fig. 78.

ture est en tissu élastique très résistant, armé de baleines antérieures.

Pour les formes plus graves d'éventration, nous lui préférons cependant **le modèle en tissu non prêtant.** Des sous-cuisse et des bretelles reliés à cette ceinture

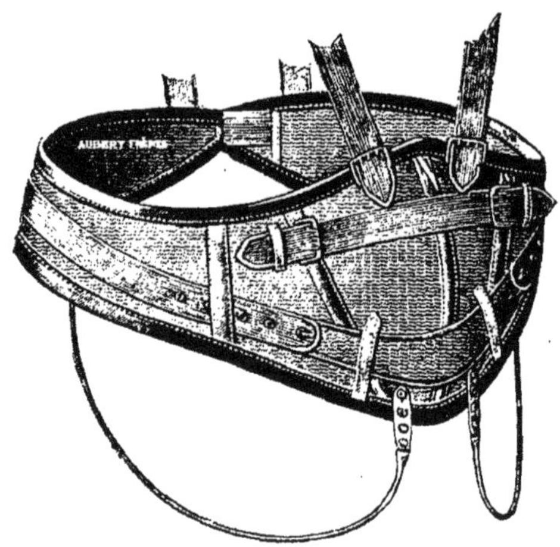

Fig. 56.

déterminent une excellente fixation; une patte hypogastrique relève le ventre, tandis qu'un tirant le maintient dans sa partie moyenne (fig. 56).

On peut encore remplacer cette fermeture par deux doubles tours, en tissu élastique très fort et large de 4 centimètres et demi, qui régularisent la tension circonférentielle de la ceinture.

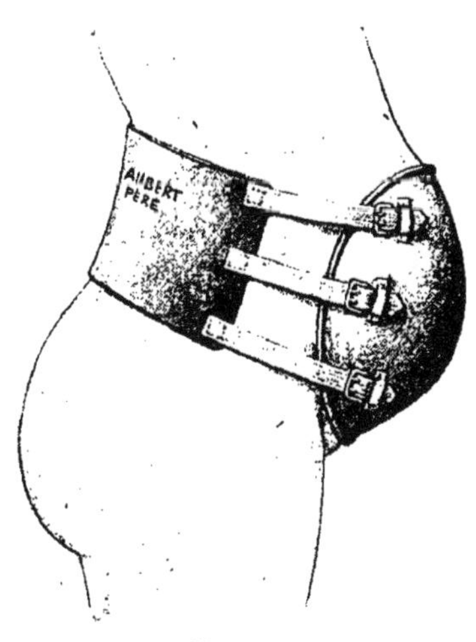

Fig. 79.

Enfin, pour les éventrations énormes, nous recommandons la ceinture (fig. 79) composée d'une **plaque abdominale en cuir moulé** et reliée à une forte sangle élastique postérieure par six tirants latéraux. Cette plaque abdominale est doublée intérieurement par une peau chamoisée très douce, grâce à laquelle on peut exercer de très fortes pressions.

Cette ceinture, vu son adaptation parfaite, ne demande ni bretelles, ni sous-cuisse, toujours gênants d'ailleurs.

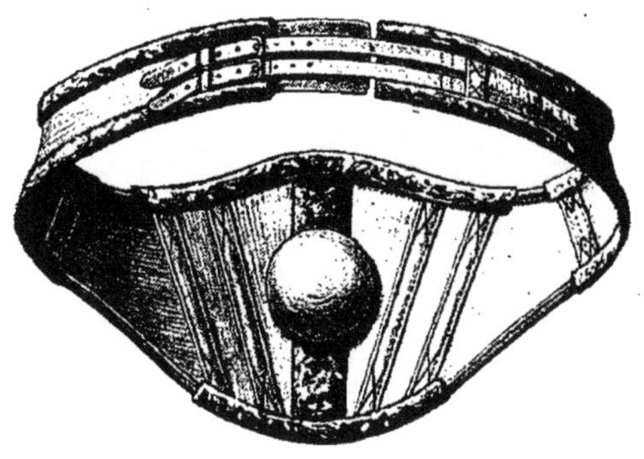

Fig. 54.

Quand l'éventration se complique d'une hernie ombilicale, nous plaçons alors la ceinture (fig. 54) qui porte **une pelote** destinée à maintenir la hernie. Si cette ceinture est insuffisante, un bandage à double ressort, ressemblant à nos bandages ombilicaux, est tout indiqué et, dans ce cas, la pelote antérieure peut être avec mamelon central, ou simplement unie.

Ceintures abdominales pour compression de l'abdomen.

Pour les personnes ayant besoin d'une compression abdominale simple, sans relèvement, nous employons la

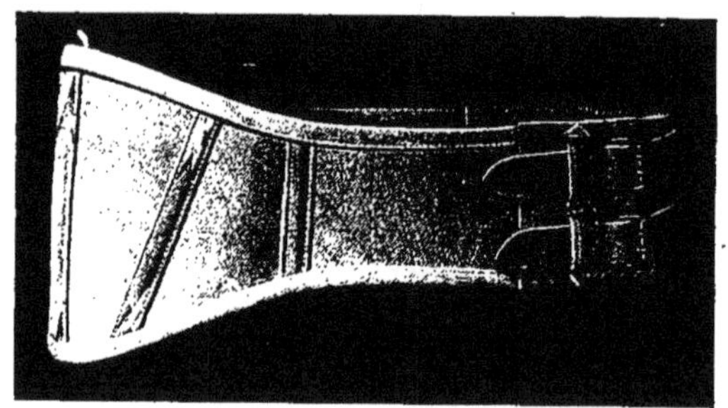

FIG. 80.

ceinture (fig. 80) **en tissu damier élastique** très fort, qui exerce une contention assez énergique et bien sup-

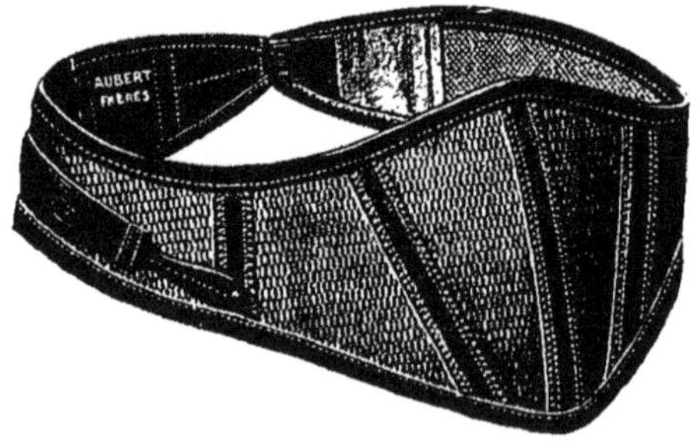

FIG. 81.

portée. Nous la recommandons principalement aux personnes ayant de l'obésité, chez lesquelles une ceinture droite s'adapterait mal.

Le modèle 81 présente la même forme que la précédente, mais **sa fixation est antéro-latérale** : certaines dames la préfèrent vu cette commodité.

Quant à la ceinture représentée figure 82, elle a une

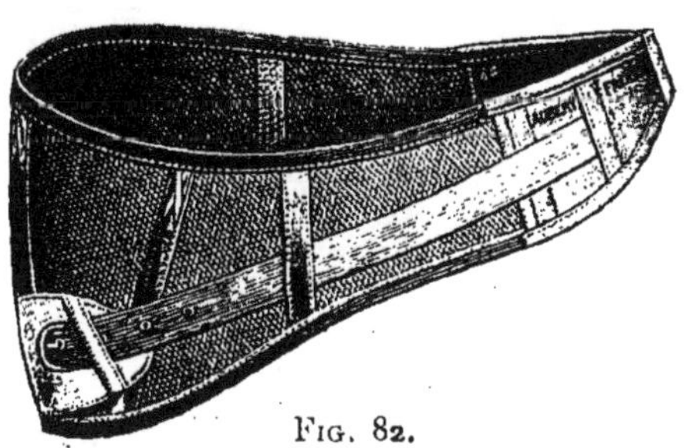

Fig. 82.

forme identique, mais elle est en tissu granité élastique plus souple ; d'autre part, elle possède **une patte hypogastrique** qui comprime d'une façon plus efficace la partie basse de l'abdomen. A cette patte s'agrafent les deux tirants latéraux fermant la ceinture.

Comme ceintures plus légères et plus agréables à

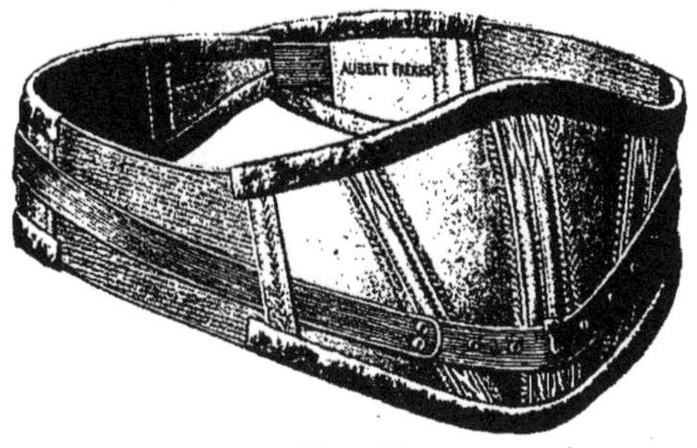

Fig. 83.

porter, signalons le modèle 83 à **devant satin** fil mastic avec côtés élastiques ou encore celui entièrement en **tricot coton** (fig. 84).

Les parties abdominales de tous ces genres de ceintures sont toujours renforcées par des baleines très souples : nous les faisons en diverses hauteurs et elles se bouclent antérieurement par un ou deux doubles tours

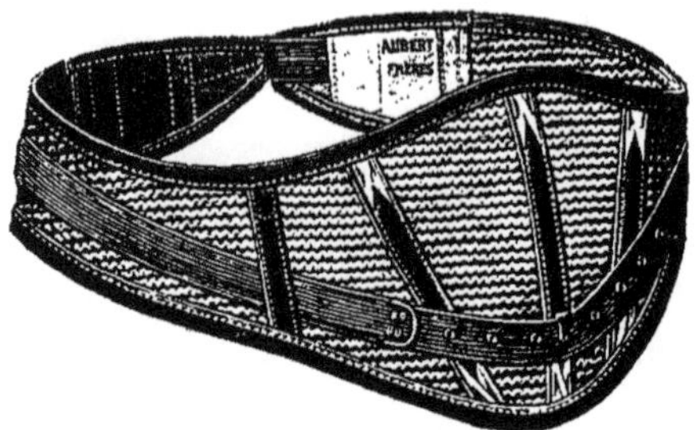

Fig. 84.

selon le désir du client ou l'ordonnance du médecin traitant.

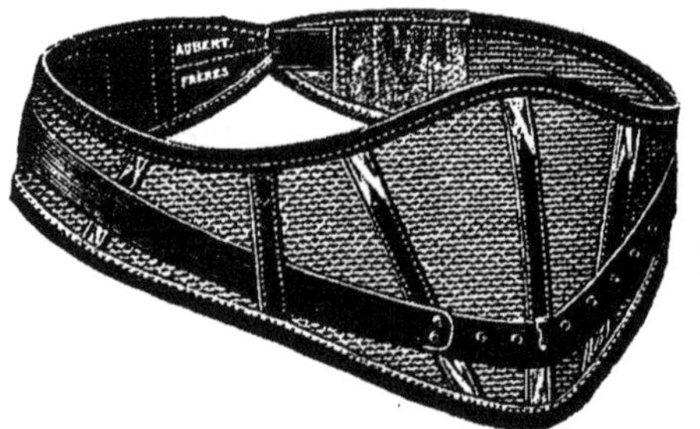

Fig. 85.

Enfin, pour les personnes très faibles ou très sensi-

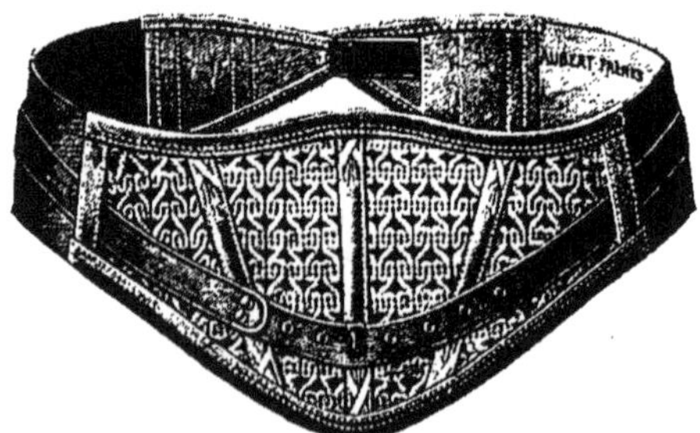

Fig. 86.

bles, nous appliquons des ceintures entièrement en **tricot élastique** français ou anglais, semblables à celle représentée figure 85, ou bien à **devant passementerie ajourée** et côtes élastiques très souples (fig. 86).

La ceinture représentée figure 87 est identique aux précédentes comme forme et comme fermeture ; elle est

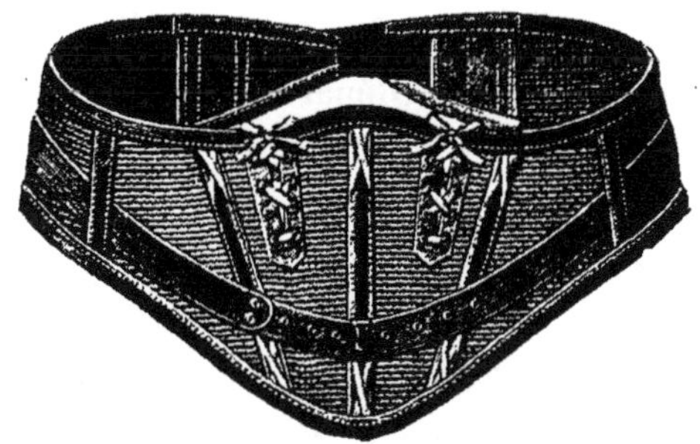

Fig. 87.

en tricot élastique, mais possède, en outre, un **laçage antérieur**, qui permet de faire un serrage progressif et de faciliter l'application.

Cette ceinture sera donc recommandée pendant la grossesse et chez les personnes délicates à cause de sa souplesse et de sa légèreté.

Ceinture pour hernie de la ligne blanche.

Cette ceinture est en tissu élastique assez résistant

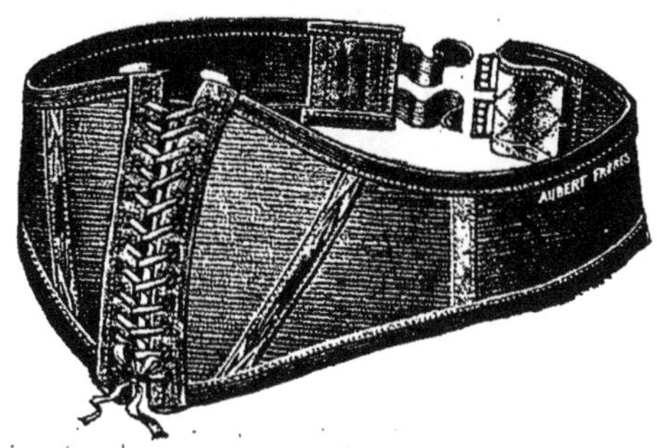

Fig. 59.

avec bordure douce, à fixation postérieure ; un **laçage**

antérieur permet de régler le rapprochement de deux coussinets verticaux destinés à renforcer les muscles droits (fig. 59).

Ceinture du Dr Glénard.

La ceinture du Dr Glénard (fig. 88) est en **tissu damier élastique** et sans cambrure. Nous la faisons

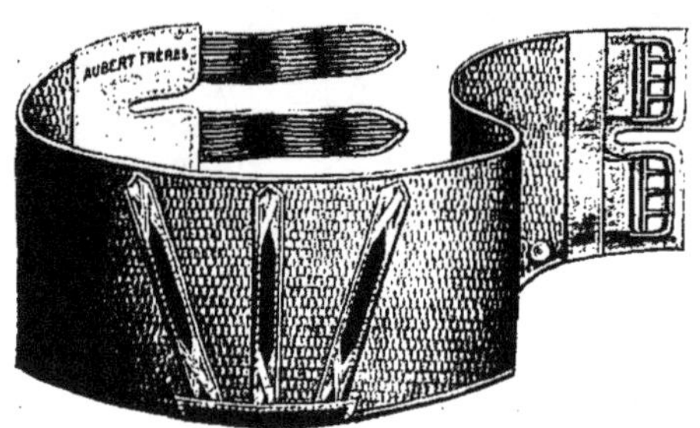

Fig. 88.

ordinairement en 12 et 14 centimètres de hauteur, quelquefois même en 16 centimètres.

Elle s'applique antérieurement sur l'hypogastre et remonte postérieurement pour soulever l'abdomen.

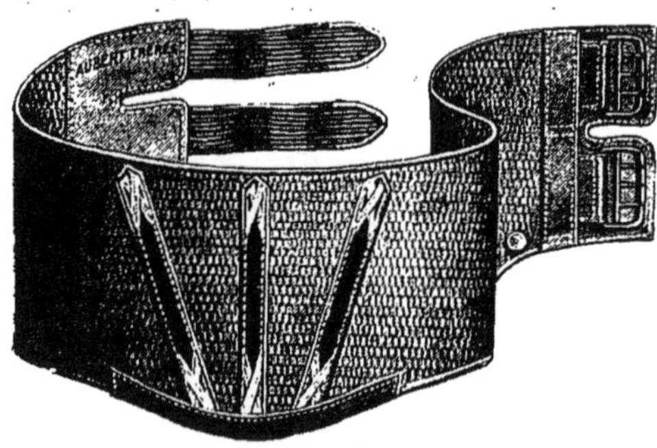

Fig. 89.

Des sous-cuisse ou des jarretelles assurent la fixité de cette ceinture qui, sans eux, tendrait à remonter. On y ajoute souvent des pelotes pour reins mobiles.

Pour les personnes délicates, nous faisons cette ceinture en **tissu élastique fin.**

La ceinture hypogastrique (fig. 89) ressemble à la sangle du Dr Glénard, mais elle a la partie antérieure un peu plus large et elle est légèrement cintrée sur les côtés : ce modèle, spécialement destiné aux personnes qui ont les hanches un peu fortes, peut recevoir, d'autre

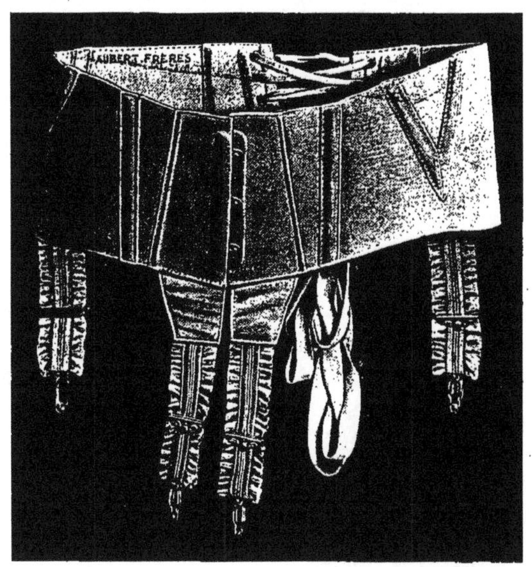

Fig. 90.

part, une pelote sus-pubienne en forme de croissant pour les femmes qui souffrent de la matrice.

Enfin, pour les dames très maigres, qui ne peuvent pas supporter ces ceintures, nous conseillons le **modèle à jarretelles** (fig. 90) ; comme on le voit, c'est un genre de corselet avec laçage postérieur et busc antérieur. Il est en tissu élastique très souple et des soufflets latéraux permettent de le supporter avec encore plus d'aisance, en amortissant la pression sur les épines iliaques.

Ceintures pour reins mobiles.

Pour maintenir les reins mobiles, nous plaçons ordinairement des **ceintures du Dr Glénard** de 12 ou

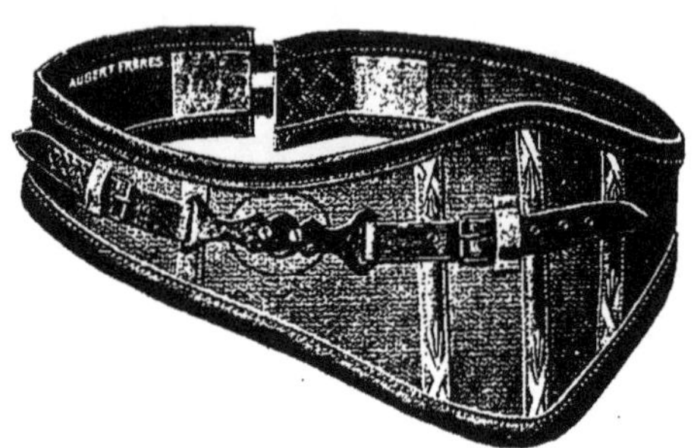

FIG. 91.

14 centimètres de hauteur, auxquelles on ajoute des pelotes antérieures, qui maintiennent les reins, après réduction, dans leur situation normale.

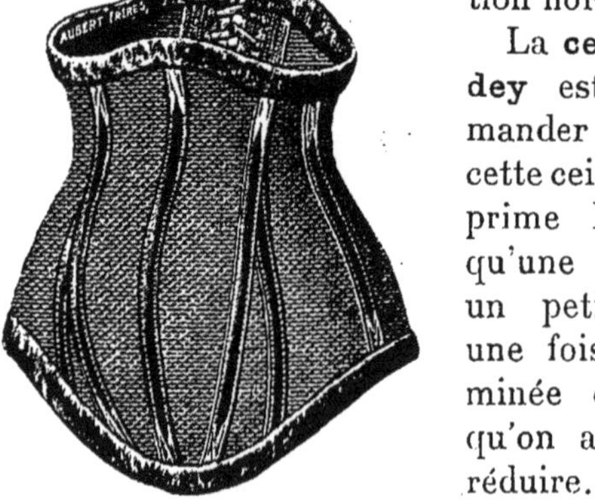

FIG. 92.

La **ceinture du Dr Sirdey** est aussi à recommander pour le rein mobile : cette ceinture (fig. 91) comprime l'abdomen, tandis qu'une pelote retenue par un petit ressort permet une fois l'application terminée de fixer le rein, qu'on aura eu le soin de réduire.

Enfin, nous présenterons la **ceinture pour rein mobile du Dr Le Dentu** (fig. 92).

Entièrement en tissu anglais élastique, elle va du creux épigastrique jusqu'au pubis, moulant ainsi toute la partie abdominale qu'elle comprime. Elle est spécialement destinée aux personnes qui, ayant un rein mobile, sont trop faibles ou trop sensibles pour supporter la pression des ressorts.

La ceinture du Dr Le Dentu est encore applicable dans certains cas de dilatation ou autres maladies de l'estomac, qui ne permettent pas le port d'un corset ordinaire.

Ceinture applicable à la suite de l'appendicectomie.

Aprés l'appendicectomie et pour les personnes redoutant l'emploi d'un bandage à ressort, nous appliquons une sangle Glénard de 14 ou 16 centimètres de hauteur avec une pelote ovalaire très douce, placée au niveau de la cicatrice qu'elle doit recouvrir entièrement.

Immobilisation du pubis.

Pour immobiliser le pubis, la ceinture (fig. 93) est

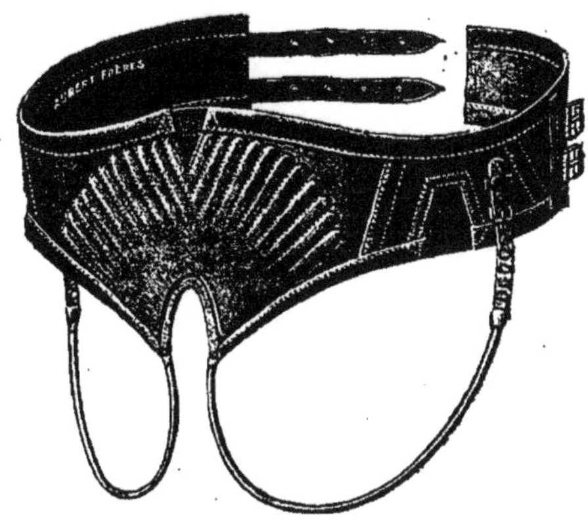

Fig. 93.

souvent indiquée. Entièrement en peau de chamois, avec goussets élastiques, elle se moule parfaitement sur le bas de l'abdomen, entourant ainsi le pubis qu'elle immobilise. **Les sous-cuisse sont indispensables.**

On nous demande fréquemment ce modèle pour les cas légers de déviations utérines.

Bandes élastiques abdominales.

Chez les personnes dont l'hyperesthésie rend le port de toute ceinture intolérable et pour lesquelles cependant un maintien est nécessaire, nous recommandons nos bandes (fig. 94) en tissu crêpé élastique, très souples, de 20 centimètres de hauteur. Le malade, avec ces bandes, fait lui-même le serrage qu'il désire.

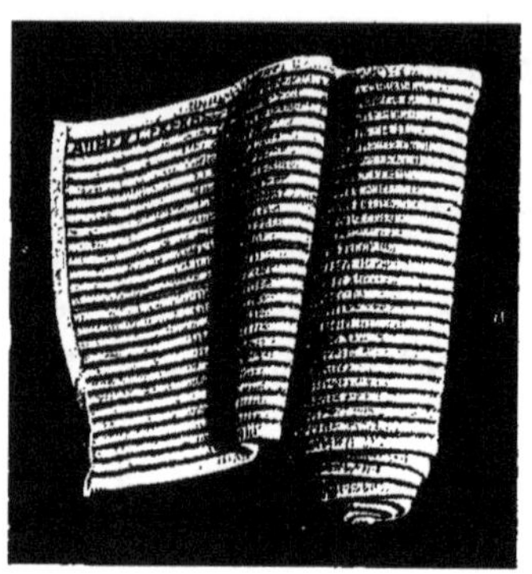

Fig. 94.

Pelotes à ajouter aux ceintures.

Pour terminer avec les ceintures, nous présenterons trois formes courantes de pelotes : une première

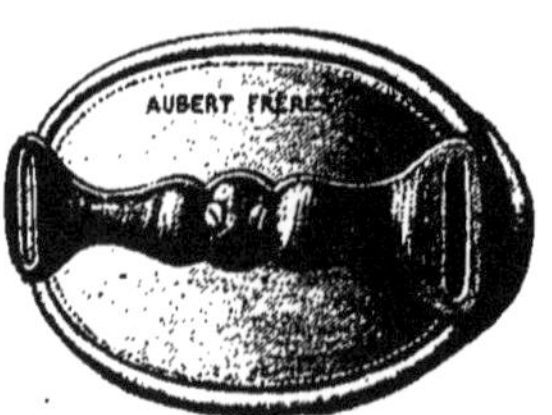

Fig. 95.

(fig. 95) pour rein mobile du Dr Sirdey, une autre (fig. 55) pour éventration et hernie ombilicale, enfin

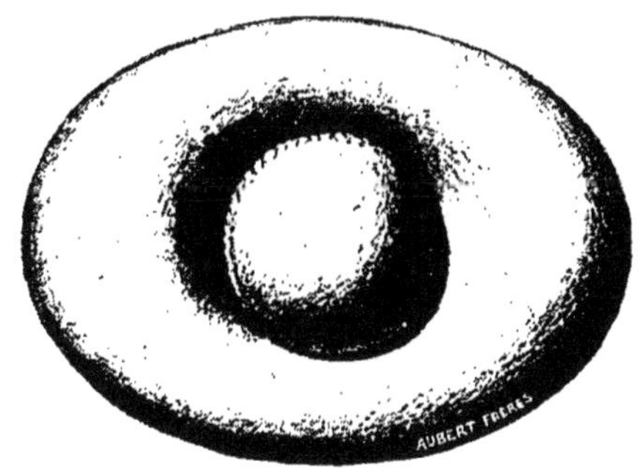

Fig. 55.

une troisième en forme de croissant (fig. 96) destinée à relever le bas de l'abdomen. Il est évident d'ailleurs

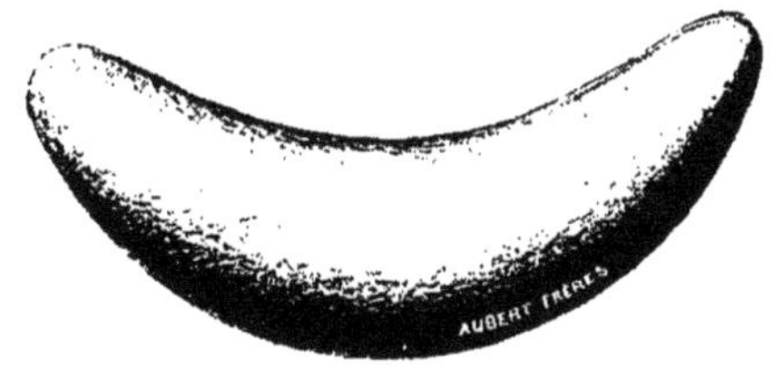

Fig. 96.

que nous faisons toute autre forme spéciale d'après l'ordonnance des médecins.

Mesures pour confectionner une ceinture.

Ceinture ventrière. — *Donner les tours du corps : 1° au niveau de l'ombilic ; 2° entre l'ombilic et le pubis ; 3° au niveau du pubis d'une façon oblique comme le montre le shéma. Enfin, donner la hauteur antérieure de la ceinture (de 12 à 25 centimètres).*

Ceinture droite. — *Donner le tour du bassin entre l'ombilic et le pubis d'une façon oblique comme le* *montre le shéma et la hauteur que devra avoir la ceinture (12, 14 ou 16 centimètres). Dire s'il faut des sous-cuisse ou des jarretelles (en remarquant que les sous-cuisse sont préférables).*

Ceinture Le Dentu. — *Donner toutes les circonférences marquées sur le shéma ci-contre (fig. 97) et les hauteurs que devra avoir la ceinture devant et derrière.*

Pelotes. — *S'il faut ajouter une pelote, nous donner sa forme, sa dimension et sa position sur la ceinture.*

Avis important : *Toutes les mesures qu'on nous enverra devront avoir été prises* **à nu, debout et sans serrage.**

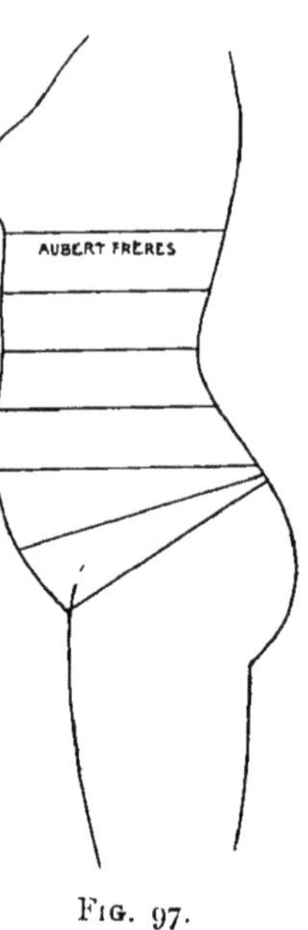

Fig. 97.

BAS ÉLASTIQUES POUR VARICES ET PHLÉBITES

Les bas pour varices et phlébites se font en tissus élastiques très variables comme force, épaisseur et qualité, suivant le choix de la personne et le degré de son mal.

Nous faisons donc les bas en tissus élastiques coton ou en tissus élastiques soie. Nous conseillons d'ailleurs toujours le **bas élastique coton**, qui est de beaucoup le plus pratique et le plus durable.

Parmi tous les genres de tissus que nous pouvons présenter aux clients, nous distinguerons d'abord le tissu français, assez épais et résistant : nous le recommandons aux personnes qui travaillent. Pour les personnes délicates, nous préférons le tissu anglais, plus léger, plus chargé en gomme et que l'on supporte plus facilement.

Comme formes de bas, nous faisons d'abord la chaussette (fig. 98), qui s'arrête au sous-mollet, le bas à la

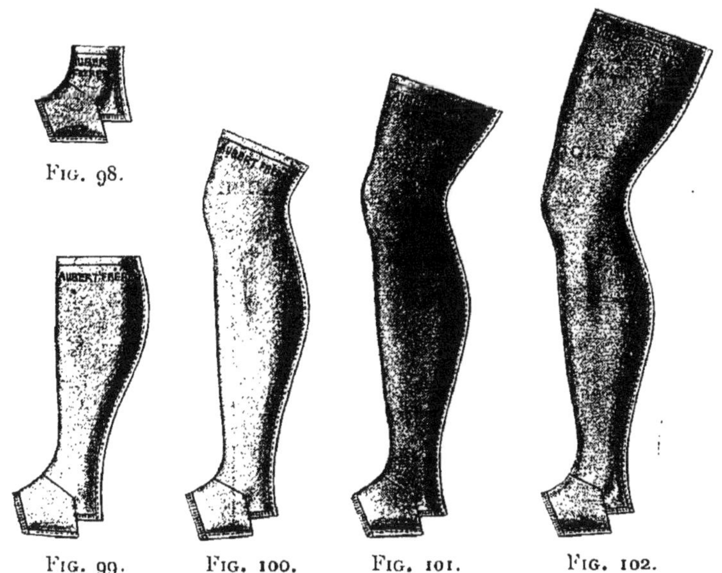

Fig. 98.

Fig. 99. Fig. 100. Fig. 101. Fig. 102.

jarretière (fig. 99), s'arrêtant au creux poplité, le bas au-dessus du genou (fig. 100), montant à environ 10 centimètres au-dessus de l'interligne; enfin les bas à mi-

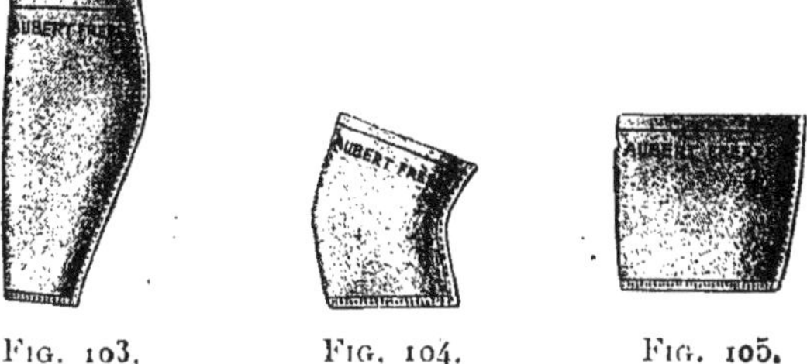

Fig. 103. Fig. 104. Fig. 105.

cuisse (fig. 101) et à cuisse (fig. 102). Nous faisons encore, pour les personnes qui ne peuvent supporter aucune pression au talon ou vers les malléoles, la molletière (fig. 103). Enfin, pour les varices localisées, nous confectionnons la genouillère (fig. 104) et le cuissard (fig. 105).

GENOUILLÈRES FEUTRÉES ÉLASTIQUES

Ces genouillères, en tissu élastique feutré intérieurement avec de la laine, maintiennent avec souplesse

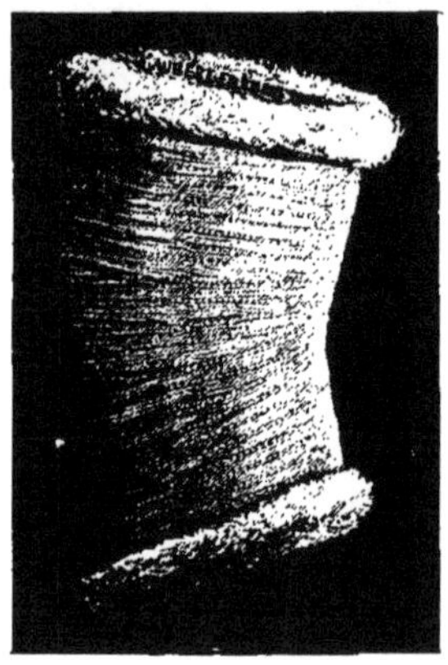

FIG. 106.

l'articulation du genou et la préservent contre le froid. Nous les recommanderons donc aux rhumatisants (fig. 106).

BANDES ÉLASTIQUES

Certaines personnes reprochent aux bas élastiques d'exercer ou trop ou pas assez de pression, selon leur état du moment. Il s'agit évidemment de malades dont la circulation irrégulière détermine de grandes variations de volume. Nous leur conseillons alors nos bandes élastiques (fig. 107), avec lesquelles ils pourront aisément faire eux-mêmes le serrage désiré.

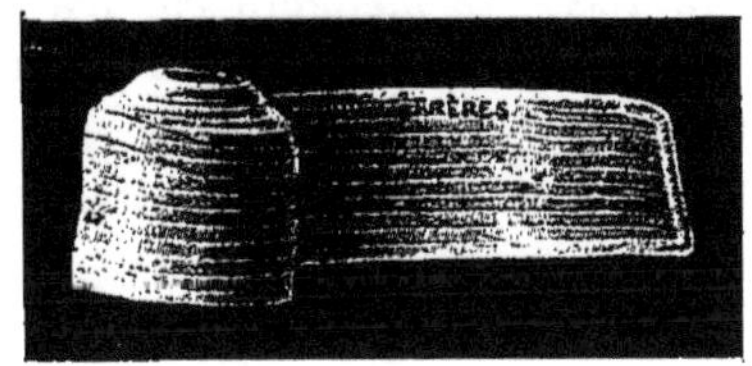

Fig. 107.

Mesures pour confectionner les bas élastiques.

1° **Chaussette** : *Donner les tours au bout du pied, au cou-de-pied, au sol-talon, aux malléoles, au-dessus des malléoles et la hauteur que devra avoir la chaussette à partir du sol (voir le schéma 108).*

2° **Bas jarretière** : *De la même manière, nous donner tous les tours jusqu'au jarret et la hauteur du jarret au sol.*

3° **Bas au genou** : *Donner les tours jusqu'à 10 centimètres au-dessus du genou et la hauteur exacte de l'interligne au sol.*

Pour les bas à mi-cuisse et à cuisse, procéder de la même manière.

Pour une genouillère, en outre des tours, nous donner exactement les hauteurs au-dessous et au-dessus de l'interligne.

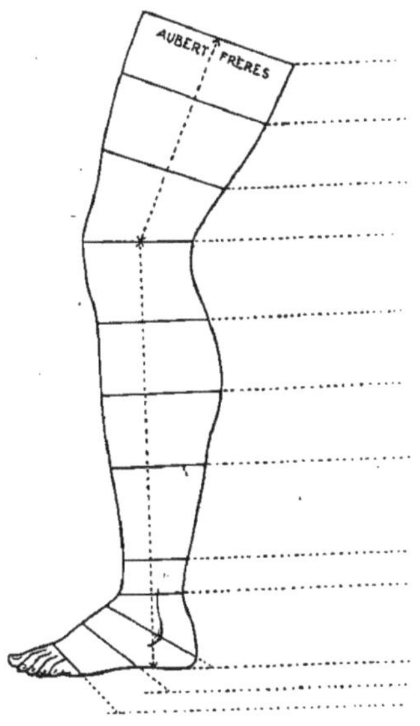

Fig. 108.

Pour une genouillère feutrée, *le tour du genou seul est nécessaire.*

Avis important. — *Toutes les mesures qu'on nous aura*

envoyées devront avoir été prises **à nu, debout et sans serrage.**

Pour le choix du tissu, le médecin voudra bien nous renseigner sur l'âge du sujet et sa profession, afin de confectionner le bas avec le tissu qui conviendra le mieux au malade.

SUSPENSOIRS

pour les cas d'orchite, de varicocèle, d'hydrocèle et d'hématocèle.

Pour les cas d'orchite, de varicocèle, etc., nous livrons le plus couramment des suspensoirs du modèle 109. Ils se composent d'une ceinture et d'une poche avec sous-cuisse, ces deux parties entièrement en **coton tricoté à la main.** C'est le modèle vraiment pratique, parce qu'il conserve sa souplesse après le lavage. D'autre part, la maille étant très lâche, donc très extensible, moule exactement le scrotum, qu'elle comprime légèrement et sans aucune douleur.

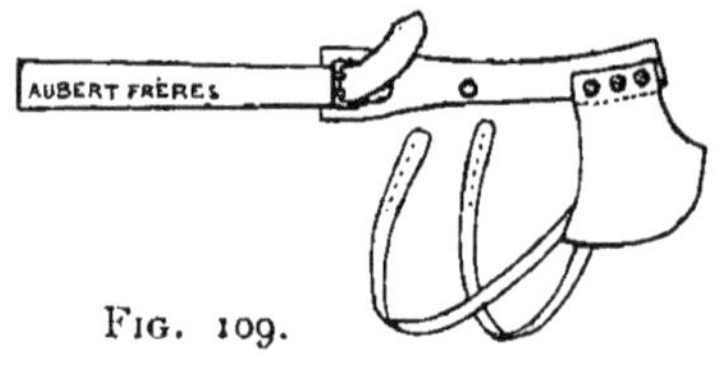

FIG. 109.

Lorsqu'il s'agit de hernies scrotales très volumineuses qu'on ne peut maintenir par aucun bandage, nous adaptons à une sangle élastique genre Glénard une poche tricotée de volume correspondant, cette poche ayant toujours des sous-cuisse. Enfin, le tout est maintenu par des bretelles qui assurent à l'appareil la fixité nécessaire (fig. 110).

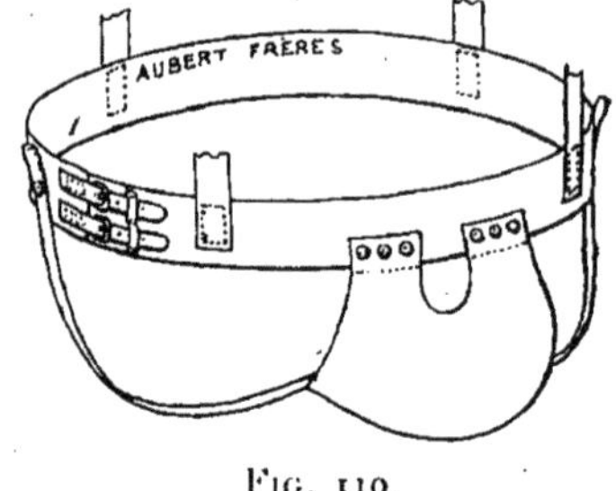

FIG. 110.

Pour les cas de hernies inguinales compliquées d'orchite, nous ajoutons au bandage à ressort la poche tricotée et évitons ainsi au malade l'inconvénient de porter deux ceintures, celle du bandage et celle du suspensoir.

DEUXIÈME PARTIE

ORTHOPÉDIE

NOTIONS GÉNÉRALES DE MÉCANIQUE ORTHOPÉDIQUE

Un appareil orthopédique bien construit ne doit entraver le jeu physiologique des articulations que dans la mesure impliquée par le traitement et sa fixation doit être commandée par des points d'appui déterminés suivant la région intéressée par le but thérapeutique poursuivi et par la topographie de ladite région.

La mécanique orthopédique est donc dominée, en quelque sorte, **par la détermination des axes** et **par l'établissement des points d'appui.** Nous commencerons par étudier les axes et verrons ensuite les points d'appui.

DÉTERMINATION DES AXES DANS LES APPAREILS ORTHOPÉDIQUES

Les articulations du corps humain se répartissent en articulations du membre inférieur, en articulations du membre supérieur et en articulations du rachis.

Articulations du membre inférieur.

1° *Pied.* — Pour le pied, nous n'avons à considérer, comme mécaniciens-orthopédistes, que la tibio-tarsienne et les métatarso-phalangiennes. Celles-ci permettent la flexion et l'extension des phalanges et, par suite, le déroulement du pied nécessaire à la locomotion, d'où nous tirons l'indication immédiate **que la partie podalique d'un appareil orthopédique ne doit pas dépasser la ligne joignant la première articulation métatarso-phalangienne à la cinquième**, ou bien, si elle la dépasse, elle doit conserver la souplesse qu'impose le jeu des orteils.

La tibio-tarsienne permet la flexion et l'extension du pied suivant un angle de 80 degrés environ. Mécaniquement, elle est assimilable à une charnière, en observant toutefois que l'axe de la poulie astragalienne n'est pas dans le plan frontal, mais oblique en dehors et en arrière. Nous en concluons donc **que le centre malléolaire interne doit être plus en avant que le centre malléolaire externe.**

2° *Genou.* — L'articulation du genou doit attirer particulièrement toute notre attention. La plupart des

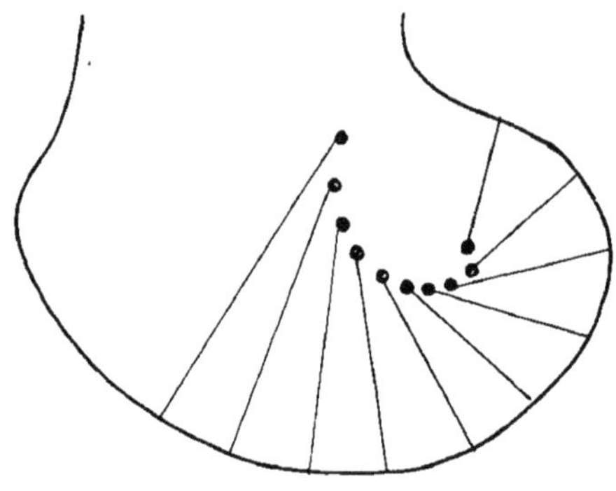

Fig. 117.

constructeurs ont, en effet, le tort d'assimiler l'articulation du genou à une simple rotation à centre unique. En réalité, les choses se passent tout autrement et d'une façon très complexe.

« La flexion et l'extension s'effectuent autour d'un axe

transversal qui passe approximativement par les deux tubérosités condyliennes, mais cet axe transversal de rotation n'est pas fixe, il se déplace au fur et à mesure que s'accomplit le mouvement : c'est là une conséquence de la forme des surfaces condyliennes, dont la figure 111,

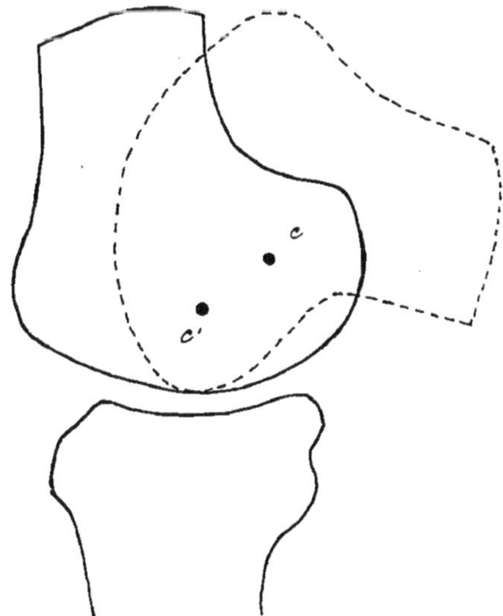

Fig. 112.

extraite du traité du Professeur Testut, donne une idée très nette, en montrant que les rayons de courbures diminuent d'avant en arrière. En outre, les deux condyles, comme l'ont établi les frères Weber, glissent sur leurs glènes au fur et à mesure que s'effectue le mouvement de roulement. Au total, dans la flexion de la cuisse sur la jambe tenue immobile, les condyles roulent d'avant en arrière et glissent d'arrière en avant sur les cavités glénoïdes du tibia, et vice versa dans l'extension[1]. »

Il en résulte donc que, de la flexion à l'extension, le fémur recule sur le tibia et remonte, comme le montre

[1] Testut, *Anatomie humaine*, 1896.

très bien la figure 112, que nous empruntons encore au traité de M. le Professeur Testut.

D'ailleurs, nous pouvons très facilement nous rendre compte sur une jambe normale de l'ascension fémorale.

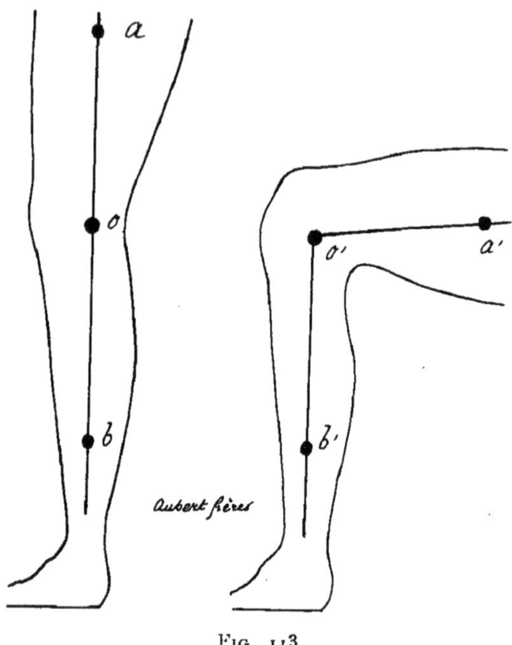

Fig. 113.

Marquons d'un point *o* sur la peau la tubérosité du condyle interne et traçons un trait *b* au tiers inférieur de la jambe et un trait *a* au tiers supérieur de la cuisse. La jambe étant en extension, mesurons la distance *ab* passant par le point *o* (fig. 113); faisons maintenant fléchir la cuisse à angle droit sur la jambe. Mesurons *a'o'* et *b'o'*, nous trouvons *a'o'* + *b'o'* inférieur de 1 centimètre et demi environ à *aob* dans la position de l'extension. Théoriquement, il en résulte **qu'un centre unique dans un appareil orthopédique est impossible, puisqu'il faut permettre au fémur un déplacement en haut et en arrière dans la flexion-extension.**

C'est pourquoi le Dr Ducroquet a créé un modèle d'articulation qui répond parfaitement à toutes ces conditions anatomiques (fig. 114).

Dans cette articulation, l'attelle fémorale est fortement rejetée en arrière pour aller chercher le dernier centre du condyle; l'attelle tibiale comporte une coulisse descendante, dont la courbe correspondra au déplacement

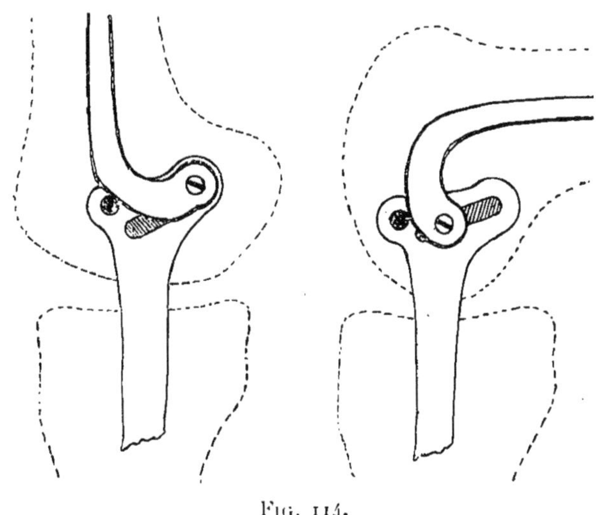

FIG. 114.

des centres et au glissement du fémur dans la flexion. Un butoir antérieur limite l'extension.

Il va sans dire que nous n'appliquerons la charnière Ducroquet que dans les appareils moulés façon Hessing, lesquels réalisent des points d'appui précis et permettent la juxtaposition exacte des centres mécaniques sur les centres physiologiques. Nous conserverons donc pour les tuteurs ordinaires la charnière à centre unique, dont l'erreur est compensée par l'insuffisance des points d'appui.

3° *Articulation coxo-fémorale.* — Cette articulation permet la flexion-extension, l'abduction-adduction, la rotation et la circumduction qui est la réunion de tous ces mouvements.

La circumduction n'intéressant pas directement l'orthopédiste, nous la passerons sous silence pour étudier de suite la flexion-extension.

La flexion-extension se fait autour d'un axe passant

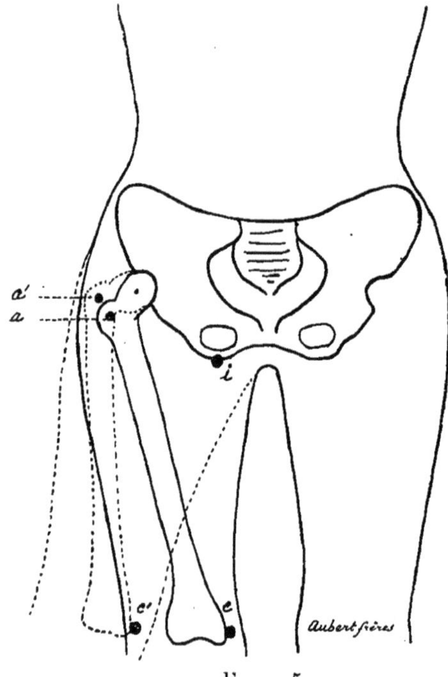

Fig. 115.

par le sommet des grands trochanters ; l'articulation de nos appareils sera donc une charnière ordinaire dont le centre se trouvera sur cet axe.

L'abduction-adduction se fait autour d'un axe antéro-postérieur passant par le centre de la tête fémorale ; une charnière placée sur le devant de la cuisse et dont le centre serait sur l'axe précité permettrait donc ces mouvements, mais gênerait la flexion-extension. Un coup d'œil jeté sur la figure 115 montre qu'il se produit un déplacement de *a* à *a'* d'autant plus grand que l'abduction est plus prononcée. Conclusion : **nous ferons donc l'abduction à l'aide d'une attelle avec coulisse permettant ce déplacement.**

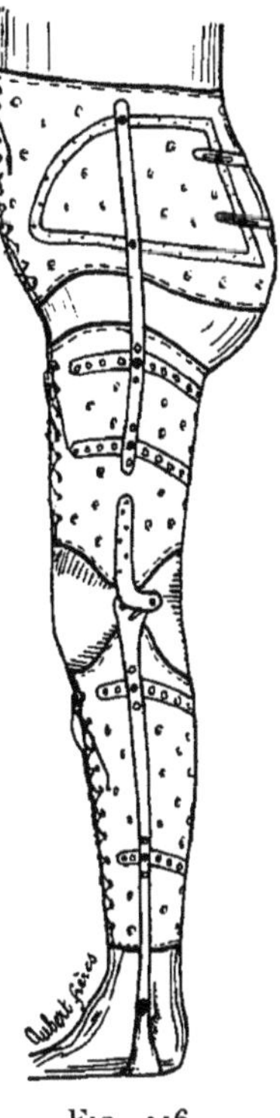

Fig. 116.

L'erreur de beaucoup de mécaniciens-orthopédistes est de négliger cette observation en plaçant sur le côté externe de la cuisse une simple charnière qui, pour l'abduction, **nécessiterait le décollement de la cuisse.**

La rotation s'effectue autour d'un axe vertical passant par le centre de la tête fémorale. Là, il est impossible de placer une charnière, puisque le centre de celle-ci ne peut pas être mis sur ledit axe. Il est facile de remarquer que la rotation se traduit extérieurement par un arc de cercle crural d'autant plus grand qu'on est plus éloigné du centre. Par conséquent, il sera très simple de faire la rotation en placant sur le cuir ou cellulo moulé **un cercle fémoral horizontal avec trous taraudés**, grâce auxquels on pourra fixer l'attelle externe au degré de rotation voulu, comme le montre la figure 116.

Articulations du membre supérieur.

1° *Epaule.* — L'articulation scapulo-humérale est une énarthrose, tout comme la coxo-fémorale, et les observations faites sur l'une s'appliquent aussi à l'autre.

2° *Coude.* — L'articulation du coude est une trochléarthrose : ses deux mouvements essentiels sont donc la flexion et l'extension.

Celles-ci se font autour d'un axe transversal passant par la trochlée et les condyles, cet axe étant d'ailleurs **oblique de dehors en dedans et de haut en bas.** A la flexion, la main se dirige donc contre la poitrine. Nous, constructeurs, devrons donc nous rappeler cette obliquité et placer la charnière externe **un peu plus haute que la charnière interne.**

3° *Poignet.* — Dans cette articulation, la flexion-extension seule nous intéresse ; elle se fait autour d'un axe transversal passant par les sommets des deux apophyses styloïdes.

Articulations du rachis.

La colonne vertébrale exécute la flexion-extension, l'inclinaison latérale, la rotation et la circumduction. Tous ces mouvements sont d'ailleurs assez limités entre chaque vertèbre, mais répétés dans chacune d'elles, ils acquièrent au total une grande amplitude.

Les axes de ces mouvements passent par le centre des corps vertébraux et se traduisent extérieurement par des courbes. Voilà pourquoi les appareils à détorsion, par exemple, dont l'axe est représenté par une charnière, ne peuvent rendre aucun service, **parce qu'ils obligeraient le tronc à se couper en deux pour suivre leur mouvement.**

Tête.

La tête fait trois mouvements : la rotation, la flexion-extension et l'inclinaison latérale, mais cette dernière a lieu principalement dans les vertèbres.

La rotation s'opère dans l'articulation atloïdo-odontoïdienne suivant un axe vertical passant vers le centre de l'apophyse odontoïde. Cette rotation fait décrire à la tête un arc de cercle postérieur, d'où la nécessité, si l'on veut faire de la rotation céphalique, de placer en arrière de la tête **un arc et non pas une charnière qui forcerait la tête à se détacher du tronc.**

La flexion-extension se fait autour d'un axe transversal passant vers la partie la plus élevée des cavités glénoïdes de l'atlas. Ce mouvement produit une élévation postérieure et un abaissement antérieur dans la flexion. On ne peut, par conséquent, mettre une charnière postérieure pour la flexion, puisque l'axe ne peut être mis sur celui de la tête. **Il faut donc simplement une coulisse permettant ce déplacement.**

DÉTERMINATION DES POINTS D'APPUI

La détermination des points d'appui est une question capitale pour le mécanicien-orthopédiste ; ces points d'appui comprennent : 1° **les points de fixation**, qui assurent l'adaptation de l'appareil et sa fixité; 2° **les points de pression directe**, posés par l'indication médicale ; 3° **les points de contre-pression** qui en résultent.

Les **points de fixation** se répartissent, selon le Dr Ducroquet, en **points de support** qui s'opposent à l'abaissement de l'appareil, en **points de contre-ascension** qui luttent contre l'élévation, et en **points de contre-rotation** évitant que le tuteur tourne. Pour fixer les idées, prenons un exemple : considérons une arthrite du genou. L'indication médicale étant d'immobiliser l'articulation, le point de pression directe sera pris sur le devant du genou; les points de contre-pression seront pris sur la partie postérieure du calcanéum en bas et sur l'ischion en haut. Les points de support seront les condyles fémoraux et le dos du pied. La surface plantaire, le plateau tibial et l'ischion formeront les points de contre-ascension; enfin, les condyles et les parties latérales du pied fourniront ceux de contre-rotation.

Pratiquement, nous réalisons ces desiderata par l'appareil représenté ci-contre (fig. 237). Il se compose d'une genouillère parfaitement modelée sur toute la longueur de la jambe, qu'elle embrasse en haut jusqu'à la racine de la cuisse, pour réaliser la contre-pression supérieure. En bas, la genouillère descend jusqu'au tiers inférieur de la jambe.

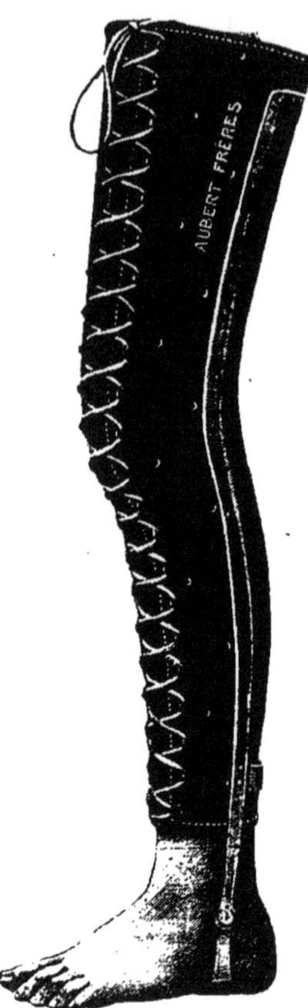

FIG. 237. — Genouillère moulée rigide avec semelle.

Extérieurement, une légère attelle est articulée avec un demi-étrier qui s'élargit sous le pied en forme de semelle très étroite, pour pouvoir entrer facilement dans un soulier ordinaire. La chaussure, une fois serrée, assurera les points de contre-pression calcanéen, de contre-rotation podalique et de support.

Il est donc indispensable que toute genouillère ait cette semelle.

Nous avons, par cet exemple, précisé ce que nous entendions par les différents points d'appui. Nous allons maintenant examiner d'une façon générale quelles sont les ressources que nous offrent les différentes régions du corps humain.

Les points de support nous sont fournis par la face dorsale du pied, par les condyles fémoraux, les crêtes iliaques et par la ceinture scapulaire.

Les points de contre-ascension seront déterminés par

la surface plantaire, par le plateau tibial, la tubérosité ischiatique, par l'occiput et le maxillaire supérieur.

Les figures 117 et 118 que nous avons empruntées au

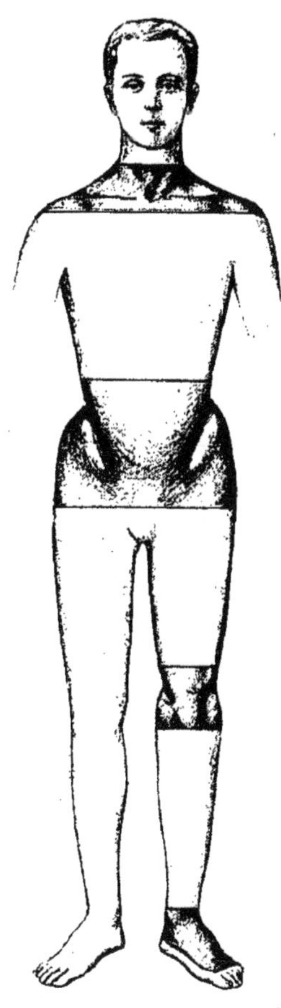

Fig. 117. — Mettant en évidence les points de support.

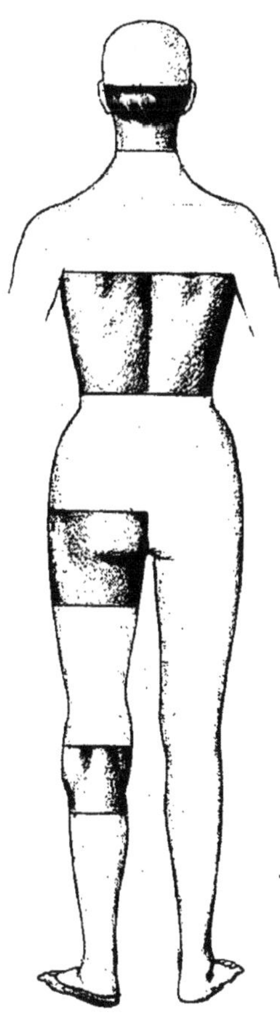

Fig. 118. — Mettant en évidence les points de contre-ascension.

Dr Ducroquet montrent d'ailleurs très clairement la répartition des points de support et de contre-ascension.

Les points de contre-rotation seront réalisés par les irrégularités en projection horizontale du segment du membre servant à sa fixation, d'où il résulte qu'**il est indispensable de mettre en valeur les reliefs osseux auxquels on s'accroche** ; c'est ainsi qu'on sera obligé de bien faire saillir le plateau tibial, les contours fémoraux, les détails de la ceinture scapulaire : le sternum et les clavicules offrent un point d'appui antérieur et les scapula l'appui postérieur; la région sous-axillaire s'opposera à l'élévation de l'appareil ; ce sera donc le point de contre-ascension.

Quant au bassin, il mérite par son importance capitale une étude plus approfondie ; vu sa situation topographique, il participe en effet à la fixation des corsets et à celle des tuteurs des membres pelviens, si bien que nous dirons volontiers, sans la crainte d'un aphorisme audacieux, **que la ceinture pelvienne est le centre de l'orthopédie.**

Le bassin nous offre comme points d'appui antérieurs la symphyse pubienne et les épines iliaques antéro-supérieures. Comme points d'appui postérieurs, nous avons le sacrum. Les crêtes iliaques forment un dôme tout disposé pour les points de supports ; les ischions offrent ceux de contre-ascension. Quant à la contre-rotation, elle résultera de l'irrégularité des crêtes iliaques et des épines iliaques, celles-ci étant bien modelées.

Comme on le voit, par ces données, tous ces points d'appui n'existent que si l'adaptation est parfaite : la plupart des appareils orthopédiques **doivent donc être non seulement moulés, mais modelés d'une façon appropriée.** Nous avons donc jugé utile d'indiquer avec détails, dans l'article suivant, **la manière dont nous réalisons nos moulages**, manière d'ailleurs inspirée des grands maîtres de la chirurgie orthopédique contemporaine.

LE MOULAGE EN ORTHOPÉDIE

Le moulage d'une région du corps s'obtient par le déroulement de nos bandes plâtrées, après quatre minutes d'immersion dans l'eau tiède, sur la région intéressée.

Au préalable, nous recouvrons ladite région d'un jersey, ou mieux d'un tube tricoté spécial que nous coupons à la longueur voulue ; s'il s'agit d'un tronc, nous faisons sous les aisselles une coupe longitudinale et les deux extrémités qui en résultent sont rattachées par-dessus l'épaule ; pour une cuirasse pelvi-fémorale, nous employons deux tricots, l'un pour la cuisse, l'autre pour le bassin, les deux se rejoignant au pli crural.

Les bandes sont ensuite déroulées régulièrement de façon à ce que chaque tour couvre les deux tiers du précédent.

Après dessiccation, on fait une section soit à l'aide d'un bistouri, soit avec un sécateur spécial. Nous obtenons ainsi le moulage négatif. Pour réaliser le moulage positif, il n'y a plus ensuite qu'à remplir de plâtre cette coquille ; ce positif sera alors revu, corrigé et poli : c'est le travail du finissage.

Telle est la technique générale de nos moulages, mais deux points importants en dominent la confection : **c'est la correction de la difformité et la mise en valeur des points d'appui.**

La **correction** se réalise tantôt par l'extension, tantôt par des pressions manuelles sagement réparties, tantôt par les deux manières simultanées. Par exemple, pour un torticolis, nous placerons la tête non pas dans la position normale, mais en hypercorrection. Pour une scoliose, nous ferons de l'extension, de la pression manuelle vis-à-vis le sommet des courbes rachidiennes, et de la détorsion, etc.

La **mise en valeur des points d'appui** est déterminée avant la dessiccation complète du plâtre par le modelage de la région; il est donc nécessaire d'apprécier, selon

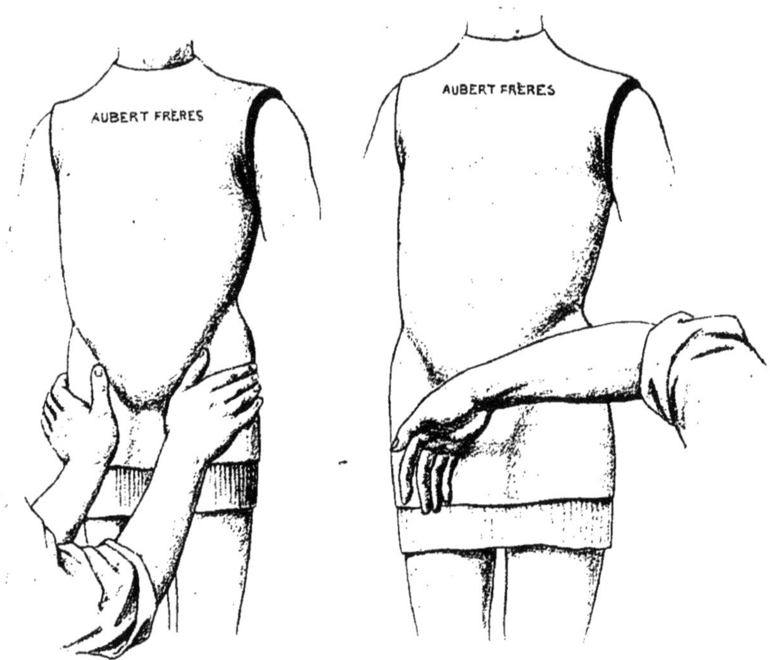

FIG. 119. — Modelage sus-iliaque. FIG. 120. — Modelage pubien.

l'appareil en vue, les points d'appui correspondants : par ce terme, nous entendons les points de fixation, c'est-à-dire de support, de contre-ascension et de contre-rotation et enfin les points de pression directe et de contre-pression, lesquels assureront l'équilibre de l'appareil.

Au bassin, il sera utile de faire saillir la crête iliaque jusqu'à l'épine iliaque antéro-supérieure, en promenant le pouce au-dessus des crêtes iliaques, en déprimant fortement la région sus-iliaque, tandis que la main appuie sur les fosses iliaques : on fait ainsi deux rigoles latérales que l'on rejoint par une rigole transversale déterminée au niveau du pubis par une dépression faite avec le bord cubital de la main. Les figures 119 et 120 empruntées au Dr Ducroquet éclairent suffisamment l'opérateur pour qu'il soit inutile d'insister.

Aux épaules, il faut réaliser une dépression partant

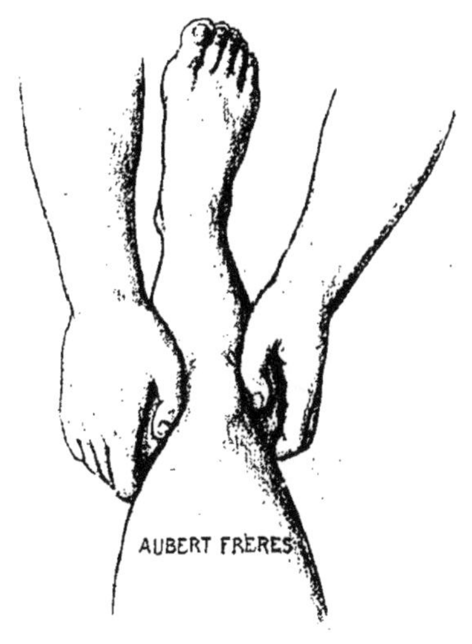

FIG. 121. — Modelage des Condyles (Dr Ducroquet).

du tiers externe de la clavicule et descendant vers le bord antérieur de l'aisselle.

Pour une collerette, il faudra modeler la région rétro-auriculaire et le maxillaire inférieur.

A la jambe, il sera utile de faire saillir les condyles, la rotule et le plateau tibial (fig. 121) ; les deux premiers serviront de points de support, le deuxième celui de contre-rotation et ce dernier d'autant mieux qu'on aura mis en valeur la forme triangulaire de la section. Ce modelage se fera facilement, parce que nos bandes se desséchant très rapidement, évitent au malade une immobilité prolongée qui serait fatigante pour lui et compromettante pour le résultat définitif du moulage.

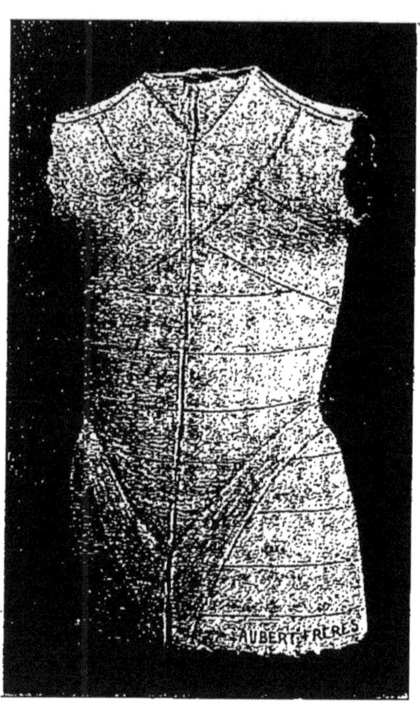

FIG. 122. — Négatif obtenu avec nos bandes.

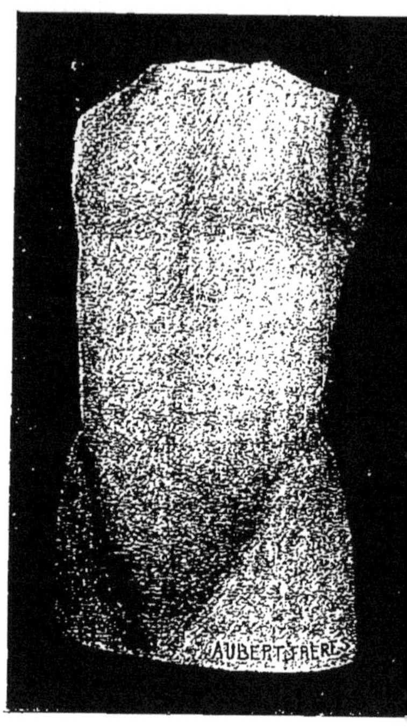

FIG. 123. — Positif obtenu avec le négatif précédent.

Nous représentons figures 122, 124 et 126 quelques négatifs que nous avons obtenus par ce procédé, tandis que les figures 123, 125 et 127 reproduisent les moulages positifs qui en ont été extraits et qui sont prêts à recevoir la partie plastique, c'est-à-dire le cuir ou le celluloïde.

Comme on peut le voir par les reproductions de nos moulages négatifs, le modelage est déjà préparé **par le jet de nos bandes,** que notre expérience a permis de déterminer suivant la région intéressée.

Au bassin, par exemple, notre but étant de mettre en évidence les crêtes iliaques, il ne suffit pas de dérouler simplement les bandes ; nous avons soin d'amener plusieurs jets tendus tangentiellement aux crêtes par un double retourné postérieur et antérieur, tandis que l'in-

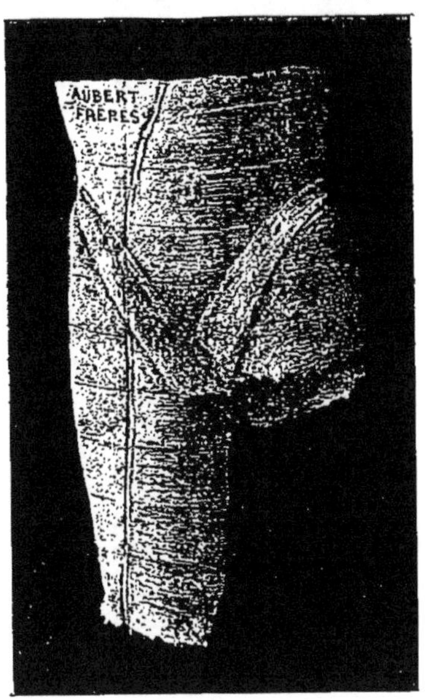

FIG. 124. — Négatif obtenu avec nos bandes.

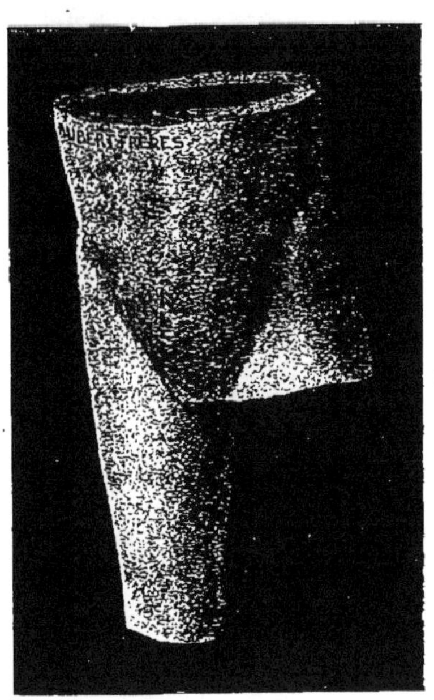

FIG. 125. — Positif obtenu avec le négatif précédent.

dex introduit dans chaque retourné offre une résistance à la tension exercée par l'autre main sur l'extrémité libre de la bande.

Que la partie plastique soit du cuir ou du celluloïde, sa résistance n'est pas suffisante : **il y a donc lieu de la renforcer par une partie métallique en acier trempé** ; on a alors ce que nous appelons le cuir ou cellulo armé, **dont la résistance est très grande.**

Telle est la genèse de nos appareils moulés et la

manière méthodique avec laquelle nous procédons, nous

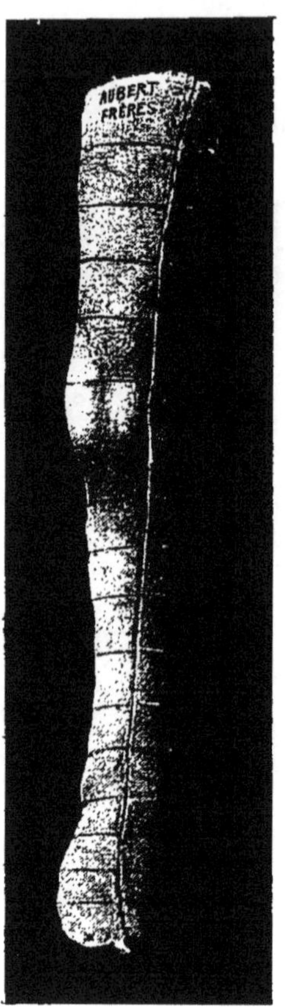

Fig. 126. — Négatif d'une jambe obtenu avec nos bandes.

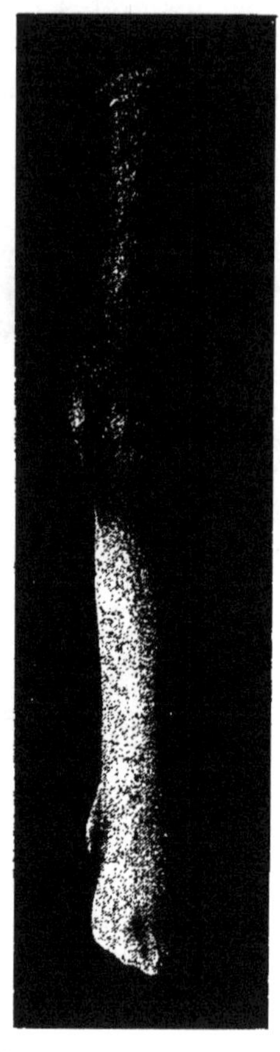

Fig. 127. — Le même en positif.

inspirant tout d'abord de l'indication thérapeutique et ensuite des nécessités matérielles que celle-ci exige.

PELVI-SUPPORTS

La confection d'un moulage exige souvent l'emploi d'un **pelvi-support**; cet instrument a donc un rapport immédiat avec la première opération de la plupart des travaux orthopédiques.

Nous en construisons plusieurs modèles : 1° le pelvi-support simple du Professeur Ollier; 2° le pelvi-support démontable ; 3° le pelvi-support Ollier modifié avec siège amovible du Dr Nové-Josserand et vis d'extension-abduction du Dr Lorenz ; enfin, 4° le même modèle démontable.

Le **pelvi-support simple du Professeur Ollier** (fig. 128) se compose d'une planche noyer ciré avec un

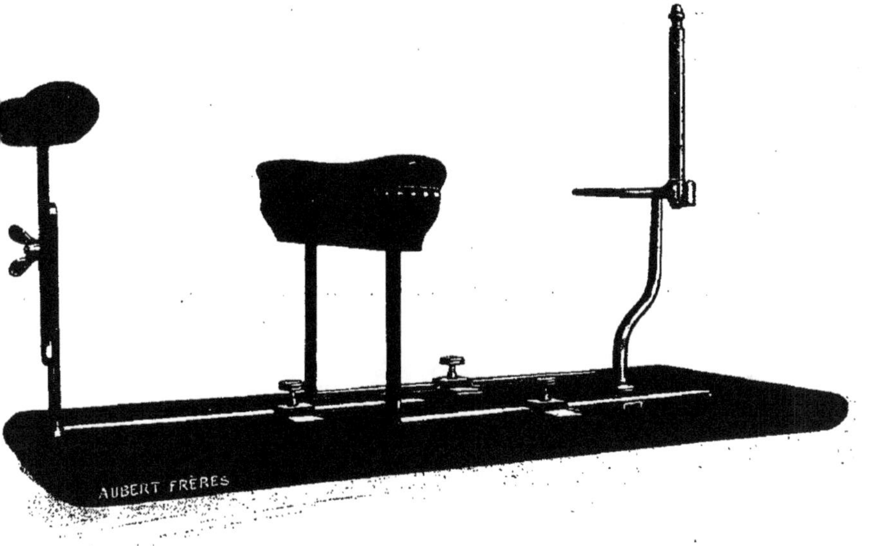

Fig. 128. — Pelvi-support simple du Professeur Ollier.

appui en arc pour la tête, un dossier et un siège portant une tige périnéale. Le siège seul est fixe ; les autres pièces sont à glissières, pour permettre l'adaptation à différentes grandeurs. C'est le modèle courant que l'on nous demande fréquemment dans les services hospitaliers.

Le **pelvi-support démontable** (fig. 129) comprend les mêmes pièces que le précédent et porte en outre un appui pour la jambe saine, cet appui pouvant d'ailleurs changer de côté. La planche est remplacée par une caisse

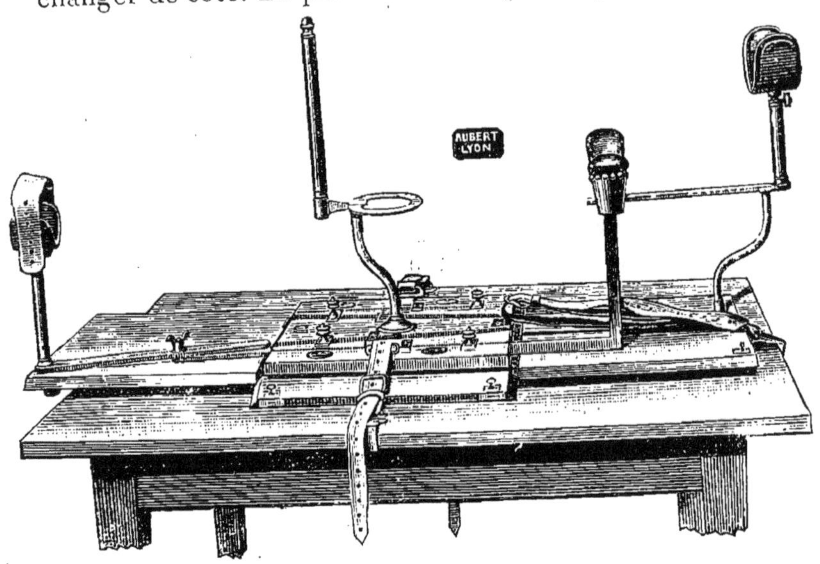

Fig. 129. — Pelvi-support d'Ollier démontable (développé).

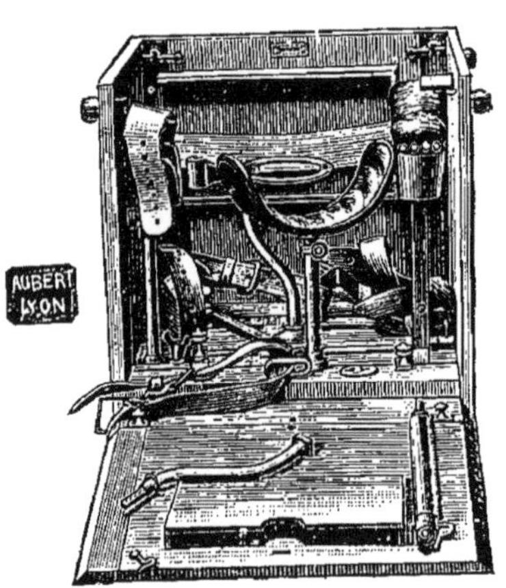

Fig. 130. — Pelvi-support d'Ollier démontable (replié).

en noyer pouvant s'ouvrir et se rabattre sur une table d'une façon complète en s'y fixant par des crampons avec courroies. Une fois fermé, le pelvi-support a des dimensions assez restreintes pour le rendre transportable. Nous recommandons donc ce modèle aux praticiens qui, trop éloignés des grandes cliniques, doivent en posséder un pour les besoins de leur clientèle.

Le pelvi-support du professeur Ollier modifié par les Drs Nové-Josserand et Lorenz comporte des perfectionnements très appréciables. Le siège à anneau fixe est remplacé par un siège à fourche amovible (fig. 131)

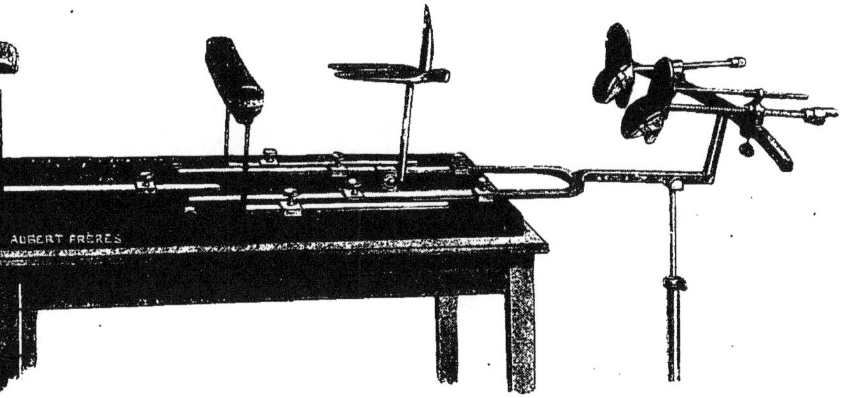

Fig. 131. — Pelvi-support du Professeur Ollier modifié par les Docteurs Nové-Josserand et Lorenz.

qui permet de détacher plus facilement le malade, une fois le moulage terminé. Cette amovibilité ne compromet pas la solidité du support pelvien, qui porte à sa base un renflement rectangulaire pénétrant dans une gâche, sur laquelle une vis fait serrage. Ce dispositif est très résistant et le vide médian de la fourche loge les apophyses épineuses. Un grand arc rivé sur une longue équerre très forte et supporté par un pied en fonte peut se rapprocher plus ou moins du siège. Cet arc porte deux douilles filetées qui reçoivent deux grandes vis aux extrémités desquelles il y a une semelle. On comprend alors le fonctionnement : on fixe les douilles au degré d'abduction voulu et, à l'aide d'une manivelle, on fait de l'extension en tournant les vis précitées. Ce modèle répond à tous les desiderata de la chirurgie moderne et est adopté par toutes les grandes cliniques. Nous ne saurions trop le recommander, vu l'expérience qu'en ont faite les Maîtres de nos hôpitaux lyonnais.

Le pelvi-support modifié démontable (fig. 132) est

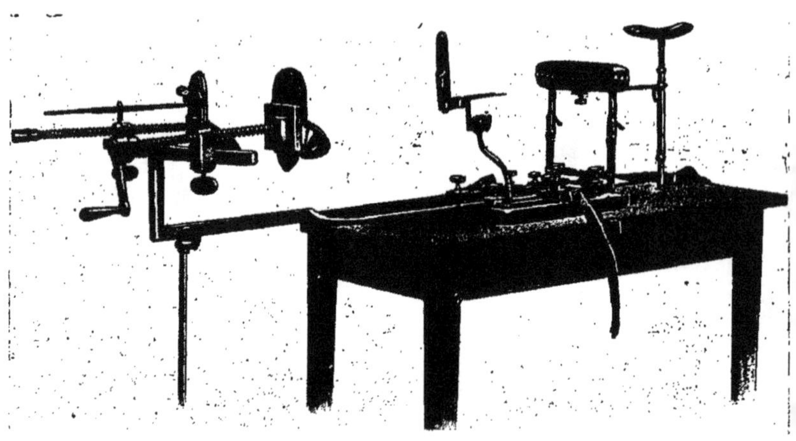

FIG. 132. — Le même modèle démontable.

le même appareil que le précédent, mais ses différentes pièces se pénètrent mutuellement pour pouvoir être fermées dans une caisse, sauf, bien entendu, le dispositif à vis d'extension-abduction du Dr Lorenz, qui est trop volumineux et demande trop de résistance pour supporter une réduction.

LES APPAREILS ORTHOPÉDIQUES

I. — COLONNE VERTÉBRALE

LE TORTICOLIS

Nous disposons pour cette affection de trois moyens mécaniques : l'extension, la traction élastique et la fixation en hypercorrection.

L'extension continue s'obtient à l'aide du plan incliné (fig. 133) : un collier Sayre fixe la tête à l'aide d'une courroie mentonnière et d'une autre occipitale

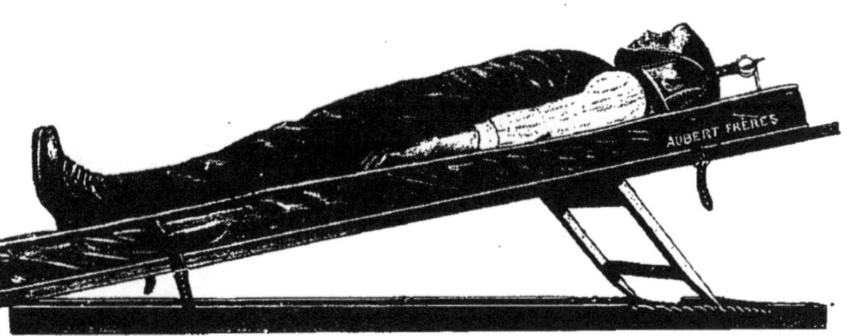

Fig. 133. — Plan incliné avec matelas.

réunies par deux courroies latérales. La planche sur laquelle repose le malade peut s'incliner plus ou moins, grâce à des crans. Le médecin pourra donc varier, comme il l'entendra, le degré d'extension, qui est proportionné à l'angle d'inclinaison.

Sur cette planche, on peut ajouter un matelas de 6 à 7 centimètres d'épaisseur pour adoucir la brutalité du bois. Avec ce plan incliné, **on peut même faire une suspension asymétrique ajoutant de l'hypercorrec-**

tion : pour cela, on suspend l'arc non pas au trou central, mais à un trou latéral, faisant ainsi le relèvement de la tête du côté affecté. Enfin, on peut faire la suspension verticale simplement avec le collier Sayre, mais dans ce cas les moufles sont nécessaires.

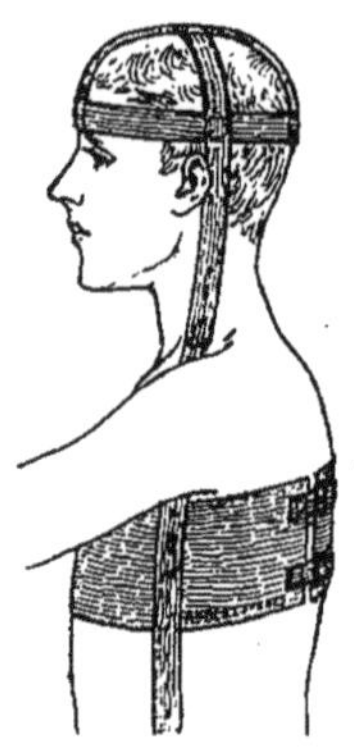

Fig. 134. Appareil de Gourdon.

Nous réalisons la **traction élastique** par deux appareils : l'appareil de Gourdon et le corset de maintien à suspension céphalique élastique du Dr Nové-Josserand.

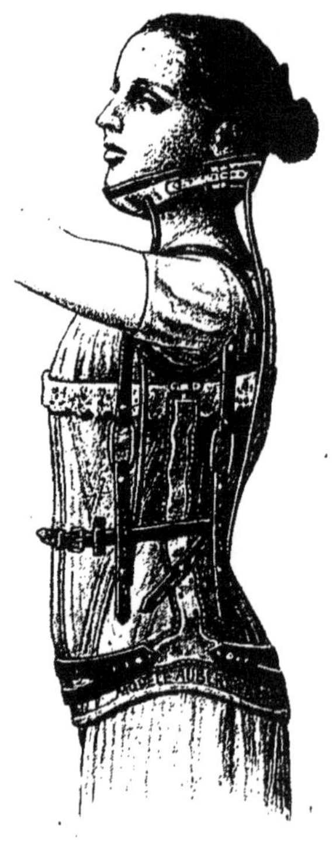

Fig. 135. — Corset de maintien à suspension céphalique élastique du Docteur Nové-Josserand. Modèle Aubert frères (déposé).

L'appareil de Gourdon (fig. 134) comprend deux chefs céphaliques en croix et un chef fronto-occipital faisant le point d'appui supérieur; une ceinture avec jarretelles latérales correspondantes au tracteur détermine le point d'appui inférieur, tandis que le tracteur fait l'hypercorrection désirée.

Le **corset de maintien à suspension céphalique élastique du Dr Nové-Josserand** se compose d'un corset de maintien bien baleiné à montants axillaires et béquillons, et d'une cravate occipito-maxillaire en cuir moulé (fig. 135). Cette cravate est supportée par quatre tiges en acier rond, elles-mêmes retenues aux béquillons par des anneaux caoutchouc.

Cet appareil est réglable; il permet de faire de l'hypercorrection, le tronc étant maintenu par le corset, qui évite ainsi les courbures rachidiennes compensatrices toujours à craindre.

Nous ajouterons que ce corset est très bien supporté et qu'il a toujours donné d'excellents résultats.

Pour les enfants du premier âge, nous plaçons encore le **collier pneumatique** (fig. 136), qui est entièrement en caoutchouc et que l'on gonfle à volonté.

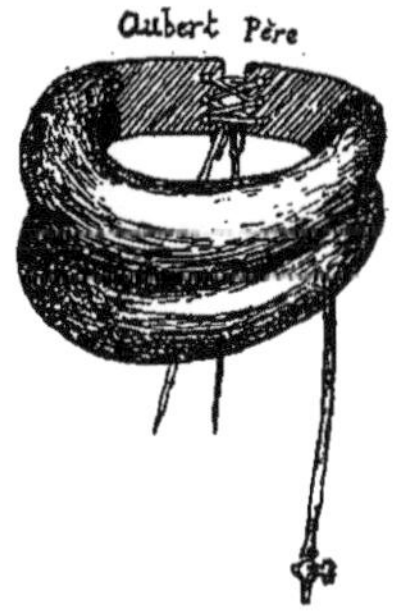

Fig. 136. — Collier pneumatique.

Dans la **fixation en hypercorrection**, nous appliquons le **collier rigide** moulé d'une seule pièce et le **collier du Dr Ducroquet.**

Le premier (fig. 137) se compose d'une enveloppe cuir moulé d'une seule pièce entourant l'occiput, le maxillaire, le cou et la ceinture scapulaire ; des nervures en acier trempé renforcent cette enveloppe moulée ; on peut ajouter en outre des dessous de bras pour assurer une plus grande fixité inférieure. Cet appareil, **fait sur un moulage en hypercorrection,** assure le maintien de la tête, grâce aux points d'appui scapulaire et sous-axillaire.

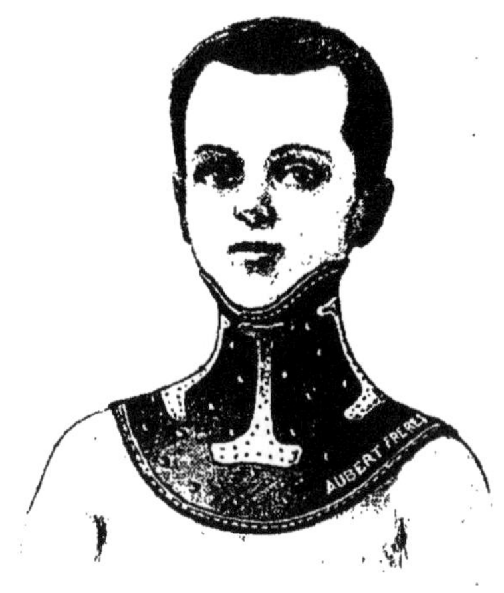

Fig. 137. — Collier rigide moulé.

Nous préférons à ce collier rigide l'appareil du Dr Ducroquet (fig. 138), qui lui est supérieur, car il permet de suivre le redressement progressif de la tête, en fixant celle-ci suivant des positions successivement améliorées.

Dans ce collier, le point d'appui supérieur est obtenu par une cravate occipito-maxillaire, le point d'appui inférieur par une ceinture scapulaire et thoracique. Ces deux parties sont réunies par trois tiges (deux anté-

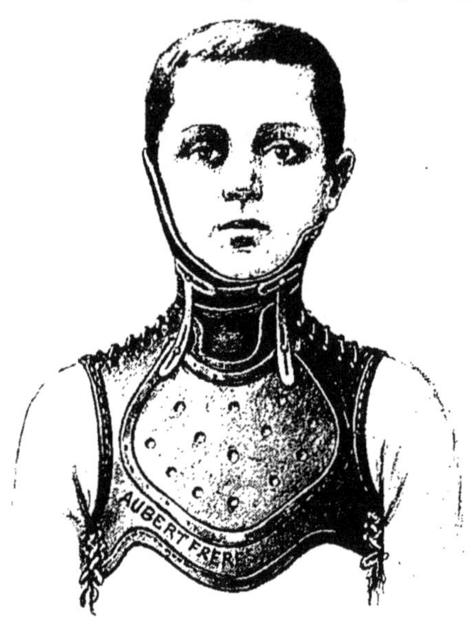

Fig. 138. — Collier du Dr Ducroquet.

rieures et une postérieure) à coulisses horizontales et verticales qui permettent au médecin de faire de la rotation et du relèvement de la tête et de **suivre ainsi lui-même toutes les phases intermédiaires de la correction.**

Contrairement à la technique courante, **nous repoussons toute articulation postérieure**, parce que le mouvement de rotation se traduit postérieurement par un arc de cercle horizontal et le relèvement de la tête par un arc de cercle vertical. Toute charnière ne pouvant avoir son centre articulaire superposé au centre physiologique **ne peut entraîner la tête, puisque celle-ci serait obligée de se détacher du tronc pour la suivre.**

Mesures à nous donner pour confectionner :

1° **Le plan incliné** : *Longueur totale du sujet ;*

2° **L'appareil de Gourdon** : *Age du sujet, tour de cou et tour de poitrine ;*

3° **Le corset de maintien à suspension céphalique élastique** : *Moulage complet du tronc, de la région occipito-maxillaire (y comprise) jusqu'au pli fessier. Nous donner en outre les circonférences de la personne prises debout, à nu et sans serrage, au niveau des seins, à la taille et au bassin ; enfin, donner la hauteur (en suivant le corps) des aisselles au trochanter ; pour ce corset, il est indispensable que nous fassions nous-mêmes un essayage ;*

4° **Le collier pneumatique** : *Age et tour de cou du sujet ;*

5° **Les colliers rigides et Ducroquet** : *Donner un moulage exact de la personne.*

LE MAL DE POTT

Nous distinguerons immédiatement les appareils appliqués pendant la période inflammatoire de ceux usités pendant la convalescence.

Appareils employés au cours de la période inflammatoire.

Nous citerons en premier lieu la **gouttière de Bonnet** (fig. 139), qui consiste en un cadre métallique grillagé et garni avec matelas en crin animal, muni de sangles jambières et thoracique.

Lorsque la lésion siège au-dessus de la région dorsale moyenne, le décubitus n'est plus suffisant : il est nécessaire de lutter alors contre la mobilité de la tête. Pour cela, nous ajoutons un collier Sayre avec épaulières. On fait tendre légèrement les épaulières et le collier : on détermine ainsi de l'extension continue et une immobilité cervicale suffisante. Enfin, un bouchon ferme l'orifice anal et ne s'enlève que pour l'évacuation.

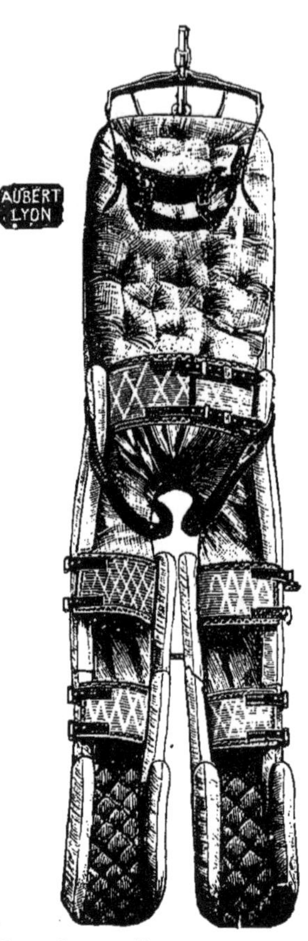

Fig. 139. — Gouttière de Bonnet avec collier Sayre pour l'extension continue.

Depuis plusieurs années, nous appliquons plus généralement **notre gouttière nouveau modèle à cadre de bois** (fig. 140), qui offre tous les avantages de la gouttière de Bonnet et qui en évite certains inconvénients. Nous avons créé ce nouveau modèle pour obvier à la flexibilité de la gouttière de Bonnet et déterminer une fixation plus parfaite du bouchon anal, de façon à faire reposer le malade sur un plan absolu. La disposition générale reste d'ailleurs la même que celle du précédent appareil : un coussin en crin animal, très serré, remplit le cadre de bois ; ce coussin est amovible pour faciliter son nettoyage ; il se fixe en effet par des boutons de pression autour du trou anal. Le bouchon à base rigide, garni très serré avec du crin, remplit l'orifice et reste maintenu au niveau du coussin par deux taquets, de telle sorte que nous avons ainsi un **plan très résistant sans solution de continuité**. Un récipient (fig. 140 *bis*), de même dimension et de même forme que le bouchon, sert à l'évacua-

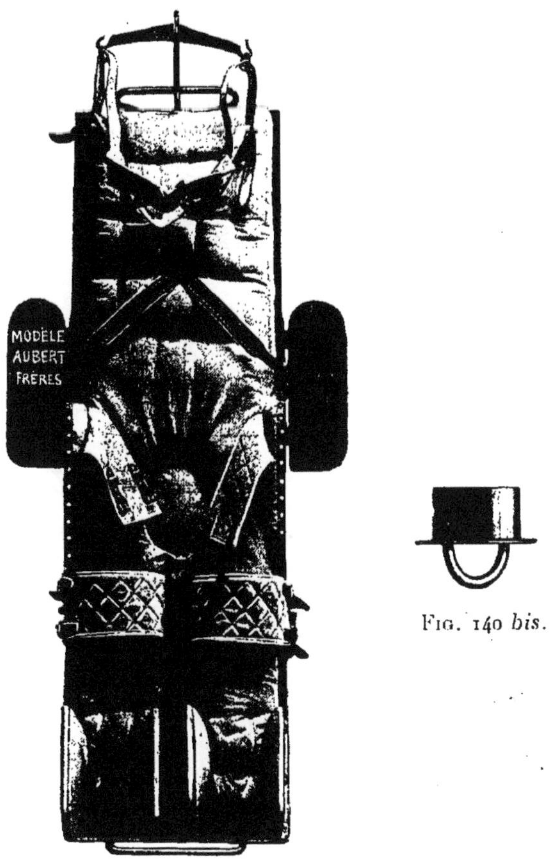

Fig. 140 *bis*.

Fig. 140. — Gouttière de Bonnet modifiée.
Mod. Aubert frères (déposé).

tion, en évitant par sa disposition la souillure du matelas. Enfin, deux accoudoirs amovibles complètent la gouttière et apportent au malade une commodité très appréciée.

Comme pour la gouttière de Bonnet, nous pouvons

adapter à notre gouttière nouveau modèle un collier Sayre et des épaulières pour l'extension continue.

Le grand avantage de cet appareil est d'éviter le plus possible le tassement au niveau de la gibbosité et l'affaissement de la partie pelvienne; enfin, elle se

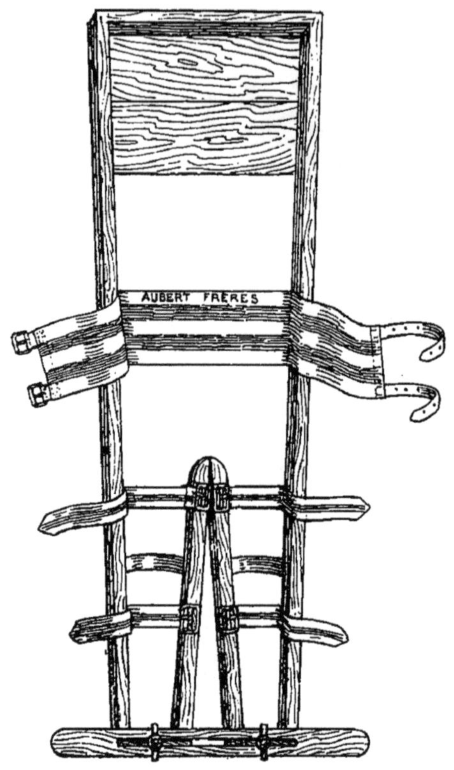

Fig. 141. — Cadre de Phelps.

nettoie très facilement, grâce au coussin amovible : c'est donc en même temps la gouttière la plus confortable et la plus hygiénique.

Pour la clientèle hospitalière, nous faisons le **cadre-gouttière imité de Phelps** (fig. 141) : c'est un cadre en bois portant des sangles disposées pour soutenir le malade, lorsque celui-ci doit être soulevé pour des besoins de propreté. C'est un appareil de préhension : il faut donc, pour s'en servir, poser ce cadre sur un matelas serré reposant lui-même sur une planche.

Certains médecins préfèrent à la gouttière le **lit moulé**

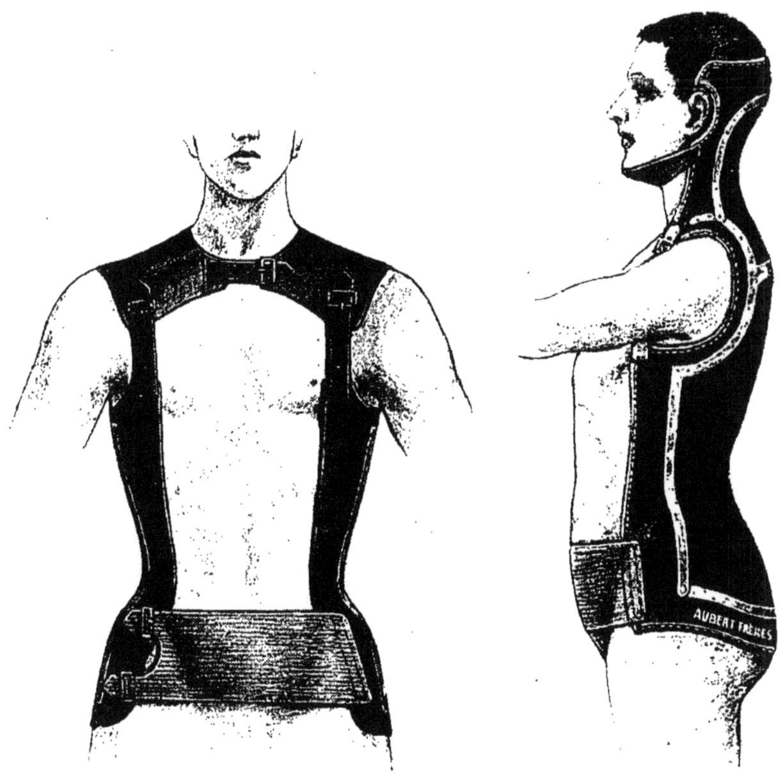

Fig. 142. — Lit moulé pour mal de Pott inférieur jusqu'à la région dorsale-moyenne.

Fig. 143.— Lit moulé pour mal de Pott au-dessus de la région dorsale-moyenne.

(fig. 142 et 143). Nous faisons deux modèles, suivant que la lésion siège au-dessous ou au-dessus de la région dorsale-moyenne. Ces appareils sont en celluloïde armé de nervures acier trempé et faits sur moulage pris en décubitus ventral de façon à amener un peu d'hypercorrection vertébrale. Pour bien fixer le bassin, nous mettons en valeur les crêtes iliaques et, afin d'éviter les eschares, nous chargeons légèrement le moulage sur toute la ligne des apophyses épineuses, de façon à reporter les pressions sur les muscles des gouttières vertébrales.

Jusqu'à la région dorsale-moyenne, nous appliquons le lit moulé du modèle 142 : une sangle abdominale et trois courroies supérieures fixent l'appareil. Au-dessus de la région dorsale-moyenne, le lit moulé remonte jusqu'à la nuque (fig. 143) : une mentonnière en cuir assujettit la tête.

Appareils employés pendant la convalescence.

Pendant la période de convalescence du mal de Pott, on emploie des corsets amovibles que nous présenterons successivement selon la région intéressée en commençant par le haut.

Mal de Pott sous-occipital. — Nous recommandons pour ce cas le **collier rigide** cuir ou cellulo moulé armé de nervures en acier trempé (fig. 137).

Cet appareil, que nous faisons sur un moulage très précis, a pour but d'immobiliser la tête en bonne position : il prend en haut un point d'appui occipito-maxillaire très bien réparti ; en bas, il repose sur la ceinture scapulaire, à laquelle on peut ajouter deux sous-bras pour résister aux mouvements de latéralité ; enfin, un plastron sternal forme la contre-pression à la flexion céphalique.

Quand l'affection est compliquée d'une attitude vicieuse, il est alors préférable de recourir au **collier du Dr Ducroquet** (fig. 138), dont la partie céphalique est séparée du reste de l'appareil par trois tiges (une postérieure et deux antérieures) à coulisses verticales et horizontales, qui permettent de régler la position de la tête au fur et à mesure que la correction s'effectue. Comme nous l'avons déjà dit, cet appareil exécute des mouvements conformes à ceux de la tête, en permettant de suivre les déplacements inhérents aux différents mouve-

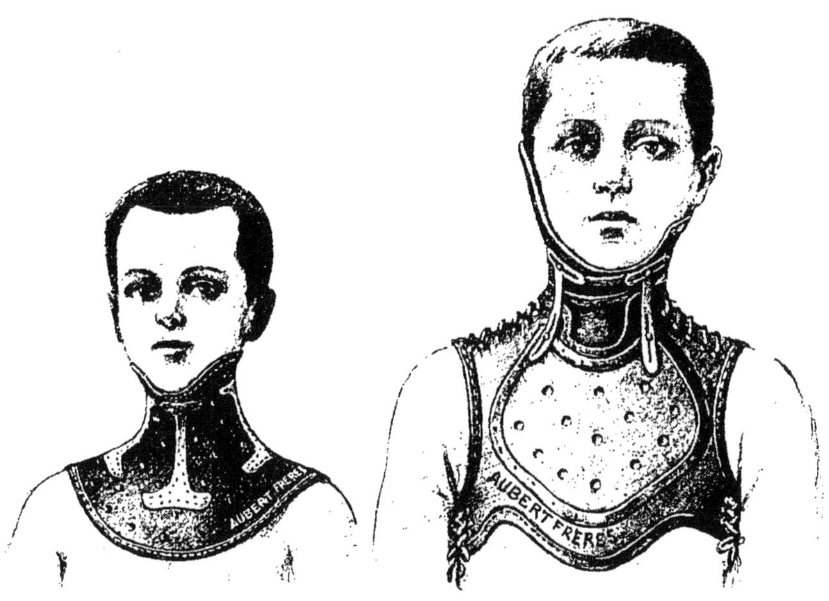

Fig. 137. — Collier rigide moulé. Fig. 138. — Collier du Dr Ducroquet.

ments dont les centres physiologiques s'opposent à la superposition des centres mécaniques.

Faisons remarquer que, dans ce collier, la partie inférieure est constituée par un corset thoracique qui assure la fixité, nécessitée par les contre-pressions résultant de la correction.

Mal de Pott cervical et dorsal supérieur. — Pour le mal de Pott cervical et dorsal supérieur, nous appliquons différents appareils à extension, à pression ou d'immobilisation.

Comme appareils d'extension, citons d'abord le **corset tuteur à soutien céphalique élastique du Dr Nové-**

Josserand. Cet appareil (fig. 144) se compose d'une ceinture pelvienne moulée, d'une partie dorsale également moulée, de montants axillaires avec béquillons et d'une cravate occipito-maxillaire. Celle-ci est suspendue à

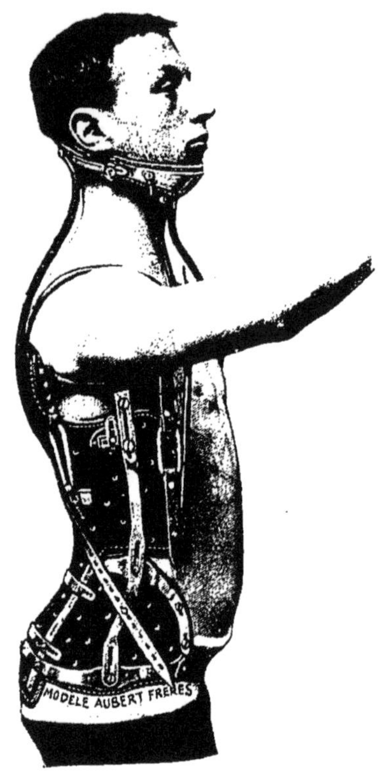

Fig. 144. — Corset tuteur à suspension céphalique élastique du Dr Nové-Josserand. Mod. Aubert frères (déposé).

l'aide de quatre tiges en acier rond, fixées aux béquillons par quatre anneaux caoutchouc.

Le but de ce corset est d'obtenir une décharge de la région cervicale et dorsale supérieure et de s'opposer à la fermeture de l'angle pottique en luttant contre l'ulcération de pression et en soutenant le dos dans un plan antéro-postérieur. Pour cela, il importe que les points d'appui pelviens et céphaliques soient très exacts, que par conséquent la ceinture soit bien modelée.

Cet appareil a été présenté à la Société de Chirurgie de Lyon le 18 février 1909 par M. le Dr Nové-Josserand qui s'exprime ainsi : « Cet appareil réalise donc dans de très bonnes conditions l'immobilisation de la colonne vertébrale et la décharge des corps vertébraux. Il convient surtout dans le mal de Pott à la période de convalescence, mais on peut l'utiliser aussi dans les arthrites cervicales rhumatismales ou tuberculeuses et dans toutes les variétés de torticolis. Il a sur les appareils rigides un triple avantage : d'abord, il laisse à la tête une certaine mobilité qui le rend beaucoup moins gênant et permet mieux la mastication, la marche, etc. ; en second lieu, il dégage presque complètement le thorax et laisse persister par conséquent la respiration costale ; enfin, il est facilement réglable et peut par suite être porté pendant un temps assez long en assurant toujours le maximum de correction[1]. »

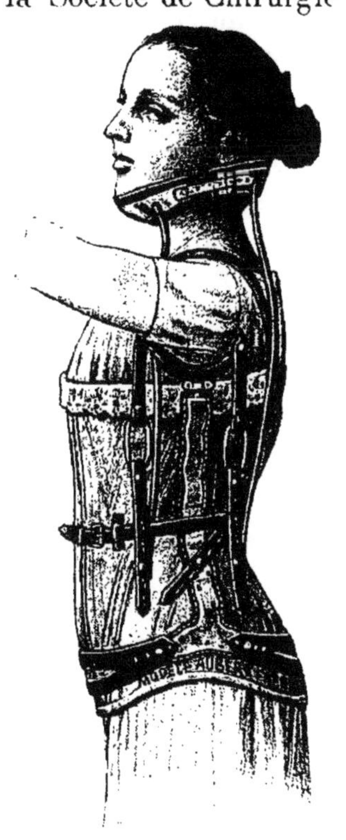

Fig. 135. — Corset de maintien à suspension céphalique élastique du Dr Nové-Josserand. Mod. Aubert frères (déposé).

Le **corset de maintien à suspension céphalique élastique du Dr Nové-Josserand** (fig. 135) ressemble au pré-

[1] Extrait du *Lyon Chirurgical* du 1er avril 1909 : *présentation faite à la Société de Chirurgie de Lyon, le 18 février 1909, par le Dr Nové-Josserand.*

cèdent, mais le collier, au lieu de s'adapter à une partie moulée, se monte sur un corset de maintien, c'est-à-dire sur un corset d'étoffe, bien baleiné, avec montants latéraux et béquillons. Cet appareil agit donc toujours par extension, mais la partie dorsale est moins soutenue dans le plan antéro-postérieur. On place souvent ce corset à la suite du précédent, les montants latéraux prévenant la scoliose toujours possible après le mal de Pott.

Enfin, quand on atteint la guérison définitive, on peut

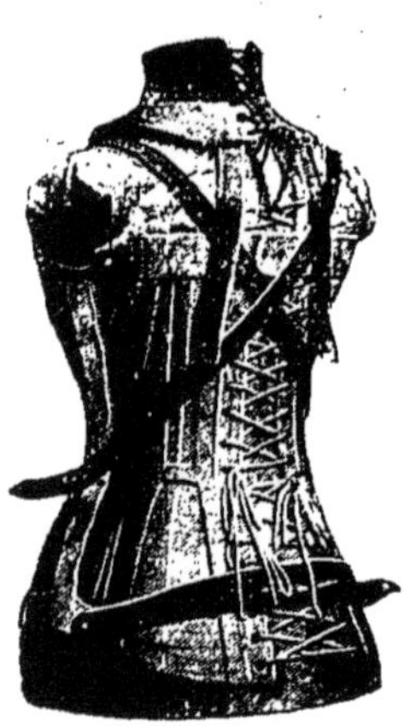

Fig. 145. — Corset de maintien avec collerette à guimpe.

remplacer la cravate occipito-maxillaire et le dispositif d'extension par une **collerette à guimpe**. La figure 145 montre cette collerette sur un corset de maintien : c'est une charpente très légère de celluloïde entourant le cou et reposant sur les épaules. Extérieurement le col est revêtu de velours et intérieurement de satin ; deux tracteurs postérieurs relient la collerette au corset. Ce collier lutte contre la flexion de la tête, tandis que les montants latéraux arrêtent la scoliose.

Comme appareils de pression, nous avons le **corset tuteur avec plaque dorsale** (fig. 146) qu'on peut appliquer pour tout mal de Pott, qu'il soit lombaire, dorsal-moyen ou dorsal-supérieur.

Cet appareil comprend une ceinture pelvienne, deux montants latéraux avec béquillons, une traverse scapulaire et une tige dorsale à pelote de pression. Devant, une ceinture élastique assez résistante complète l'appareil.

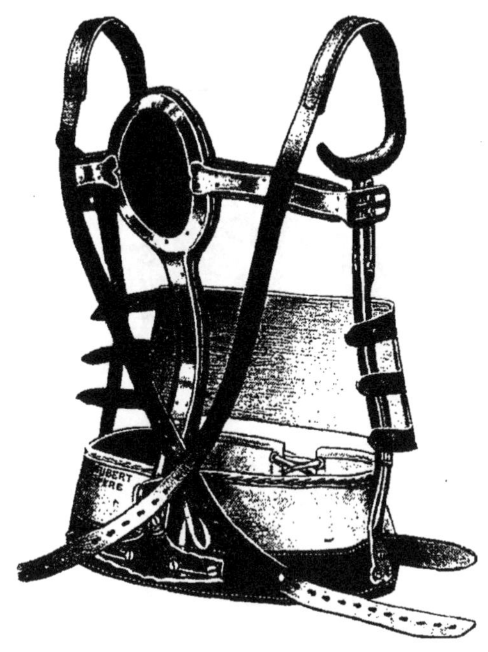

Fig. 146. — Corset tuteur à plaque de pression dorsale supérieure.

Ce corset agissant par pression, il importe que la pelote dorsale appuie surtout sur la moitié inférieure de la gibbosité, afin d'ouvrir l'angle pottique. La ceinture pelvienne doit être ajustée avec soin, pour résister à la contre-pression de la gibbosité dans un plan antéro-postérieur.

Enfin, comme appareil d'immobilisation, nous présenterons le **corset du Dr Calot, à collier céphalique rigide** : il comprend une partie moulée cuir ou cellulo enveloppant tout le tronc et une cravate occipito-maxillaire également moulée. Le cuir ou le celluloïde sont renforcés par des nervures acier trempé comme le montre la figure 147. La cravate occipito-maxillaire est reliée au corset par trois tiges rigides (une postérieure et deux

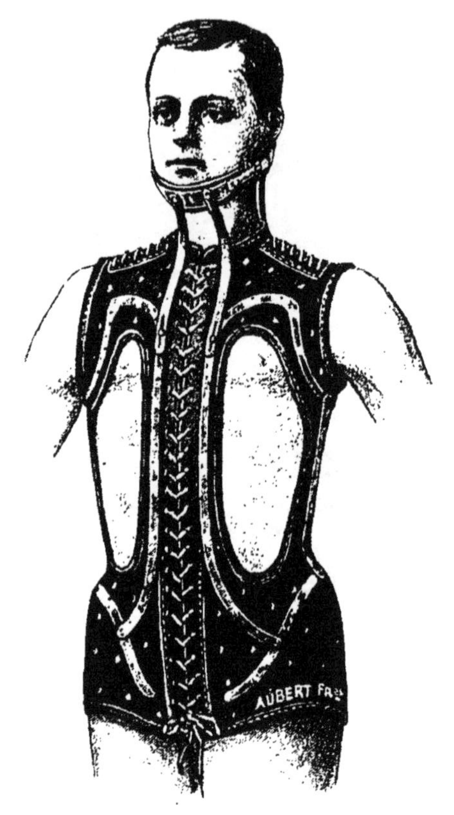

FIG. 147. — Corset du Dr Calot à collier rigide pour mal de Pott cervical ou dorsal-supérieur.

antérieures) qui assurent la fixité de la tête. Ce corset agit par immobilisation, jointe à une extension ; mais cette extension n'est pas élastique.

Mal de Pott dorsal-moyen, dorsal-inférieur et lombaire. — Pour ces cas, les médecins ne font généralement pas usage du maintien de la tête ; les appareils agissent alors par pression.

Citons d'abord le **corset moulé du Dr Gangolphe**, en cuir ou celluloïde, armé de nervures acier trempé. Cet appareil (fig. 148) embrasse tout le tronc, la ceinture

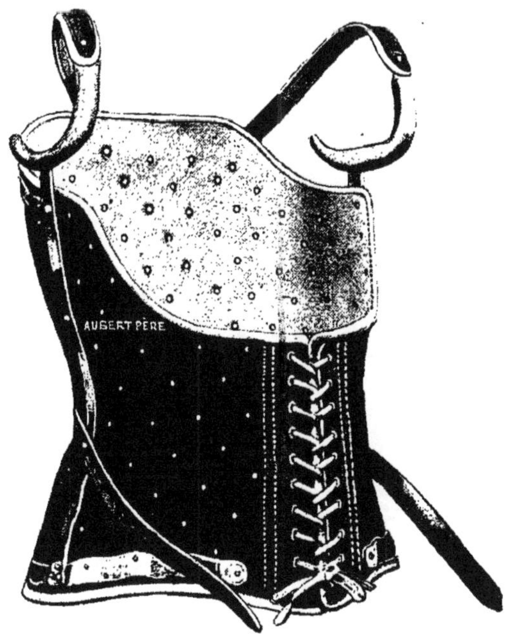

Fig. 148. — Corset du Dr Gangolphe pour mal de Pott dorsal-moyen et lombaire.

pelvienne étant parfaitement adaptée avec large fenétration antérieure et les épaules ramenées en arrière par deux bretelles ; des béquillons sous-axillaires à rallonges peuvent se déplacer dans un plan antéro-postérieur grâce à un dispositif spécial : on peut ainsi régler la compression antérieure.

Le **corset du Dr Calot** en cuir ou celluloïde moulé, armé de nervures acier trempé est aussi recommandé. Cet appareil (fig. 149) n'a pas de béquillons sous-axillaires : il épouse le bassin avec précision et le point d'appui est pris en haut sur le sternum et sur la partie externe des clavicules. Devant, il est largement ouvert. Si l'on veut augmenter la pression sur la gibbosité, nous

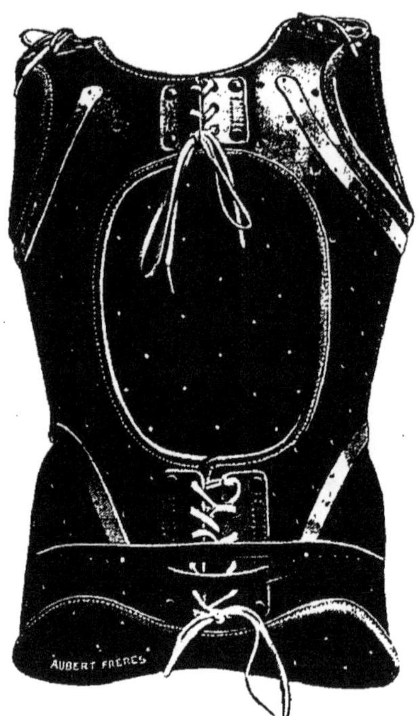

Fig. 149. — Corset du Dr Calot pour mal de Pitt dorsal-moyen et lombaire.

aisons à ce niveau, suivant la manière de l'auteur, un volet dorsal, grâce auquel on peut, à l'aide de l'ouate, doser en quelque sorte la butée contre la gibbosité. Nous ne faisons ce volet que lorsqu'il nous est prescrit spécialement, car il détermine des contre-pressions qui rendent le port de l'appareil un peu plus pénible. Donc à défaut de cette recommandation, nous livrerons toujours le corset Calot sans le volet.

Nous présenterons aussi (fig. 150 et 151) **deux cor-**

sets façon du Dr Ducroquet, en cuir ou cellulo moulé, toujours armé de **nervures acier trempé**.

Le premier (fig. 150) est applicable pour le mal de

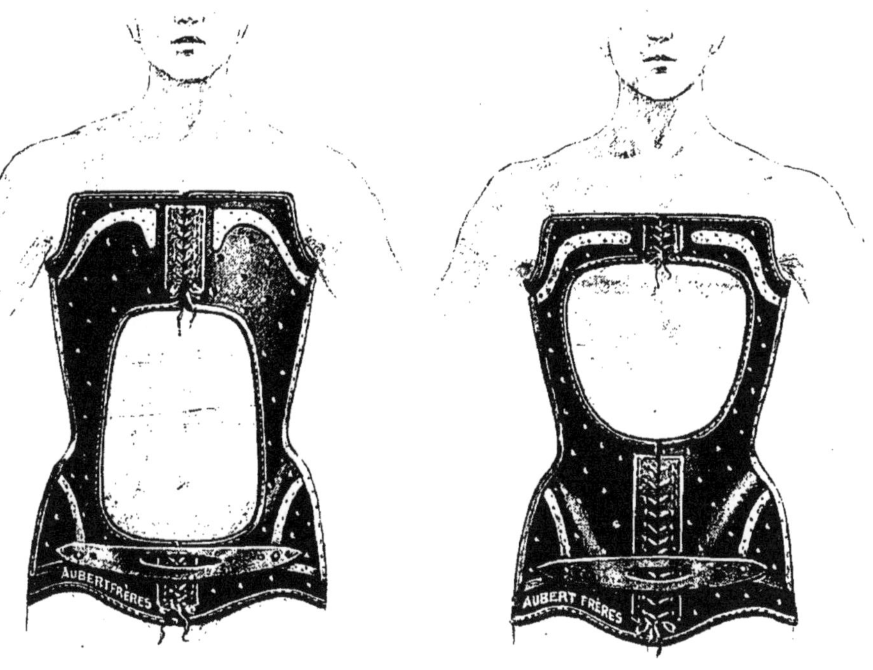

Fig. 150. — Corset du Dr Ducroquet pour mal de Pott lombaire.

Fig. 151. — Corset du Dr Ducroquet pour mal de Pott dorsal-moyen.

Pott lombaire ; on remarquera qu'il y a une large fenétration abdominale tandis que tout le thorax est englobé, afin de prendre appui sur le sternum. Le but de cette disposition est de favoriser la lordose lombaire et par suite une décompression des vertèbres atteintes.

Le deuxième modèle (fig. 151) ressemble au précédent, mais la fenétration est thoracique et l'abdomen se trouve comprimé : nous le recommandons donc pour le mal de Pott dorsal-moyen, car la compression de l'abdomen diminue la lordose, qui à ce niveau est compressive des vertèbres malades.

D'ailleurs, pour saisir à première vue le rôle de la courbure lombaire, nous n'avons qu'à jeter un coup d'œil sur les figures ci-dessous empruntées au *traité de Thérapeutique orthopédique* du Dr Ducroquet.

Dans tous ces shémas (fig. 152), on remarque une

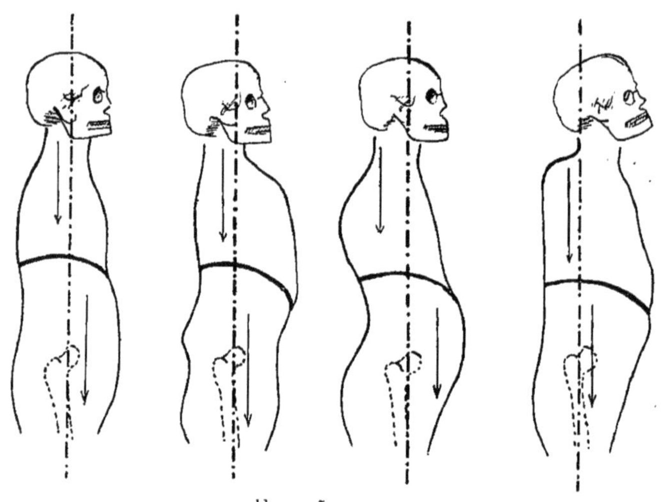

Fig. 152.

différenciation statique faite entre l'unité thoraco-céphalique et l'unité abdominale ; or, il est évident que la résultante des deux centres de gravité des unités précitées doit passer par le centre cotyloïdien, sauf quoi il n'y aurait pas équilibre du bassin et celui-ci serait alors entraîné en avant ou en arrière. Il en résulte donc que tout déplacement d'un des deux centres de gravité amènera un déplacement compensateur de l'autre pour le maintien de la résultante.

Le mal de Pott lombaire provoque d'abord un rapprochement du centre abdominal vers la résultante et secondairement un déplacement en sens contraire du centre thoraco-céphalique.

Pareil fait se produit dans le mal de Pott dorso-cervical, mais ici le déplacement a lieu initialement dans l'unité sus-diaphragmatique.

Enfin, dans le mal de Pott dorsal-moyen, la gibbo-

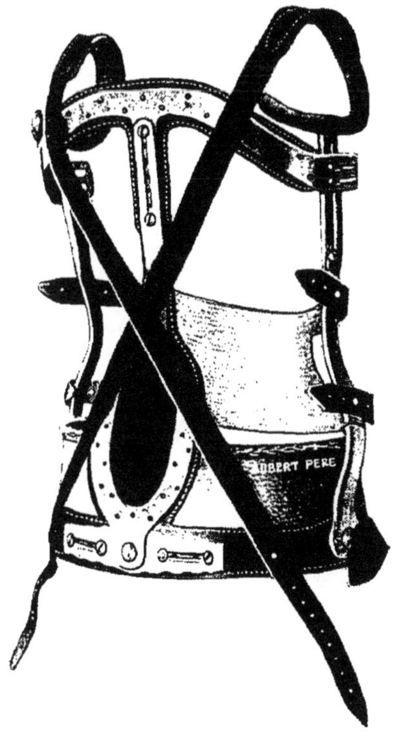

Fig. 153. — Corset tuteur à plaque de pression lombaire.

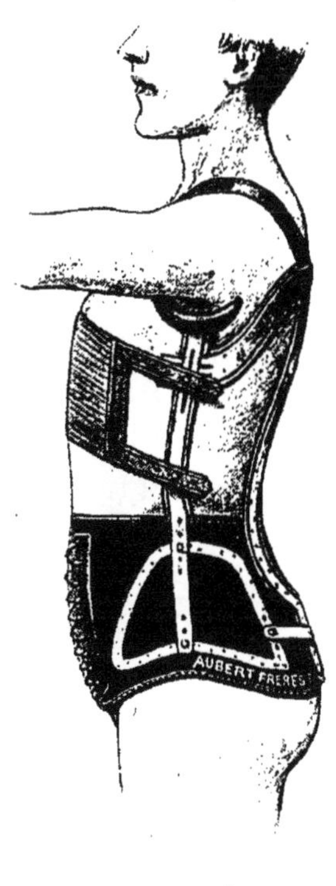

Fig. 154. — Corset tuteur avec ceinture moulée pour mal de Pott lombaire.

sité appelle le centre de gravité supérieur en arrière, ce qui amènera une lordose compensatrice.

Pour le mal de Pott dorso-cervical, le corset devra prendre la tête pour la reporter en arrière et avoir une fenétration abdominale afin d'augmenter l'ensellure.

Nous présenterons maintenant le **corset tuteur à plaque dorsale** (fig. 153) : c'est le même que celui décrit pour le mal de Pott cervical et dorsal-supérieur, mais la plaque dorsale est au lieu d'élection. Là encore, il importe, comme d'ailleurs dans tous les corsets, que la ceinture pelvienne soit bien adaptée pour répondre aux contre-pressions provoquées par la plaque dorsale.

Nous avons encore le **corset tuteur monté sur ceinture moulée** pour mal de Pott dorsal-inférieur et lombaire. Ce corset (fig. 154) ressemble au précédent, mais la ceinture pelvienne et la plaque de pression étant moulées réalisent mieux la contention. On recommandera donc cet appareil pour les formes graves.

Pour les formes bénignes et lorsque l'on arrive à la

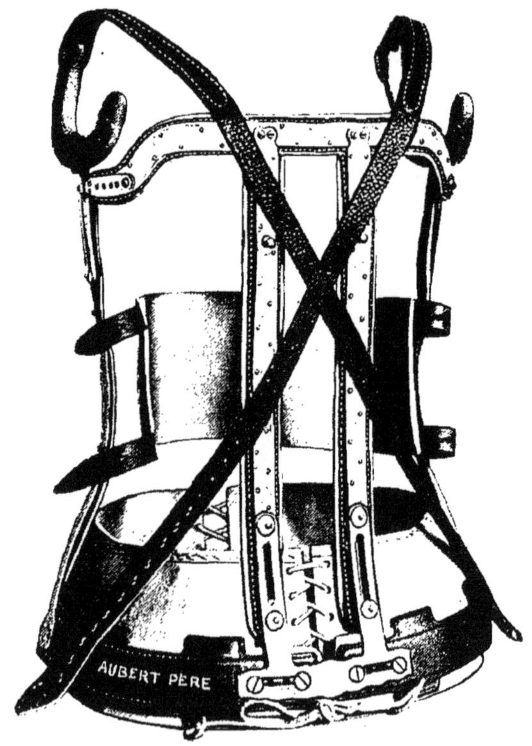

Fig. 155. — Corset tuteur à double tige dorsale.

guérison complète, nous appliquons alors différents genres de corsets qui, tout en maintenant la colonne vertébrale, sont plus légers et par suite plus agréables à porter.

Citons d'abord le **corset tuteur à montants dorsaux** (fig. 155) : ces montants dorsaux remplacent la plaque

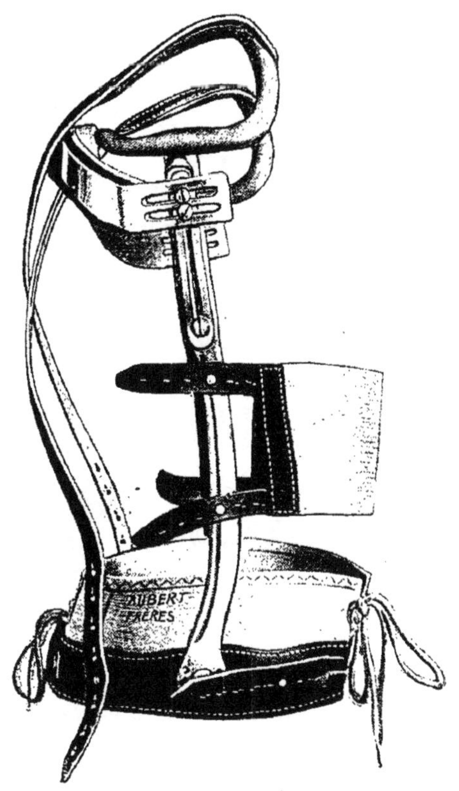

FIG. 156. — Corset tuteur simple.

de pression et s'appliquent sur les muscles des gouttières vertébrales.

Quant au modèle représenté (fig. 156), les attelles postérieures ont été supprimées : ce corset n'agit alors que par l'intermédiaire des béquillons axillaires, qui donnent au tronc une bonne attitude et évitent ainsi l'affaissement. Enfin, nous appliquons encore *à la période de guérison du mal de Pott* le **corset de maintien avec montants dorsaux** et le **corset Hessing**.

Le premier (fig. 157) est un corset étoffe bien baleiné, avec montants latéraux et dorsaux et béquillons sous-axillaires ; les montants dorsaux forment un plan de réclination contre lequel s'appuie la colonne vertébrale,

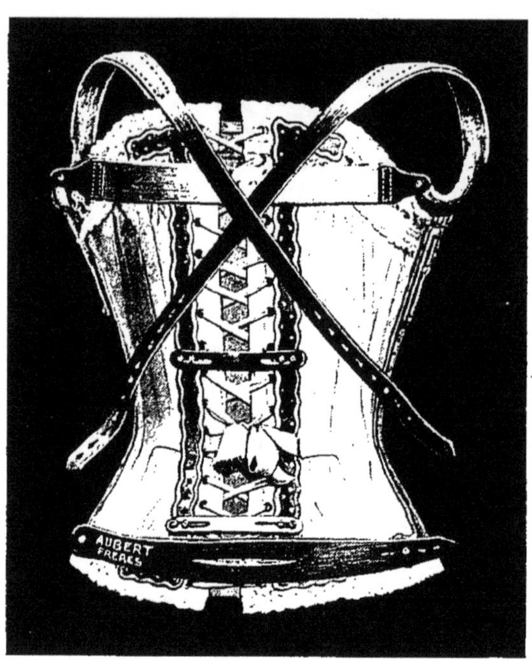

Fig. 157. — Corset de maintien avec montants latéraux et dorsaux.

tandis que les montants latéraux combattent la scoliose, toujours à redouter. Il demande une adaptation exacte de la partie étoffe et une conformation minutieuse des attelles qui sont en acier trempé.

Le **corset Hessing** (fig. 158) remplit le même but, mais sa confection très spéciale mérite d'être remarquée : c'est un corset d'étoffe, parfaitement adapté, qui, par sa coupe pelvienne, met en valeur le dôme des hanches ;

dans cette partie étoffe est dissimulée une série d'attelles dont la disposition constitue l'originalité de l'appareil. La base de l'armature consiste en deux tiges assez

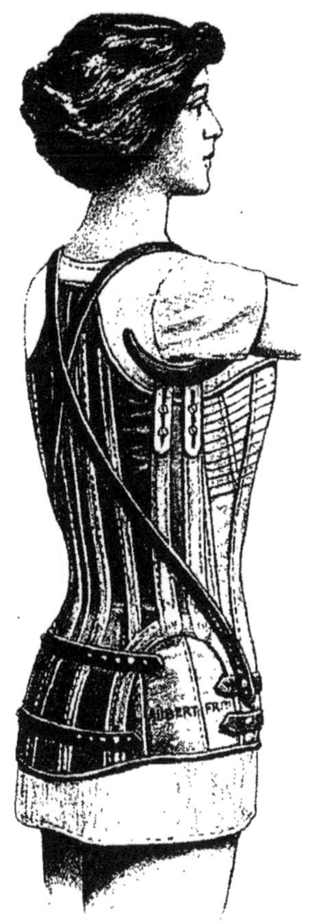

FIG. 158. — Corset Hessing.

fortes et arrondies en dessous; ces tiges suivent les crêtes iliaques, de l'épine iliaque antéro-supérieure jusqu'à l'épine iliaque postéro-supérieure ; là elles s'infléchissent verticalement pour s'appuyer sur le sacrum. Réunies en avant par une courroie, ces tiges déterminent ainsi une ceinture qui est comme assise sur les hanches. Elles reçoivent deux attelles dorsales remontant très haut, deux attelles latérales, recevant deux béquilles sous-axillaires, qui, fortement obliquées antérieurement vers l'axe du corps, réclinent les épaules en arrière. Ce corset est assez délicat à confectionner, mais, bien adapté, il donne d'excellents résultats.

Mesures pour confectionner :

1° **Une gouttière ou un cadre** : *Donner la longueur totale du malade, la hauteur du sol au périnée, la hauteur du sol aux aisselles, enfin, le tour du bassin (dire si le mal est cervical ou dorsal-supérieur ; faut-il ajouter le collier Sayre pour l'extension continue ?) ;*

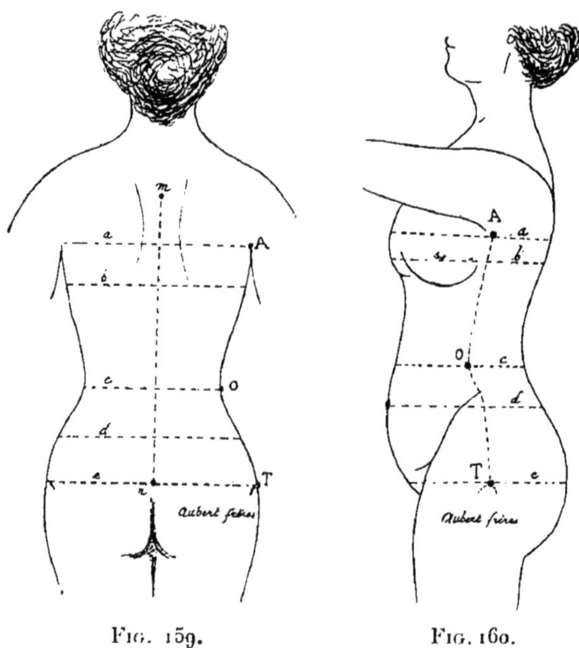

FIG. 159. FIG. 160.

2° **Un lit moulé** : *Nous envoyer le moulage exact du tronc, y compris la région occipito-maxillaire, si le mal est cervical ;*

3° **Un collier rigide ou Ducroquet** : *Envoyer le moulage.*

4° **Un corset tuteur à soutien élastique de la tête (modèle du Dr Nové-Josserand)** : *Nous donner un moulage très exact du tronc, de la région occipito-maxillaire au pli fessier ;*

5° **Les corsets moulés des Drs Gangolphe, Calot, Ducroquet** : *Fournir le moulage ;*

6° **Les corsets de maintien à suspension élastique ou sans suspension de la tête, les corsets tuteurs, le corset Hessing** : *Nous envoyer en plus du moulage complet du tronc les circonférences* a, b, c, d, e *des schémas (fig. 159 et 160) et les hauteurs* mn *et* AOT, *en suivant les contours de la personne (ces mesures devront avoir été prises à nu, debout et sans serrage).*

Pour les corsets de maintien et le corset Hessing, un essayage fait par nous-mêmes est indispensable.

Nota. — *Afin de faciliter l'exécution des moulages nécessaires à la confection de nos appareils, nous envoyons exclusivement aux médecins nos bandes plâtrées, qui offrent l'avantage d'une dessiccation rapide et d'un modelage parfait.*

Enfin, lorsque le médecin traitant préfère nous laisser le soin des mensurations, **nous nous déplaçons** *aux plus justes conditions.*

LA SCOLIOSE

La confection d'un corset pour scoliose constitue une des plus grandes difficultés pour le mécanicien-orthopédiste ; cette difficulté provient des multiples directions de pressions que l'appareil doit exercer et des contre-pressions variées qui en résultent. Or, le bassin est la seule région du tronc pouvant offrir tous les points de fixation nécessaires à l'application des forces qu'impose le redressement. Les points de support, de contre-ascension, de contre-rotation et de contre-latéralité doivent tous être pris sur la région pelvienne : celle-ci réunit d'ailleurs, par ses dispositions anatomiques et son rôle physiologique, toutes les conditions nécessaires à leur réalisation.

Mais, pour atteindre ce but, il est indispensable que la ceinture de l'appareil s'adapte d'une façon absolument précise, et dans un grand nombre de corsets, **c'est l'insuffisance du maintien pelvien qui les rend inutiles.**

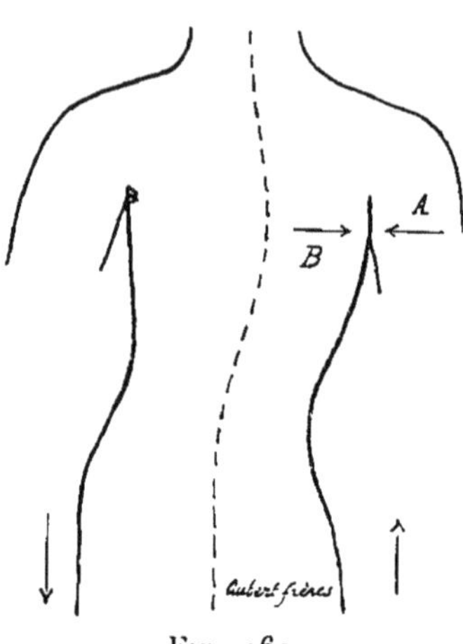

Fig. 161.

Nous rappellerons brièvement que les crêtes iliaques servent de points de support et de contre-rotation, les ischions ceux de contre-ascension.

Quant à la contre-latéralité, nous la réalisons de diverses manières : examinons par exemple le cas d'une déviation à convexité dorsale supérieure droite (fig. 161). Nous devons déterminer une pression dans le sens de la flèche A, mais le malade réagit dans le sens de la flèche B, entraînant le corset. Celui-ci, ne pouvant subir de translation frontale, cherchera à osciller en élevant la ceinture du côté opposé à la déviation ; il faudra donc neutraliser cet effet par une traction à gauche ou une pression à droite. La traction gauche sera faite soit par une jarretelle soit par un sous-cuisse, la pression droite par un capuchon trochantérien.

C'est principalement dans les formes graves qu'on devra tenir compte de toutes les observations énumérées ci-dessus.

Le corset peut agir par pression ou par extension. L'extension semble *a priori* la meilleure manière en se passant de l'intermédiaire fragile des côtes pour agir directement sur les vertèbres ; mais, pratiquement, l'extension comporte l'inconvénient d'être pénible et inesthétique ; elle exige, en effet, que l'appareil remonte jusqu'à la tête d'une part, en s'appuyant vigoureusement sur le bassin ; d'autre part, les deux extrémités du rachis étant ainsi maintenues, leur distension réalise l'extension. Mais nous comprenons immédiatement que les crêtes iliaques, l'occiput et le maxillaire inférieur auront à subir des pressions pénibles. Enfin, l'extension ne tient pas compte d'un élément important dans toute déviation, la rotation des vertèbres.

C'est pourquoi nous recourons principalement aux appareils agissant par pression. Nous commencerons par les formes bénignes pour suivre la progression.

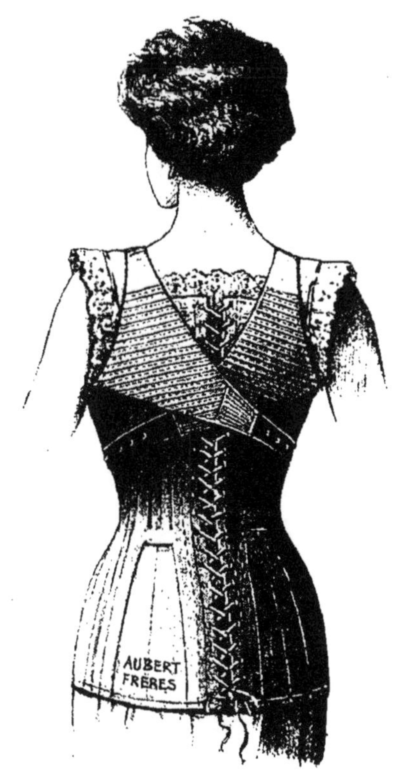

FIG. 162. — Corset d'attitude.

Nous présenterons d'abord le **corset d'attitude** (fig. 162) que la plupart des fillettes de dix à quatorze ans devraient porter comme mesure préventive, car elles sont à cet âge toutes plus ou moins exposées à la scoliose par leur formation et la fréquentation scolaire. Comme on le voit par la figure, ce corset est en coutil et de coupe spéciale, prenant un bon point d'appui sur le bassin, tandis qu'il est large à partir de l'épigastre afin de permettre à la poitrine de se développer librement. Enfin, des baleines en acier maintiennent toute la région dorsale.

Pour la scoliose prise au début, nous appliquons le **corset de maintien** (fig. 163), dont la partie étoffe est identique au corset d'attitude. Il a en plus deux montants latéraux avec béquillons à pivot. Ces montants latéraux

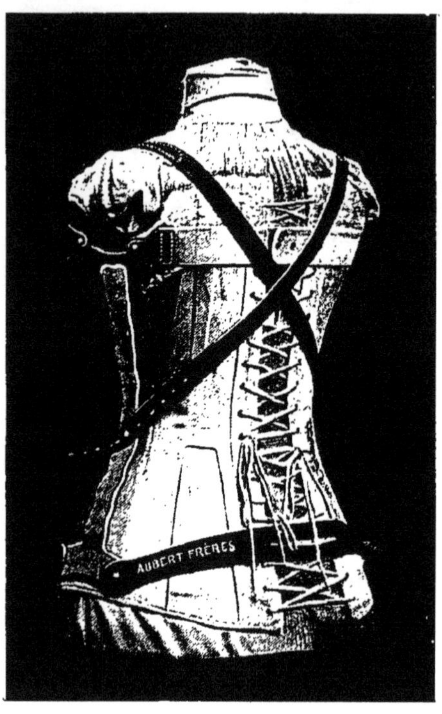

Fig. 163. — Corset de maintien.

sont en acier trempé et symétriques : ils s'appuient fidèlement sur les fosses iliaques, contournent les crêtes iliaques pour éviter les localisations de pression ; ils doivent être moins cintrés que le côté vers lequel se porte le thorax, afin d'opérer la réduction et, par suite, la symétrie. Les béquillons étant à pivot suivent les mouvements de la personne : ils sont donc très bien supportés. A la partie antérieure des béquillons viennent se fixer des bretelles qui se croisent en X en arrière ;

tandis qu'à la partie postérieure de ces mêmes béquillons se fixent deux tirettes élastiques, qui déterminent une légère pression sur les omoplates. Enfin, deux courroies pelviennes, l'une antérieure, l'autre postérieure, assurent la fixité du bassin.

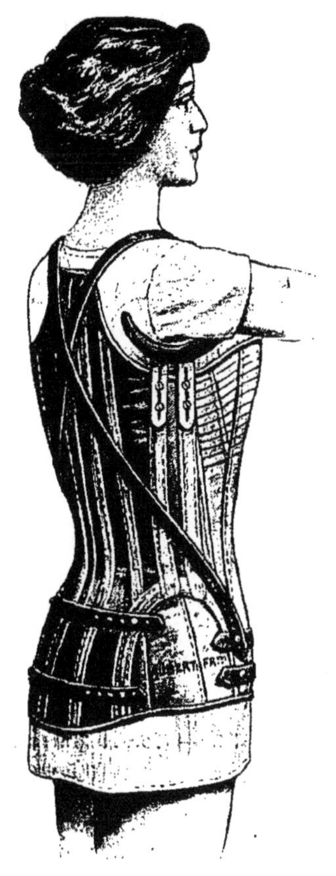

FIG. 158. — Corset Hessing.

Le **corset Hessing** (fig. 158) s'applique également pour les scolioses de formes légères : il comprend encore une partie étoffe bien adaptée, mais d'une coupe différente mettant en évidence le dôme des hanches. Les attelles métalliques, qui sont dissimulées dans ce corset présentent une disposition assez originale : elles comprennent deux pièces contournant les crêtes iliaques, de l'épine iliaque antéro-supérieure à l'épine iliaque postéro-supérieure ; à ce niveau, elles reprennent la direction verticale pour s'appuyer sur la région sacrée. Deux attelles dorsales assujetties sur les précédentes et quatre ressorts latéraux supportant les béquillons, complètent l'armature de l'appareil : cette carapace métallique souple soutient la partie étoffe et permet donc de faire très bien le redressement. Ce corset, très délicat dans sa construction, exige beaucoup de soins, mais bien appliqué, il donne d'excellents résultats.

Le **corset Martin** (fig. 164) s'applique pour les déviations à une ou deux courbures *d'un caractère plus sérieux* que précédemment. Il se compose d'une ceinture pelvienne en acier trempé, toujours bien adaptée, d'une plaque dorsale avec béquillons et bretelles et de palettes latérales. Ces palettes, en acier battu, sont très minces à leur extrémité antérieure afin de se prêter à l'ampliation thoracique, elles ne gênent donc pas la respiration costale, grâce à leur souplesse. S'il n'y a qu'une cour-

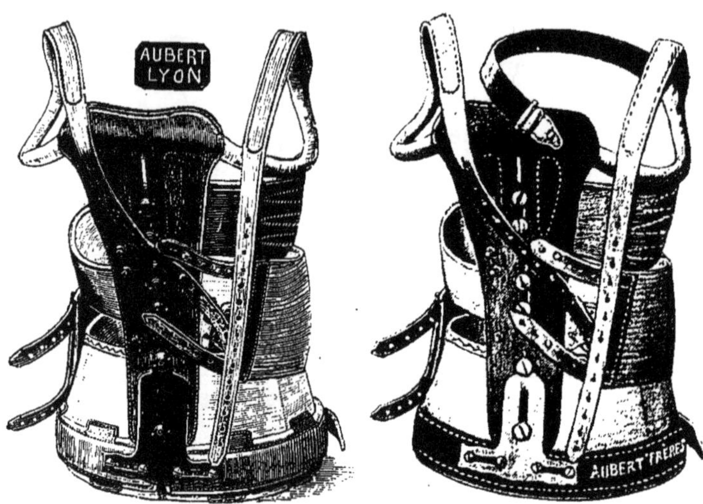

Fig. 164. — Corset Martin.

Fig. 165. — Corset Martin avec tracteur cervical du Dr Nové-Josserand.

bure, une seule palette suffit ; ces palettes sont toujours placées vis-à-vis les sommets des courbures rachidiennes. Leur pression est d'ailleurs réglable grâce à un jeu de coulisses. Enfin, des béquillons empêchent l'affaissement et une ceinture thoracique en fort tissu élastique lutte contre la lordose.

Ce corset, qu'on appelle vulgairement corset de fer, rend beaucoup de services au point de vue thérapeutique et ne gêne en rien le développement de l'enfant, lorsqu'il est bien appliqué.

Quand, par suite d'une courbure cervicale de compensation, la tête se trouve entraînée, nous ajouterons au corset précédent le **tracteur cervical élastique du Dr Nové-Josserand.** Ce tracteur (fig. 165) est en gomme pure ; il rappelle la tête d'une façon souple et continue ; son action est très efficace.

On peut encore augmenter la pression de la palette

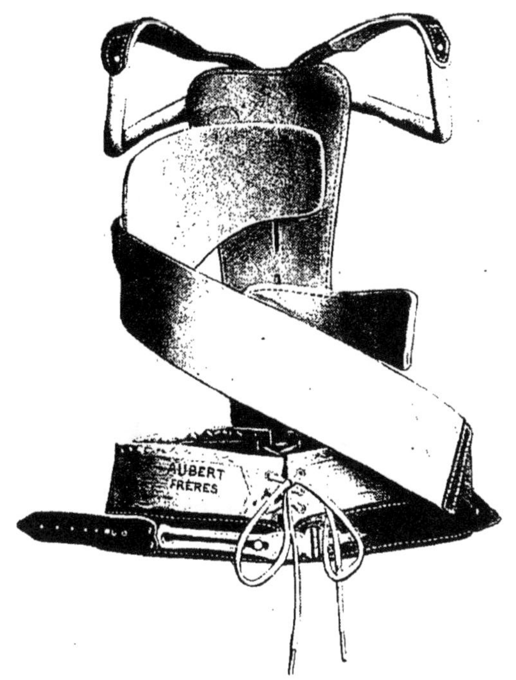

Fig. 166. — Corset Martin avec tracteur thoracique.

principale d'un corset Martin en y fixant à son extrémité antérieure **un large tracteur** qui a non seulement un rôle de renforçateur, mais qui favorise aussi la détorsion par son action antérieure sur le thorax du côté opposé à la déviation. On a ainsi l'appareil représenté ci-dessus (fig. 166).

S'il s'agit d'*une scoliose plus accusée* nous montons alors le **corset Martin sur une ceinture moulée** (fig. 167), car, nous l'avons déjà dit, lorsque la scoliose est grave la résistance du malade fait que la ceinture se trouve entraînée : elle ne se présente plus d'une façon horizontale ; le côté opposé au côté malade se relève, tandis que l'autre s'abaisse. La plaque dorsale montée sur cette

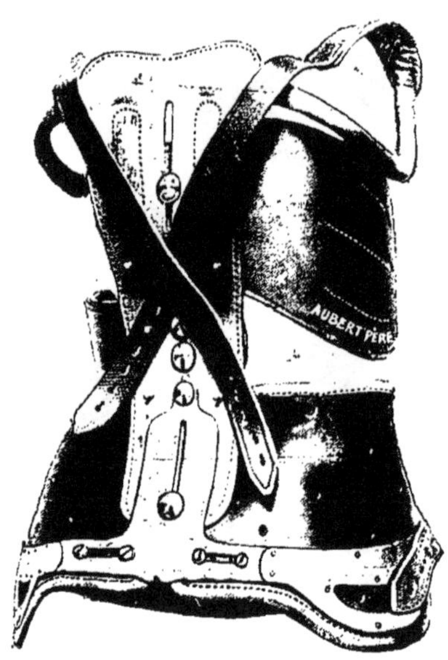

Fig. 167. — Corset Martin sur ceinture moulée.

ceinture se déplace donc à son tour et l'application du corset est moins parfaite.

Avec la ceinture moulée, au contraire, nous arrivons, grâce à une pression pelvienne énergique et bien répartie (par conséquent supportable), à lutter contre cet entraînement, rendant l'action des palettes bien plus efficace. Cette ceinture, en cuir moulé, englobe les crêtes iliaques jusqu'aux épines iliaques antéro-supérieures et une armature métallique renforce le cuir moulé.

Si l'on veut encore plus de contention de la région pelvienne, on remplace cette ceinture moulée ordinaire par la **ceinture moulée façon Hessing** (fig. 168), dont l'action est encore plus énergique par la disposition d'attelles métalliques sus-iliaques et sus-trochantériennes qui viennent prendre appui sur le sacrum.

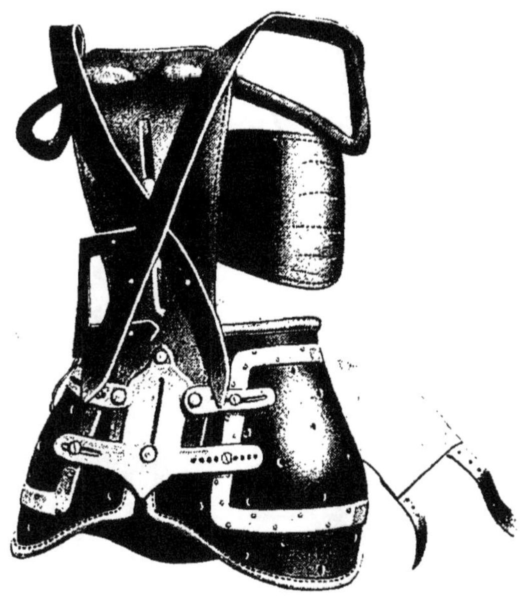

Fig. 168. — Corset Martin sur ceinture moulée façon Hessing.

Dans certaines formes graves de scoliose supérieure, on nous demande souvent le **corset de maintien à suspension céphalique élastique du Dr Nové-Josserand** (fig. 135). Ce modèle est notre corset de maintien, auquel nous avons adapté une cravate occipito-maxillaire qui maintient, grâce à un dispositif spécial, la tête en extension continue et cela d'une façon élastique. Cet appareil, très énergique au point de vue thérapeutique, est très bien supporté, même chez les personnes délicates, en évitant l'immobilité et en joignant la souplesse à l'extension rachidienne.

Pour les scolioses graves, nous appliquons plusieurs genres de corsets entièrement moulés cuir ou celluloïde.

Nous présenterons d'abord le **corset moulé du Dr Gangolphe** (fig. 169) en cuir ou cellulo armé de nervures en

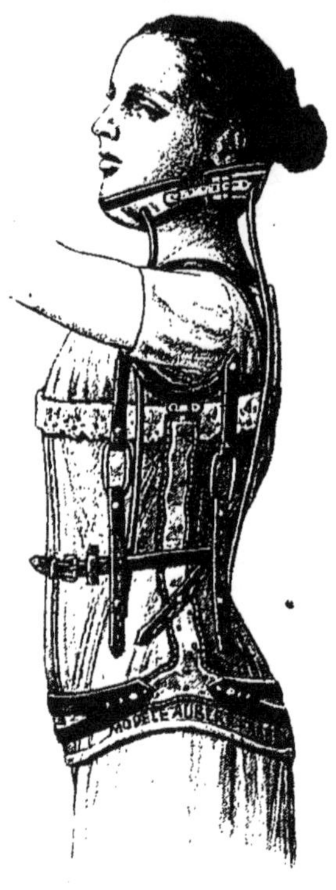

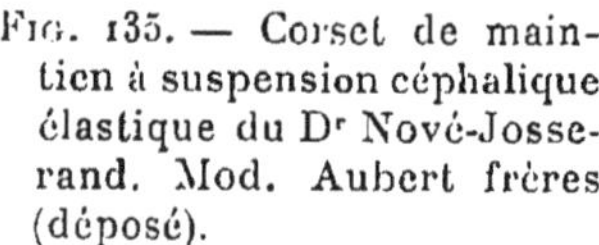

Fig. 135. — Corset de maintien à suspension céphalique élastique du Dr Nové-Josserand. Mod. Aubert frères (déposé).

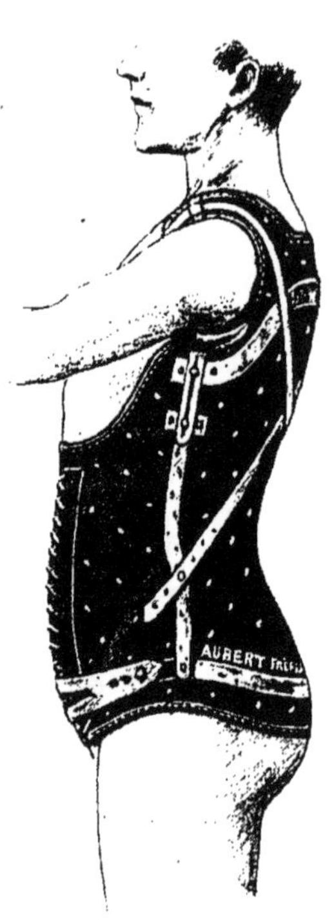

Fig. 169. — Corset moulé du Dr Gangolphe.

acier trempé; sa partie pelvienne épouse exactement la forme du bassin et il se termine, à sa partie supérieure, par des béquillons à pivot qui peuvent se déplacer dans un sens antéro-postérieur pour faciliter la mise au point au moment de l'application. Antérieurement, il est largement fenêtré pour le développement de la poitrine et pour la respiration. Ce corset est établi sur un moulage corrigé de la personne maintenue en extension au moyen d'un appareil de Sayre.

Nous plaçons aussi très souvent le **corset moulé du Dr Calot,** avec ou sans volet latéral. Cet appareil

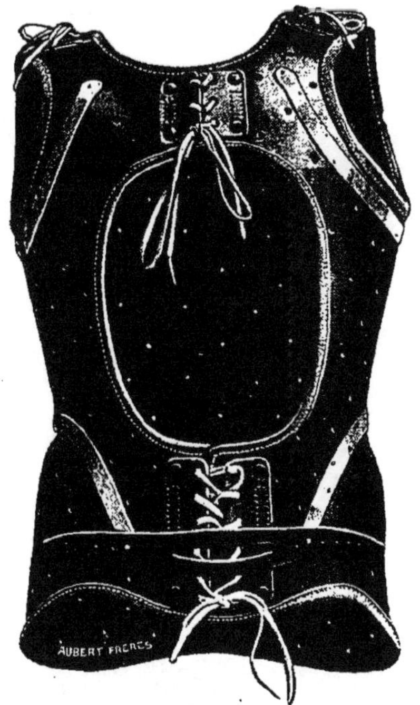

Fig. 149. — Corset du Dr Calot (vue antérieure).

(fig. 149), également en cuir ou celluloïde armé de nervures en acier trempé, n'a pas de béquillons. Une large fenêtration antérieure facilite la respiration. La partie pelvienne doit se mouler très exactement sur le bassin en emboîtant les crêtes iliaques et en s'appuyant sur le sacrum. Ce corset se lace sur les épaules et sur le devant du corps; il prend un point d'appui sur la ceinture thoracique et appuie sur les sommets des courbures rachidiennes, grâce à la rectification du moulage sur lequel une place est faite du côté opposé pour la correction.

On peut rendre plus énergique l'action des pressions latérales en plaçant des volets mobiles, grâce auxquels, avec l'aide de l'ouate, on peut doser la pression. Mais

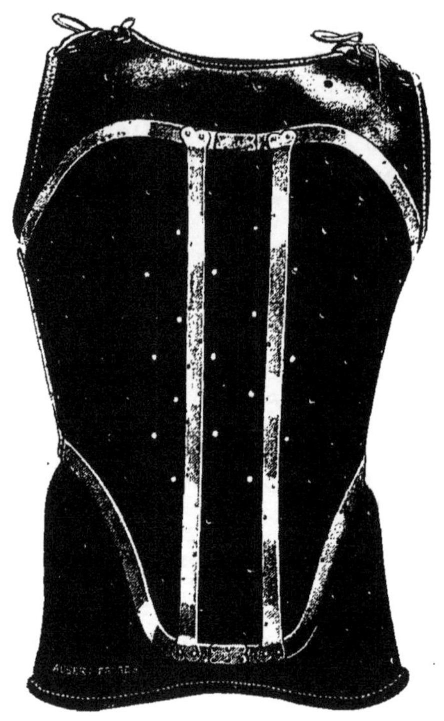

FIG. 170. — Corset du Dr Calot (vue postérieure).

ces volets rendent l'application du corset plus délicate et nous ne les plaçons que sur indication spéciale.

Pour les cas graves, nous avons encore le **corset Hoffa modifié** (fig. 171). Dans cet appareil, la ceinture pelvienne et la palette de pression sont en cuir moulé. Sur cette ceinture et postérieurement vient se fixer un montant dorsal et médian qui, relié à la palette de pression, fait prendre à celle-ci toutes les positions que désire le médecin traitant, grâce à un système à vis sans fin et à engrenages. Deux montants latéraux avec béquillons munis de bretelles et de tirettes postérieures, un tracteur placé à la partie antérieure de la palette de pression

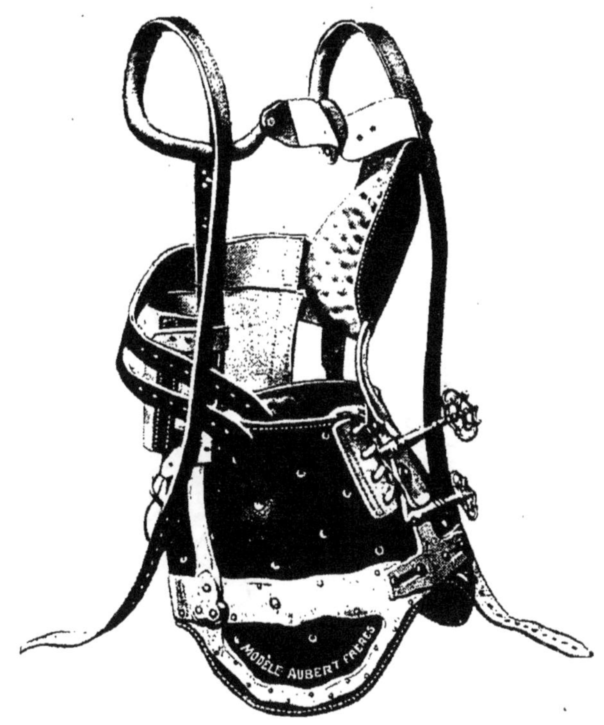

Fig. 171. — Corset Hoffa modifié (Mod. Aubert frères).

et une ceinture thoracique en tissu damier élastique complètent le corset et assurent d'une manière parfaite la contention de la scoliose.

Tous les corsets ci-dessus présentés ont fait leur preuve et rendent de grands services chacun pour le cas qui lui est correspondant. Cependant, nous ne prétendons pas que le champ de la mécanique orthopédique soit fermé et qu'il ne reste aucune place pour de nouveaux essais basés sur de nouvelles conceptions. Parmi celles-ci, deux doivent retenir l'attention des médecins : l'effet des tractions élastiques continues et l'**influence de**

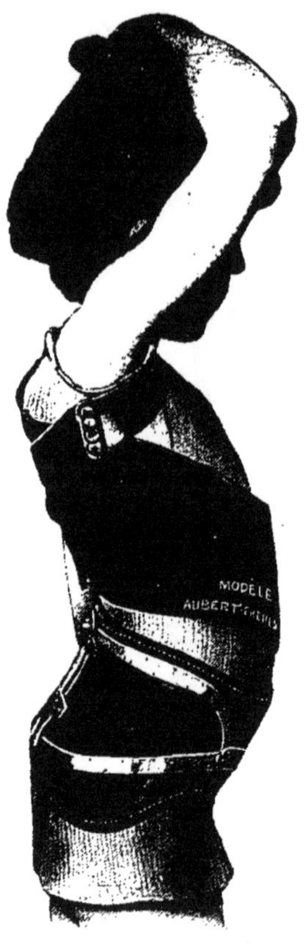

FIG. 172. — Corset à tractions élastiques. Modèle Aubert frères (vue latérale).

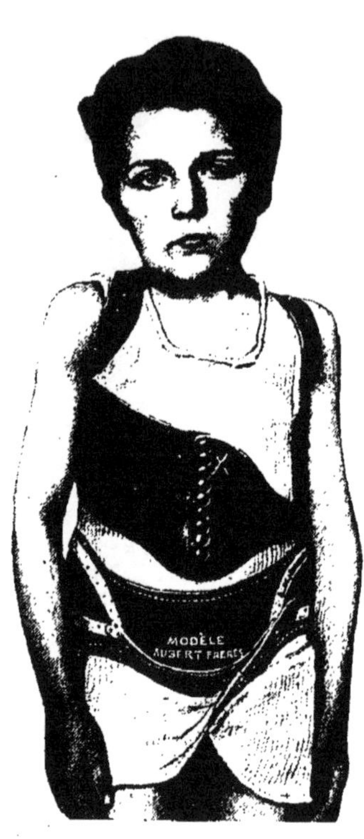

FIG. 173. — Le même modèle (vue antérieure).

la flexion du tronc pour la détorsion selon la manière du professeur Abbott, de Portland.

Les tractions élastiques n'annihilent pas l'action musculaire : c'est pourquoi nous avons créé un modèle inédit représenté figures 172 et 173. Ce corset détermine des pressions latérales, mais à l'aide de tracteurs élastiques très forts, qui laissent au tronc une certaine latitude et permettent la réaction musculaire. L'appareil comprend une ceinture pelvienne moulée qui, appliquée très exactement, résiste à l'entraînement : deux tracteurs élastiques appuient sur les sommets des deux courbures dorsale et lombaire. Un béquillon mobile à gauche (pour le cas de courbures dorsale droite et lombaire gauche) sert à soutenir le bras gauche. Ce corset paraît devoir amener des améliorations notables et cela avec le maximum de souplesse.

Nouveaux corsets du Dr Calot, inspirés de la méthode d'Abbott. — Abbott a démontré que la flexion seule donne de la mobilité au rachis pour la détorsion en débloquant les apophyses articulaires. Partant de ce principe fondamental, le Dr Calot a établi deux modèles de corsets pour scolioses du premier et du deuxième degré, **afin de faciliter l'application de la méthode d'Abbott à la clientèle de ville.** Nous voulons présenter ces deux nouveaux modèles que nous construisons fidèlement d'après les données énoncées par l'auteur. Le premier, représenté figures 174 et 175, se place dans les cas de scoliose à une seule courbure ; le deuxième (fig. 176), pour scoliose à deux courbures. On remarquera une large ouverture scapulaire faite du côté concave, afin que, suivant l'observation du professeur Spitzy, le thorax s'évade par la fenêtre de décompression sous l'effet de la pesanteur et du jeu de la respiration. Ces corsets, en cellulo ou cuir dur armé de très fortes nervures acier trempé, sont faits sur moulage très précis obtenu de la manière suivante : le sujet est assis, la colonne vertébrale fléchie, l'épaule du côté convexe abaissée et portée en arrière, l'épaule du côté concave élevée et portée en avant, tandis que des pressions manuelles corrigent les déviations latérales. Nous ajoutons à ces appareils des carrés de feutre, grâce auxquels le médecin traitant pourra faire **lui-même** de la compression progressive et régler l'application au fur et à mesure de l'amélioration ; **mais une surveillance très suivie de sa part sera nécessaire.**

D'ailleurs, nous empruntons au Dr Calot la description de ses nouveaux corsets[1] :

Le corset (fig. 174 et 175) porte deux fenêtres : l'une

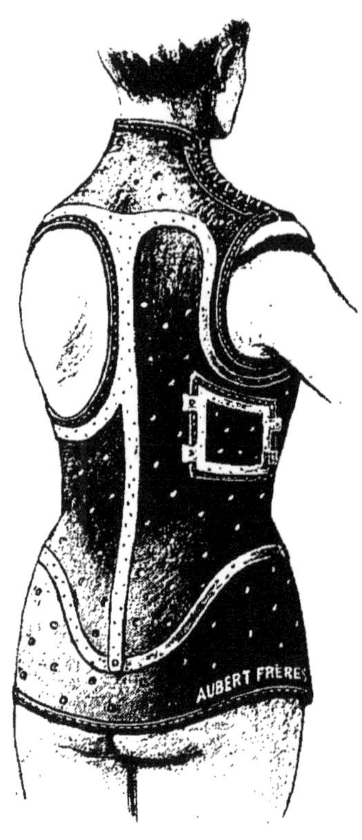

Fig. 174. — Nouveau corset du Dr Calot, selon les principes d'Abbott, pour scoliose à une seule courbure dorsale-supérieure droite (vue postérieure).

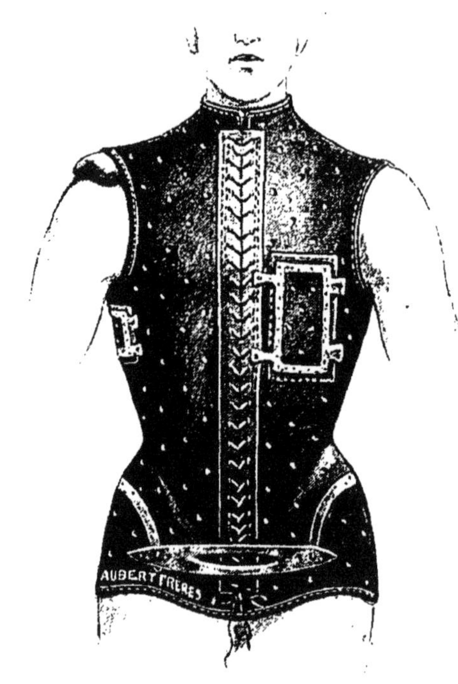

Fig. 175. — Le même modèle (vue antérieure).

postéro-latérale sous-axillaire du côté de la convexité (à

[1] Calot, *Guérison de la scoliose et méthode d'Abbott*, 1913.

droite généralement) ; l'autre antérieure préthoracique de l'autre côté du tronc. La première fenêtre permet de corriger l'amorce de déviation latérale ; la seconde, l'amorce de rotation. On aura, en faisant le moulage, prévu la nécessité de cette double correction progressive et, en conséquence, on laisse un vide en mettant deux coussins de ouate sur le point du tronc opposé aux futures fenêtres, ou bien en pratiquant une ouverture à ce niveau. On ménage ainsi dans le corset toute la place nécessaire à l'expansion du thorax dans la direction voulue ; on dose les pressions par des tampons successifs au fur et à mesure que l'amélioration se produit. Pour ouvrir l'arc par le haut, l'une des épaules (la droite généralement) étant plus élevée, on réalise le contraire dans l'appareil en élevant l'épaule gauche et, pour concilier l'esthétique, on place les deux épaulières au même niveau en échancrant un peu plus l'aisselle du côté droit et en y ajoutant un bourrelet supérieur, comme le montre la figure. Pour agir sur l'extrémité inférieure de l'arc scoliotique, il suffit de mettre une talonnette sous le pied du côté de la convexité, c'est-à-dire le côté droit, dans l'exemple choisi.

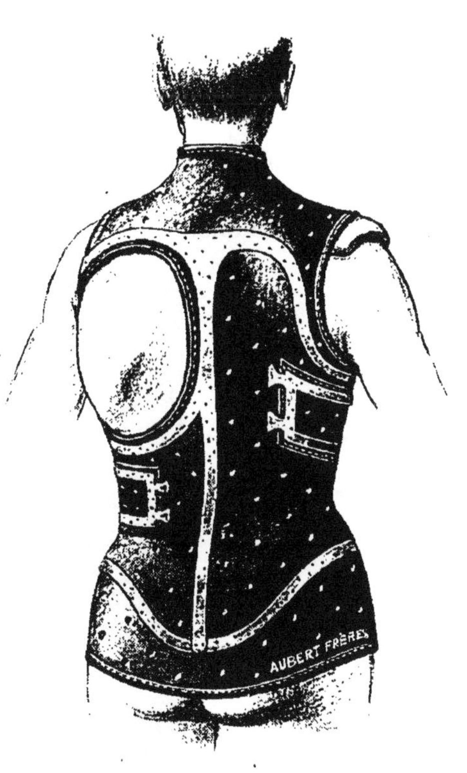

Fig. 176. — Nouveau Corset du Dr Calot, selon les principes d'Abbott, pour scoliose à double courbure.

Pour la scoliose à deux courbures, le corset (fig. 176)

comporte une troisième fenêtre fermée par un volet au niveau de la courbure lombaire ; à cette fenêtre correspond, du côté opposé, une dépression ou une ouverture et, dans ce cas, la talonnette se placera, d'après le Dr Calot, du côté de la courbure lombaire.

Corsets de dissimulation.

Pour les cas graves et une fois la croissance terminée, lorsque la scoliose ne peut plus se corriger et que, néanmoins, on doit soutenir la colonne vertébrale, afin

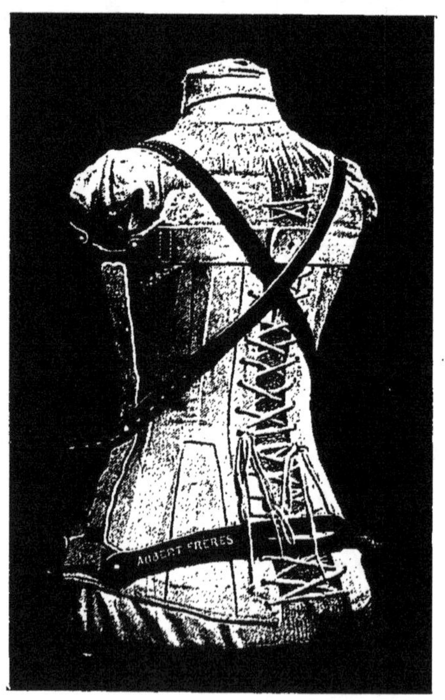

Fig. 163 *bis*. — Corset de maintien de dissimulation avec coussin compensateur.

que celle-ci ne s'affaisse pas davantage, on a alors recours à des corsets qui, tout en contenant le plus possible la déviation, dissimulent la déformation.

Nous en avons deux modèles : le corset de maintien de dissimulation et le corset moulé de dissimulation.

Le premier (fig. 163 *bis*) est notre corset de maintien ordinaire, auquel on ajoute un ou plusieurs coussins pour égaliser les différences de saillies.

Le second (fig. 177) ressemble aux corsets moulés décrits précédemment, mais il est établi sur moulage

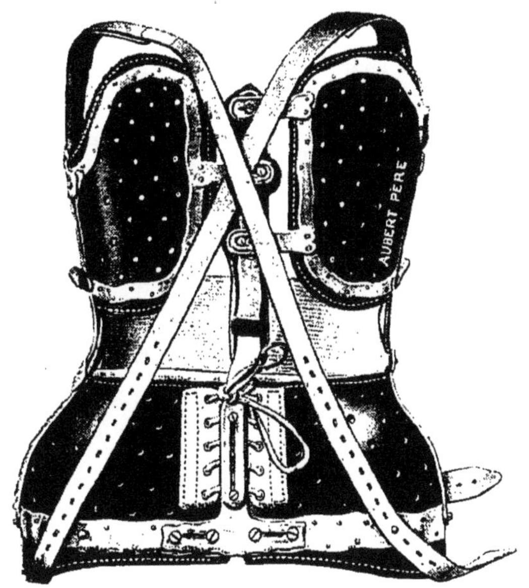

Fig. 177. — Corset moulé de dissimulation.

non corrigé; d'autre part, les différences de saillie sont aplanies dans la mesure du possible. Cet appareil maintient mieux la déviation que le précédent : nous le recommandons donc aux personnes qui travaillent de peine.

Mesures pour confectionner :

1° **Les corsets d'attitude, de maintien, de Hessing, ainsi que les corsets Martin et Hoffa** : *Nous envoyer le moulage du tronc, les circonférences* a, b, c, d, e *des schémas* (fig. 159 et 160) *et les hauteurs* mn *et* AOT *en suivant les contours de la personne (ces mesures devront avoir été prises à nu, debout et sans serrage).*

Pour tous ces genres de corsets, un essayage fait par nous-mêmes est indispensable.

2° **Les corsets moulés cuir ou celluloïde, modèles des Drs Gangolphe et Calot** : *Nous donner le moulage exact et complet du tronc jusqu'au pli fessier et stipuler la matière plastique désirée, le cuir ou le celluloïde.*

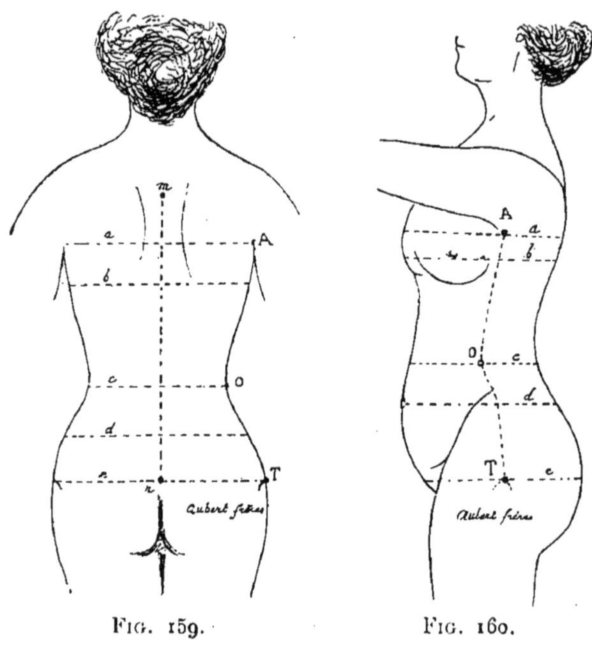

FIG. 159. FIG. 160.

Nota. — *Afin de faciliter l'exécution des moulages nécessaires à la confection de nos appareils, nous envoyons exclusivement aux médecins nos bandes plâtrées qui offrent l'avantage d'une dessiccation rapide et d'un modelage parfait.*

Enfin, lorsque le médecin traitant préfère nous laisser le soin des mensurations, **nous nous déplaçons** *aux plus justes conditions.*

Plan incliné.

Pour accélérer l'amélioration qu'on attend des divers

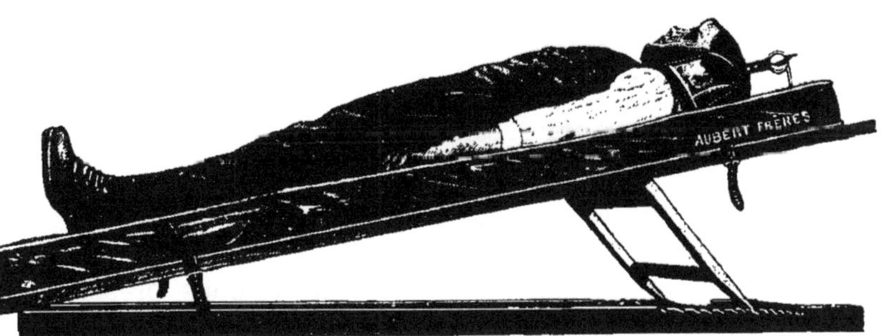

Fig. 133. — Plan incliné avec matelas.

genres de corsets énumérés précédemment, certains

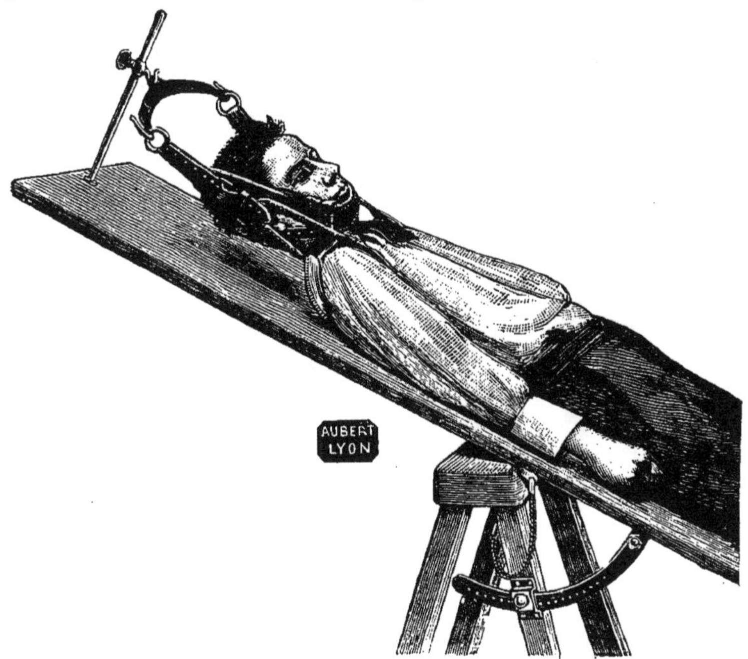

Fig. 178. — Planche mobile d'Ollier.

médecins ordonnent de faire de l'extension à l'aide de la

planche; nous proposons alors un plan incliné avec collier de Sayre. Nous en avons deux modèles : le premier (fig. 133) est le genre ordinaire, auquel on a ajouté un coussin pour amortir la brutalité du bois; le second (fig. 178), plus élégant et avec tréteaux était recommandé par le Professeur Ollier.

Mesures à donner : *Longueur totale de la personne.*

Table-pupitre du Dr Nové-Josserand.

Enfin, pour terminer avec la scoliose, nous présente-

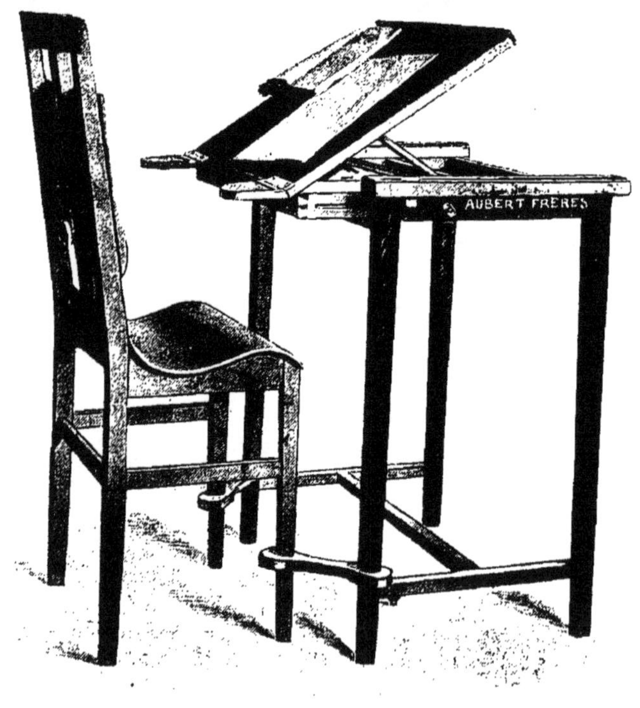

Fig. 179 — Table-pupitre du Dr Nové-Josserand.
Modèle Aubert frères.

rons la **table-pupitre du Dr Nové-Josserand** construite d'après les données classiques pour permettre aux enfants de lire et d'écrire dans une attitude normale.

Ce modèle (fig. 179) comprend une table et une chaise reliées entre elles. La chaise a un siège évidé au niveau des ischions tandis que le dossier, mobile, peut-être placé vis-à-vis de l'ensellure lombaire. Quant au pupitre de la table, il est également mobile et à inclinaison variable : deux accoudoirs offrent aux coudes juste l'appui nécessaire et suffisant pour le repos musculaire sans autoriser l'affaissement du tronc.

LA CYPHOSE

Quand il s'agit d'une cyphose légère et souple nous

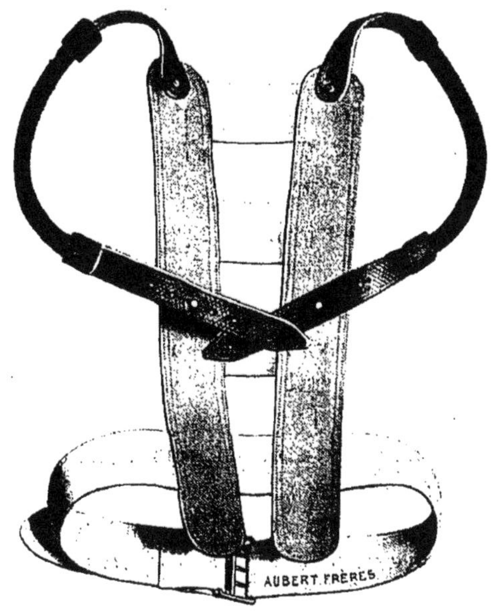

FIG. 180. — Notre confortateur pour la cyphose.

plaçons notre **confortateur** (fig. 180) qui consiste en

deux ressorts verticaux maintenus parallèles par des bandes élastiques et fixés au corps par une ceinture à la taille. Deux tracteurs en tube feuille anglaise passent autour des aisselles ; ces tracteurs très souples provoquent l'ouverture de la poitrine et déterminent une pression des ressorts verticaux sur la saillie des omoplates.

Quand la cyphose est plus accusée et moins souple,

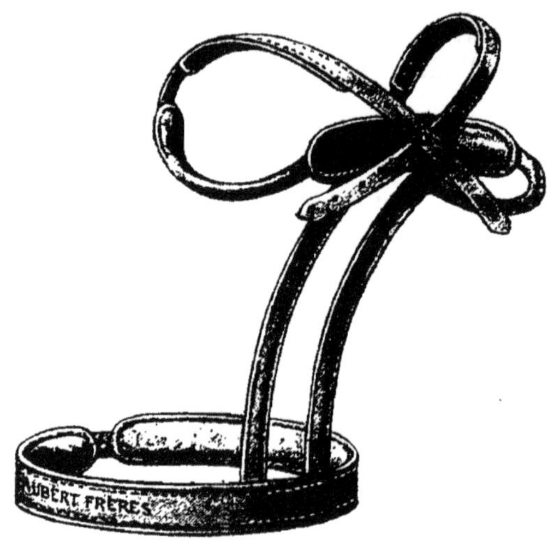

Fig. 181. — Ressort de Nyrop modifié.

nous conseillons alors le **ressort de Nyrop** (fig. 181) : c'est une ceinture pelvienne bien adaptée avec deux ressorts verticaux courant le long des gouttières rachidiennes et un ressort transversal au niveau des omoplates, lequel porte deux béquillons sous-axillaires terminés par des bretelles.

Le ressort transversal constitue un appel constant des bras en arrière et sa souplesse fait que l'action musculaire n'est pas annihilée. Nyrop ne met qu'un ressort dorsal médian : **nous préférons les deux ressorts parallèles** s'appuyant sur les muscles des gouttières vertébrales, alors que le ressort unique et médian s'appuyant directement sur les apophyses épineuses n'est pas bien supporté.

Si la cyphose présente une certaine gravité, nous preférons appliquer le **corset Martin sans palette**

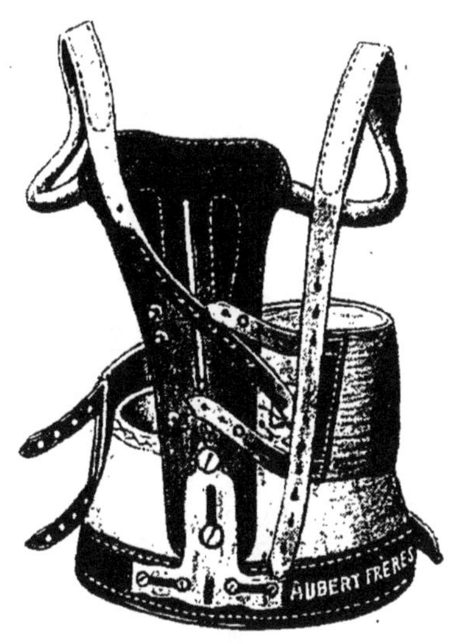

Fig. 182. — Corset Martin sans palette latérale.

latérale (fig. 182). L'appareil consiste alors seulement en une ceinture pelvienne bien adaptée, une plaque dorsale et deux béquillons sous-axillaires. Une forte ceinture thoracique lutte contre la lordose compensatrice et la plaque dorsale s'appuyant sur les omoplates ramène les bras en arrière grâce à l'action des béquillons sous-axillaires.

Dans les cas de cyphose cervicale, le **corset de maintien** dont nous avons déjà parlé, avec **collerette à guimpe**, nous paraît tout indiqué. La collerette garnie extérieurement en velours est réunie au corset par deux tracteurs élastiques postérieurs, qui rappellent en arrière le cou projeté en avant ; d'autre part, les béquillons sous-axillaires complètent cette action correctrice en ouvrant la poitrine.

La figure 145 montre notre corset de maintien muni de la collerette à guimpe : on peut d'ailleurs adapter ce collier au corset Martin sans palette latérale.

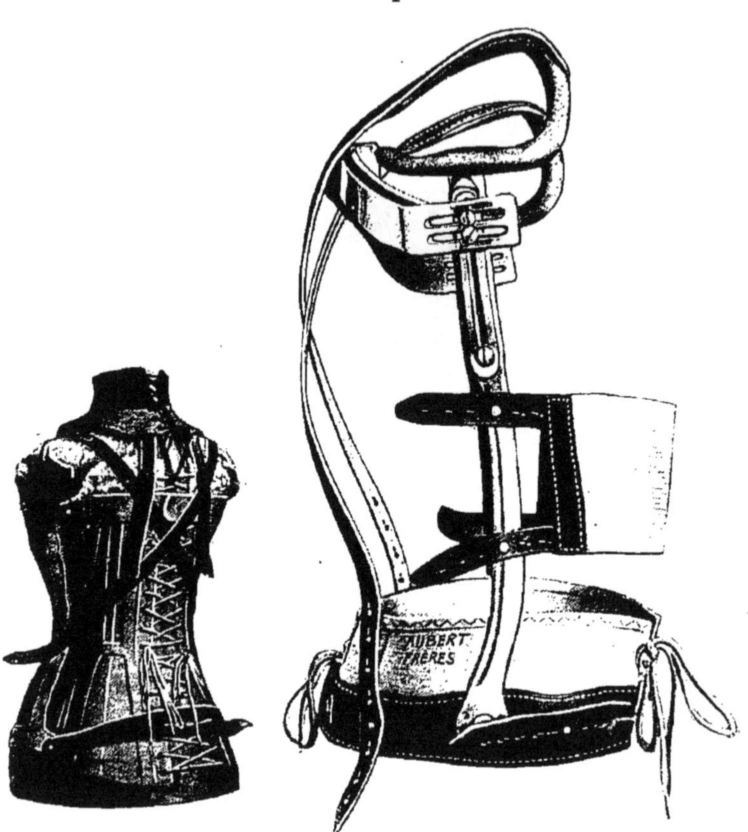

FIG. 145. — Corset de maintien avec collerette à guimpe.

FIG. 156. — Corset tuteur simple.

Enfin, **pour la cyphose paralytique et traumatique** le corset tuteur (fig. 156) nous est souvent demandé : il comprend une ceinture pelvienne avec deux tuteurs latéraux munis de béquillons sous-axillaires, une traverse scapulaire et une forte sangle élastique.

LA LORDOSE

Pour la lordose, on nous prescrit ordinairement un **corset Martin sans palette latérale**; une forte sangle abdominale décharge le rachis du poids des viscères abdominaux, qui auraient des tendances à augmenter l'ensellure.

DOS PLAT

L'indication principale étant de lutter contre la scoliose toujours menaçante, nous appliquons pour le dos plat **notre corset de maintien**, dans lequel les montants latéraux symétriques en acier trempé constituent une barrière aux déformations scoliotiques.

Mesures à prendre pour confectionner :

1° **Un confortateur** : *Donner la hauteur du milieu des épaules à la taille, le tour de taille et le tour de bras ;*

2° **Les corsets Nyrop, Martin, ainsi que les corsets tuteurs et de maintien** : *Donner le moulage exact du tronc jusqu'au pli fessier, les circonférences au bassin, aux crêtes iliaques, à la taille et à la poitrine et les hauteurs du milieu des épaules au pli fessier et des aisselles au trochanter (ces mesures devront avoir été prises debout, à nu, et sans serrage).*

Pour tous ces genres de corsets, un essayage fait par nous-mêmes est nécessaire.

Nota. — *Nous envoyons exclusivement aux médecins nos bandes plâtrées, avec lesquelles ils pourront facilement faire les moulages nécessaires à la fabrication de nos appareils.*

Nous nous déplaçons *aux plus justes conditions, lorsque le médecin traitant préfère nous laisser la responsabilité des mensurations.*

II. — THORAX

PECTUS CARINATUM

Pour le pectus carinatum, le corset du Dr Eug. Vincent nous a donné de très bons résultats; cet appareil (fig. 183) consiste en une ceinture pelvienne, deux tuteurs latéraux avec béquillons sous-axillaires et une traverse scapulaire. Une traverse antérieure à charnière

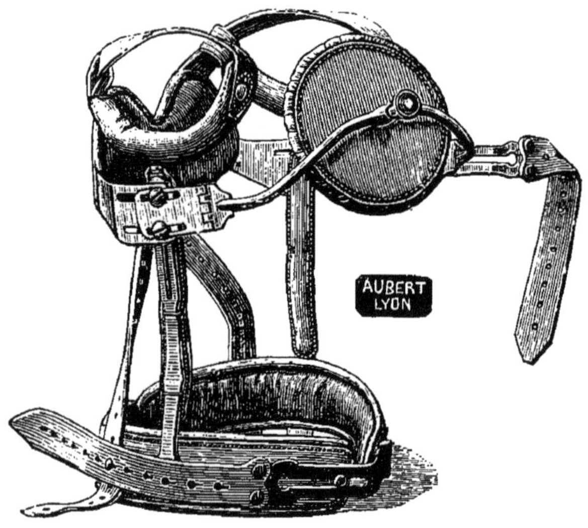

Fig. 183. — Corset à plaque de pression sternale, du Dr Eug. Vincent.

placée au niveau du thorax porte en son milieu une pelote sternale à vis de pression. On comprend dès lors l'action du corset, grâce au dispositif d'ensemble qui assure la fixité de la pelote ; cette dernière, exerçant une pression douce et continue sur le sternum, arrive à supprimer la saillie de celui-ci.

Nous appliquons aussi le corset (fig. 184) dans lequel la pression de la pelote est déterminée par des tenseurs élastiques. Le dispositif d'ensemble reste d'ailleurs le même que dans l'appareil précédent, mais la pelote antérieure est commandée par quatre caoutchoucs s'agrafant aux montants latéraux. La pression sternale est

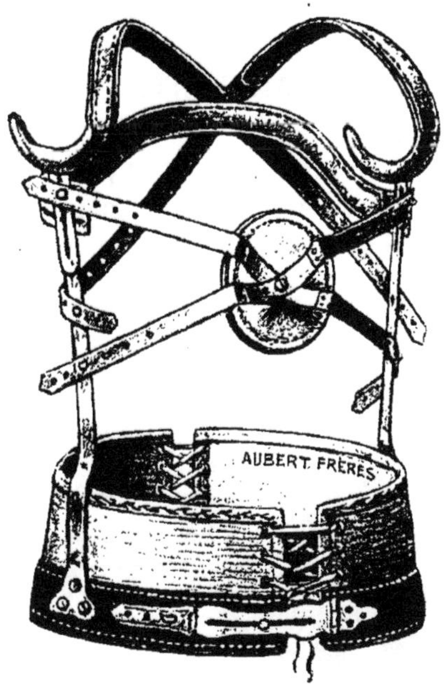

Fig. 184. — Corset à pression sternale élastique.
Mod. Aubert frères.

donc très souple et très bien supportée et elle triomphe de la malformation dans un délai plus ou moins rapproché en raison de son élasticité et de sa continuité.

Mesures à prendre pour confectionner ces deux corsets.

1° *Nous donner le moulage complet du tronc et la hauteur de l'aisselle au trochanter en suivant le contour de la personne ;*

2° *Nous indiquer, des deux modèles, celui que le médecin traitant désire.*

Nota. — *Nous envoyons aux médecins nos bandes plâtrées pour exécuter les moulages nécessaires à la confection de nos appareils.*

III. — EPAULE

ARTHRITE

L'appareil de Tiemann, proposé par Hoffa, immobilise d'une façon absolue l'articulation scapulo-humérale. Cet appareil (fig. 185) consiste en une gaine celluloïde ou

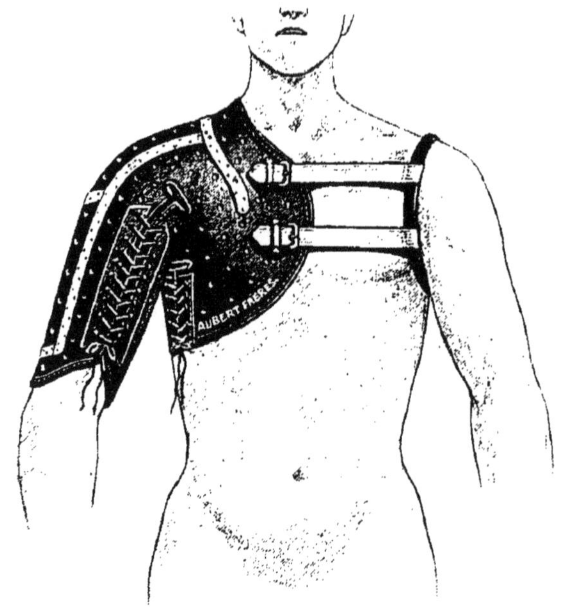

Fig. 185. — Appareil de Tiemann.

cuir moulé entourant le bras jusqu'au coude et la partie correspondante du thorax. Des tirants partant de l'épaule saine fixent l'appareil contre le corps. Il importe, à notre avis, que le bras soit tenu jusqu'au coude pour assurer une plus grande immobilité de l'articulation.

CONTRACTURES ET RAIDEURS

Nous appliquons dans les cas de **contractures** de l'épaule l'appareil (fig. 186). Son but est d'augmenter l'abduction. Il se compose d'une capsule rigide moulée entourant la région scapulaire et descendant assez bas du

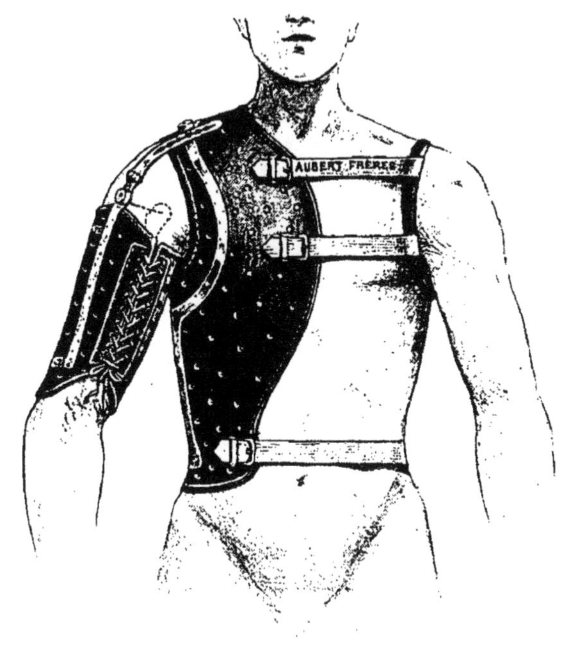

Fig. 186. — Appareil moulé pour contractures de l'épaule.

côté malade et d'une gaine brachiale également moulée ; une articulation antéro-postérieure placée au niveau du centre de la tête humérale est adaptée à la gaine brachiale ; une attelle scapulaire à charnière frontale s'articule avec la première.

L'abduction du bras produit un déplacement desdites

attelles à cause de l'éloignement du centre physiologique ; c'est pourquoi l'attelle à charnière frontale est vissée sur une plaquette scapulaire par une série de trous qui permettent de raccourcir cette attelle ou de l'allonger.

Grâce à ce dispositif, l'appareil se conforme aux exi-

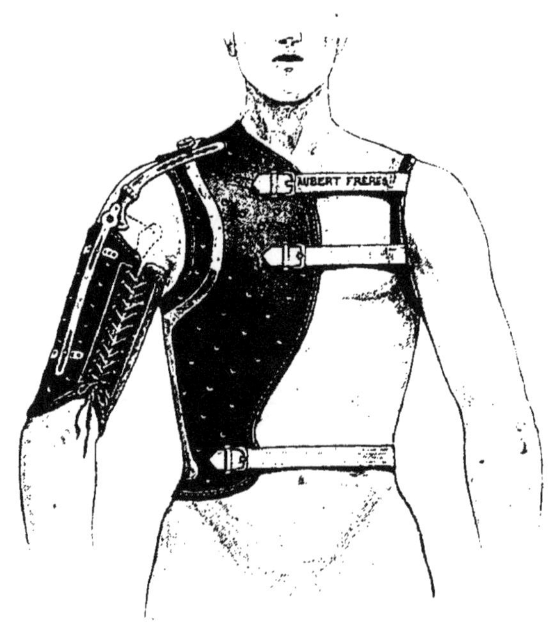

Fig. 187. — Appareil moulé pour raideurs de l'épaule.

gences de l'énarthrose scapulo-humérale. **Donc, pas de charnière abductrice fixe** qui rendrait l'élévation impossible par manque de superposition du centre mécanique sur le centre anatomique. La contre-pression de la capsule scapulaire se fera sur le gril costal correspondant d'autant mieux qu'elle sera répartie sur une plus grande surface.

Pour les raideurs, on a recours au même appareil, mais l'articulation scapulo-humérale est munie d'un secteur antéro-postérieur (fig. 187) permettant de fixer le bras à divers degrés de flexion, l'abduction étant déterminée par les deux attelles à charnière précitées.

D'autre part, grâce aux trous taraudés que portent les cercles de la partie brachiale, on peut donner au bras la rotation exacte que désire le médecin, et cela toujours en se conformant au mouvement physiologique.

PARALYSIE

Dans la paralysie de l'épaule, l'indication médicale

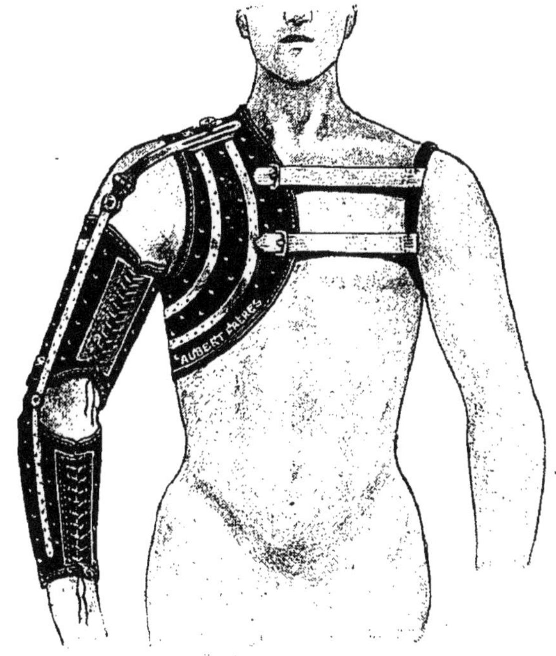

Fig. 188. — Appareil moulé pour épaule paralytique.

est de maintenir le bras fixé contre l'acromion [1]. Il faut suspendre en quelque sorte l'humérus de façon à ce que

[1] Nové-Josserand, *Précis d'Orthopédie*, 1905.

le poids du bras n'entraîne pas la distension progressive de la capsule. Ce problème se complète par la nécessité de gêner le moins possible les mouvements.

Nous plaçons généralement dans ce cas l'appareil (fig. 188) : il comprend une coque scapulaire ne devant pas descendre très bas, puisqu'il n'y a pas de contre-

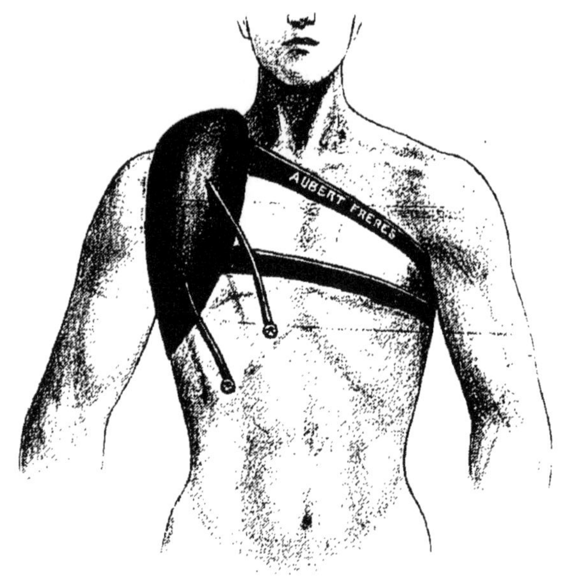

Fig. 189. — Appareil de Schussler.

pression très sensible, une enveloppe brachiale et une autre antibrachiale. Comme il faut décharger l'articulation scapulo-humérale, il est nécessaire de prendre l'avant-bras, car autrement le bras glisserait dans son enveloppe et la suspension serait nulle. Une articulation antéro-postérieure est placée sur l'axe de la tête humérale et pour ne pas gêner l'abduction, l'attelle scapulaire **est à coulisse pour permettre le déplacement qu'amène l'élévation du bras.**

L'appareil de Schussler est également à recommander dans la paralysie de l'épaule. Le Dr Nové-Josserand dans son Traité, dit, en parlant de cet appareil, qu'il est à la fois « commode et efficace ».

C'est un anneau de caoutchouc insufflé qui entoure l'épaule et se fixe sur elle par des lanières de caoutchouc. Cet anneau (fig. 189) se compose de trois pelotes : l'une en forme de pyramide tronquée se place dans l'aisselle et a pour but de soulever le bras et de remonter la tête humérale vers l'acromion; les deux autres placées en avant et en arrière empêchent le déplacement de la tête dans ces directions.

LUXATION

Nous voulons parler ici des luxations récidivantes.

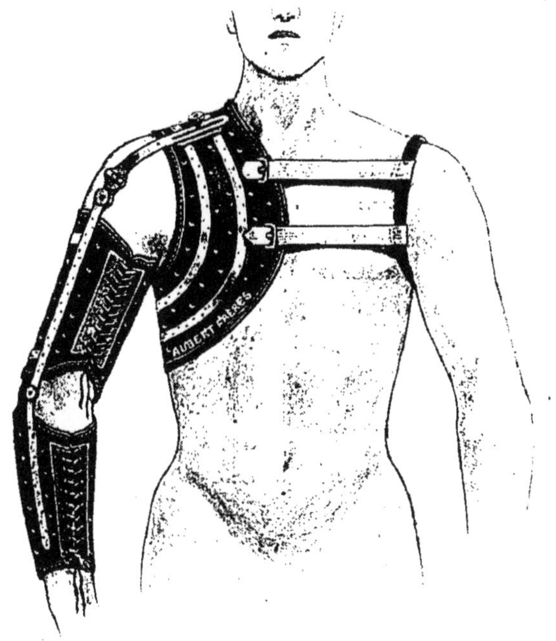

Fig. 188. — Appareil moulé pour luxations récidivantes de l'épaule.

Dans ces cas, le but de tout appareil est de limiter

l'abduction du bras, puisque c'est dans l'abduction exagérée que la luxation se produit.

L'appareil sera le même que celui appliqué pour la paralysie, avec cette différence que la coulisse de l'attelle scapulaire (fig. 188) ne permettra **qu'un faible déplacement** pour limiter l'abduction.

Nota. — *Pour les mesures, voir page 162.*

IV. — BRAS

PSEUDARTHROSE

Pour les pseudarthroses, l'indication **étant de donner de la rigidité aux deux segments huméraux** pour en faire un levier osseux, il importe de recourir à une gaine de cuir moulé rigide serrant bien le bras et s'appuyant sur le moignon de l'épaule.

L'appareil que nous appliquons dans ces cas est le même que celui que le Dr Gangolphe nous a fait construire pour une de ses opérées, à laquelle il fit une résection diaphysaire parostale à la suite d'un cysto-sarcome fasciculé de l'humérus droit ; l'indication orthopédique reste donc la même puisqu'il s'agit dans les deux cas de réparer les dommages accidentels ou opératoires, résultant d'une solution de continuité de l'humérus.

Nous empruntons à la thèse du Dr Jaubert la description de l'appareil du Dr Gangolphe : « Cet appareil (fig. 190) se compose de trois pièces : les deux premières servant de tuteurs à l'avant-bras et au bras ; elles sont articulées au niveau du coude, de façon à empêcher le raccourcissement du bras produit par la contraction et à remplacer par une armature externe le squelette interne déficient. La troisième partie, thoracique, est simplement constituée par une bande élastique qui, prenant point d'appui en étrier dans l'aisselle opposée

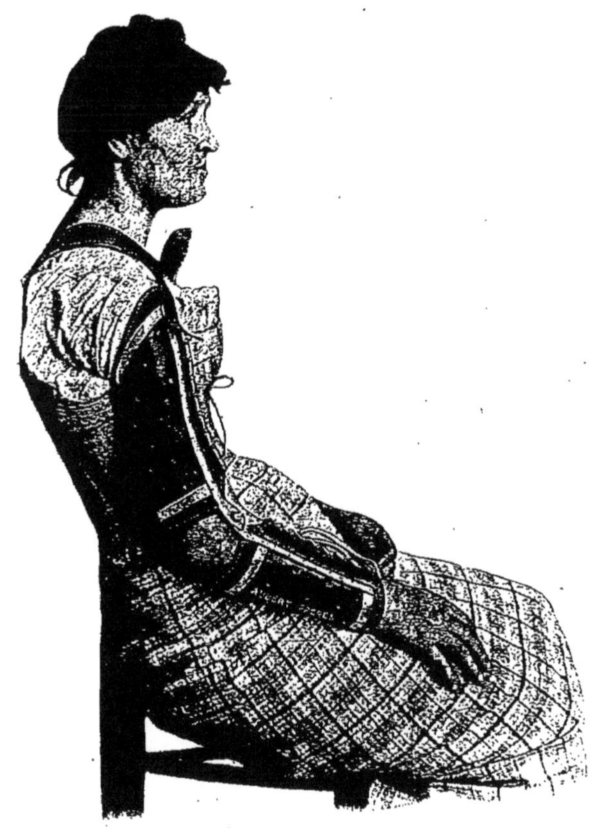

Fig. 190. — Appareil moulé pour pseudarthrose du bras.

se termine sur le moignon de l'épaule malade par une plaque de cuir moulé, pourvue de courtes bretelles élastiques accrochées à l'extrémité inférieure du tuteur huméral, le tout constituant une sorte de suspension cléido-humérale [1].

[1] Dr Jaubert, *Thèse*, 1905.

V. — COUDE

ARTHRITE

Pour les arthrites du coude, nous plaçons généralement l'appareil ci-dessous (fig. 191): il comprend une gaine de cuir moulé brachiale et anti-brachiale d'une

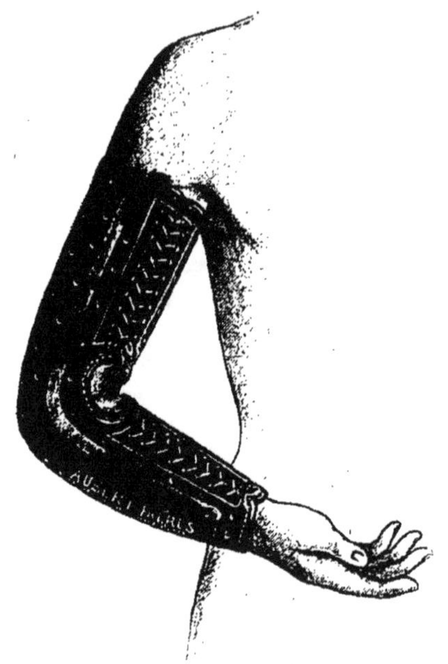

Fig. 191. — Appareil moulé pour arthrite du coude.

seule pièce, armée de nervures acier trempé et immobilisant d'une façon très énergique le coude en flexion.

Cet appareil est d'ailleurs très léger et parfaitement adapté ; il évite toute localisation de pression ; on le supporte donc facilement.

CONTRACTURES ET RAIDEURS

Deux systèmes d'appareils s'appliquent dans les contractures et raideurs du coude : les appareils à traction élastique et, pour les cas plus graves, ceux à secteurs.

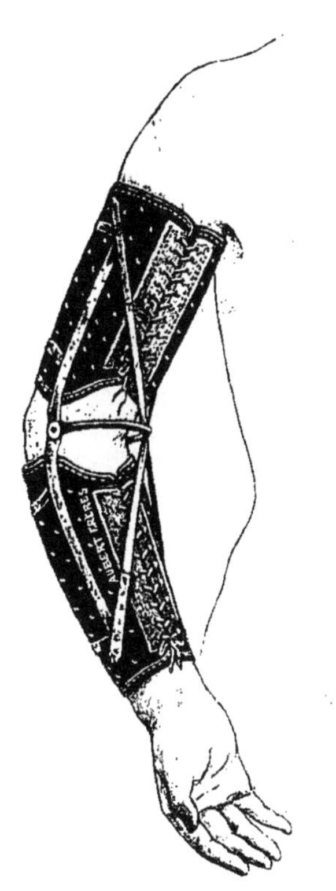

FIG. 192. — Appareil moulé à flexion élastique.

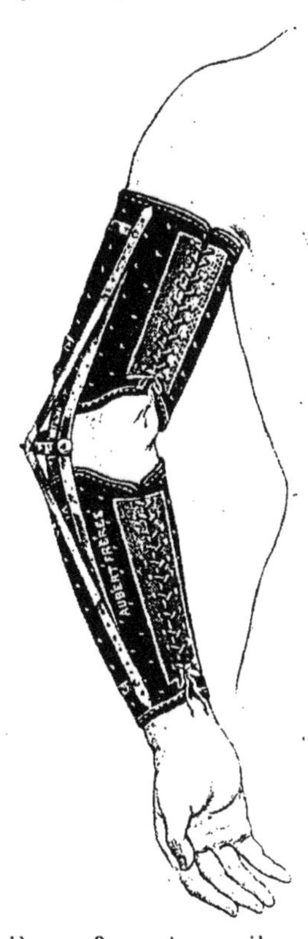

FIG. 193. — Appareil moulé à extension élastique.

Nous présentons ci-dessus (fig. 192 et 193) **deux modèles à traction élastique**, l'un faisant la flexion, l'autre l'extension. Ils comprennent tous deux une gaine brachiale et une antibrachiale en cuir moulé. Ces deux gaines s'articulent par des attelles au niveau du coude. Pour la flexion, deux tenseurs élastiques antérieurs rapprochent les deux segments brachiaux. Pour l'extension, les deux tenseurs élastiques sont placés à la partie postérieure et sont divisés par un arc métallique fixé à

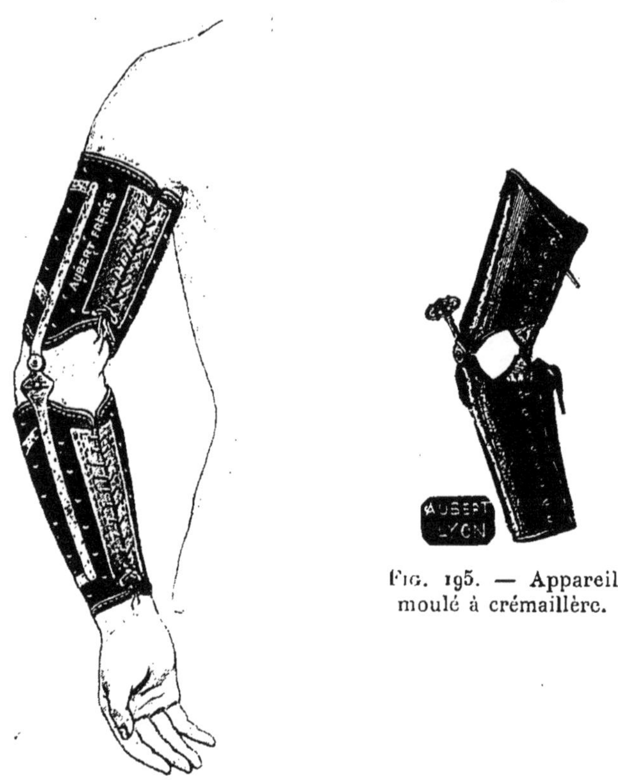

Fig. 195. — Appareil moulé à crémaillère.

Fig. 194. — Appareil moulé à secteur.

l'articulation du coude ; cet arc a pour effet d'allonger d'autant plus les tracteurs que le coude fléchit davantage et par conséquent d'augmenter leur résistance à la flexion.

Enfin, l'**appareil à secteur** (fig. 194) se recommande pour les formes graves et surtout plus résistantes, chez lesquelles la traction élastique est insuffisante. Avec le secteur, le médecin traitant pourra lui-même fixer le bras au degré voulu de flexion ou d'extension.

L'appareil (fig. 195) est le même que le précédent mais le secteur est remplacé par une **crémaillère et vis sans fin**. La manipulation de ce modèle est plus commode, car il permet de porter le bras d'une position à l'autre en suivant tous les degrés intermédiaires et cela sans à-coup.

CUBITUS VALGUS OU VARUS

L'appareil que nous représentons (fig. 196) est appli-

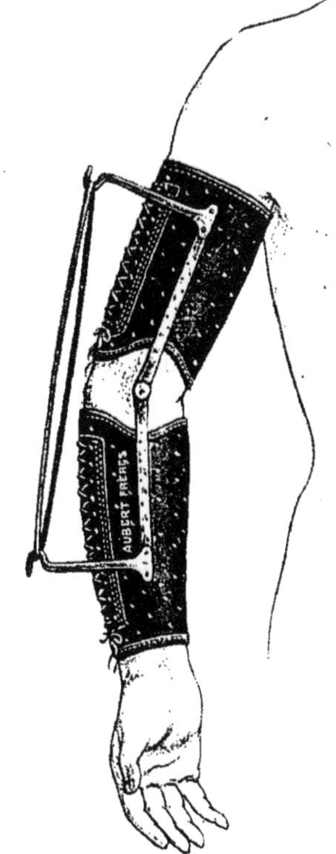

Fig. 196. — Appareil à traction élastique pour cubitus varus.

cable la nuit pour le cubitus varus. La déformation étant

perceptible seulement dans l'extension, puisque la flexion la supprime à cause de l'inclinaison de l'axe articulaire du coude, **il importe que l'appareil s'oppose à la flexion.** Il comprend deux gaines. l'une brachiale, l'autre antibrachiale en cuir moulé ; deux attelles placées antérieurement s'articulent au niveau du pli de flexion, suivant un plan frontal ; ces deux attelles reçoivent deux crochets que l'on tend à rapprocher par un tracteur élastique ; le rapprochement détermine l'ouverture de l'angle huméro-cubital à sinus interne.

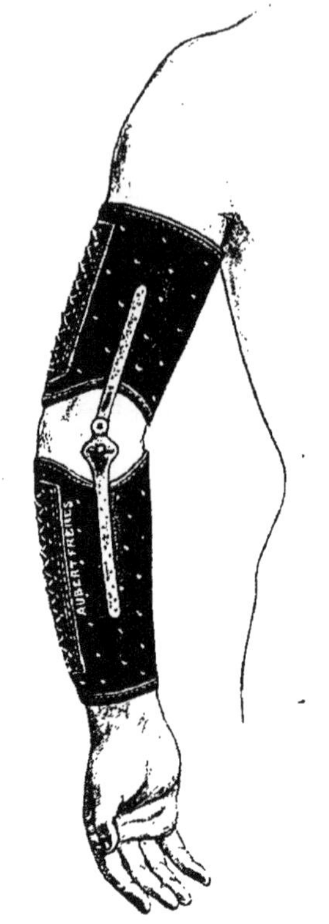

Fig. 197. — Appareil à secteur pour cubitus valgus.

Quand il s'agit de lutter contre le valgus, nous plaçons le même appareil, mais nous remplaçons le tracteur avec crochet **par un secteur** placé sur l'articulation et permettant de corriger progressivement la déformation en fixant le bras dans des positions successivement améliorées (fig. 197).

Nota. — *Pour les mesures, voir page 162.*

VI. — AVANT-BRAS

PSEUDARTHROSE

L'appareil qui nous paraît le mieux convenir dans ces cas est celui que nous représentons ci-après (fig. 198) : il comprend une gaine brachiale, une antibrachiale et une palmaire. Toutes ces gaines sont en cuir moulé rigide et s'articulent entre elles au niveau des axes du coude et du poignet suivant un plan antéro-postérieur. La gaine antibrachiale doit être parfaitement adaptée pour bien maintenir les segments osseux. L'articulation du poignet **évite les déviations radio-carpiennes et fixe le segment antibrachial.**

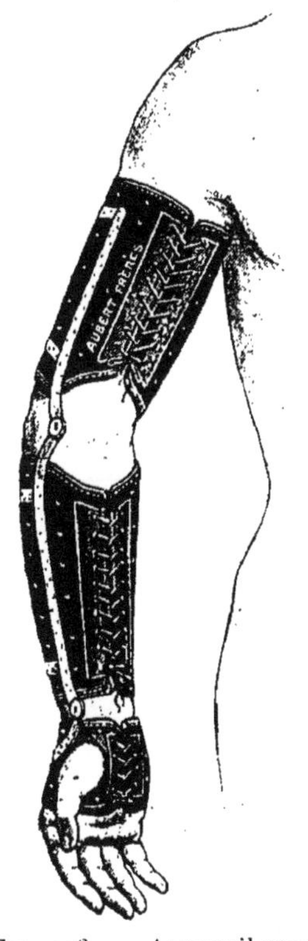

Fig. 198. — Appareil moulé pour pseudarthrose de l'avant-bras.

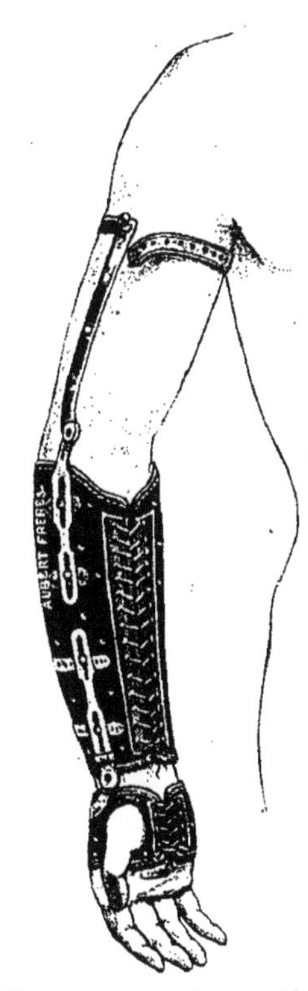

Fig. 199. — Appareil moulé façon Hessing.

ABSENCE CONGÉNITALE DES RADIUS ET CUBITUS

Pour cette malformation, le but de l'appareil est **de lutter contre les déviations de la main** ; il importe donc de pouvoir fixer celle-ci dans toutes les positions, au choix du médecin traitant.

L'appareil représenté (fig. 199) se compose d'une gaine antibrachiale moulée façon Hessing. Les attelles supérieures vissées s'articulent au niveau du coude avec deux attelles brachiales réunies par un cercle. Les deux attelles inférieures sont mobiles au niveau de l'articulation radio-carpienne avec une gaine palmaire. Grâce à un jeu de coulisses et de cercles avec trous taraudés, le médecin pourra très facilement fixer l'avant-bras au degré voulu de valgus ou varus et de supination ou pronation.

VII. — POIGNET

ARTHRITE

Dans l'arthrite du poignet, on place ordinairement l'appareil (fig. 200) : c'est une gaine antibrachiale pal-

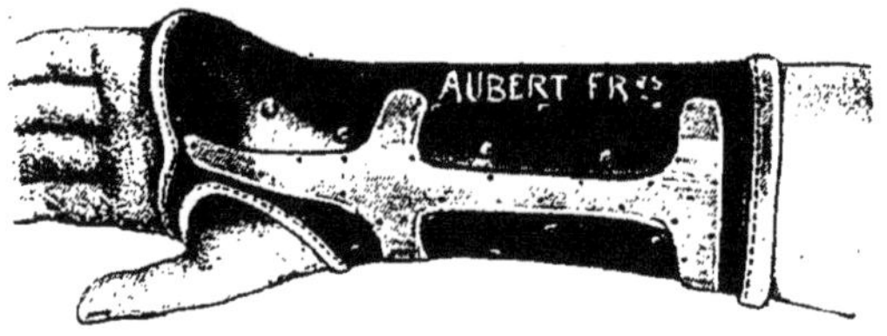

FIG. 200. — Appareil moulé pour arthrite du poignet.

maire en cuir moulé d'une seule pièce, soutenue par des nervures acier trempé. Ce modèle, très léger, immobilise d'une manière parfaite l'articulation radio-carpienne **en légère extension.**

CONTRACTURES ET RAIDEURS

Nous employons de préférence la **traction élastique**

pour faire l'extension du poignet : à une gaine antibrachiale cuir moulé est fixée une attelle métallique se terminant au-dessus de la main en crochet surélevé : ce

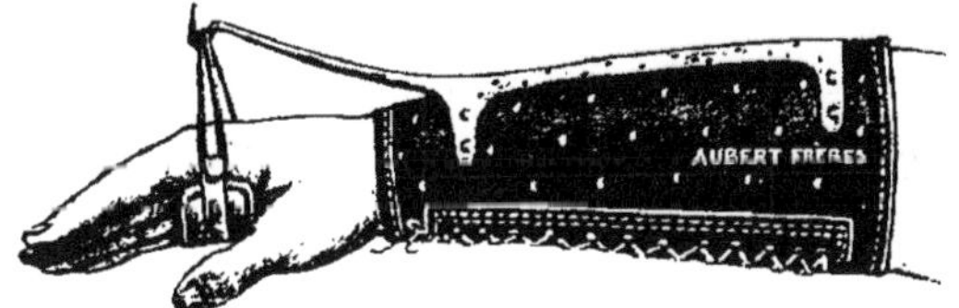

FIG. 201. — Appareil à traction élastique.

crochet reçoit un tracteur qui relève un cercle palmaire L'extension est donc très souple et parfaitement supportée (fig. 201).

L'appareil ci-dessous (fig. 202) fait l'extension d'une

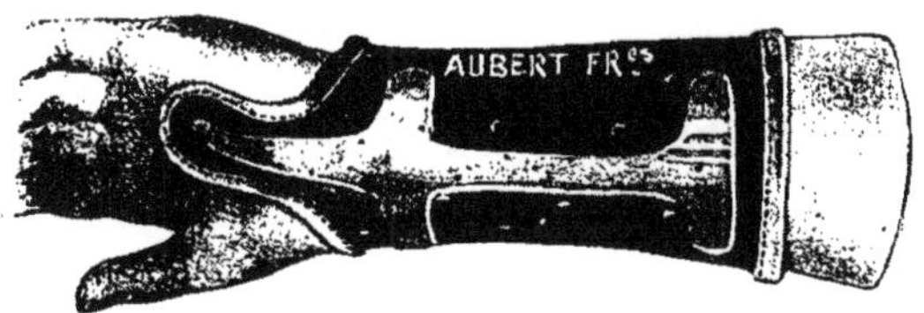

FIG. 202. — Appareil moulé rigide.

manière rigide ; l'attelle se prolonge jusqu'à la face palmaire pour relever la main ; l'extrémité de cette attelle est étroite, légèrement bombée en son milieu afin de ne pas gêner l'exercice des doigts.

RADIUS CURVUS

L'appareil de Hoffa (fig. 203) appliqué pour les subluxations progressives du poignet consiste en une gaine antibrachiale moulée façon Hessing ; deux attelles latérales vissées s'articulent suivant l'axe radio-carpien avec une gaine palmaire ; les deux attelles sont munies d'une charnière permettant, grâce à des coulisses de fixation, de placer la main dans la position d'élection relativement au varus ou valgus ; elles portent un cercle recevant une traction en croix, destinée à faire de l'extension, la gaine antibrachiale faisant la contre-extension radiale.

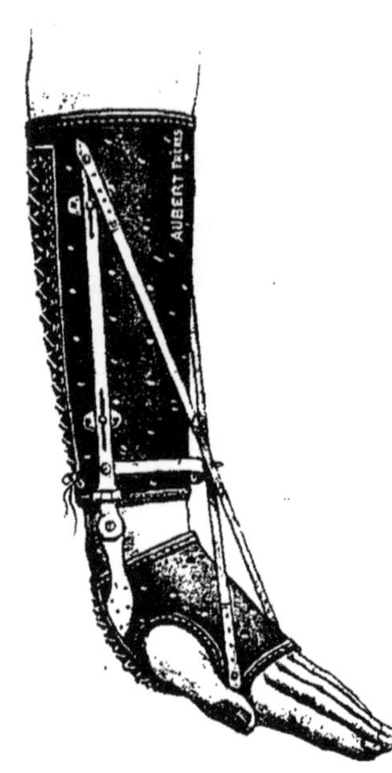

FIG. 203. — Appareil moulé de Hoffa.

L'appareil du **Dr Nové-Josserand** (fig. 204) procède d'une autre manière : il relève le talon de la main et exerce une pression douce et continue sur la face dorsale de l'épiphyse radiale inférieure, grâce à un caoutchouc placé sous l'enveloppe moulée.

Cet appareil a toujours donné satisfaction aux médecins qui nous l'ont demandé.

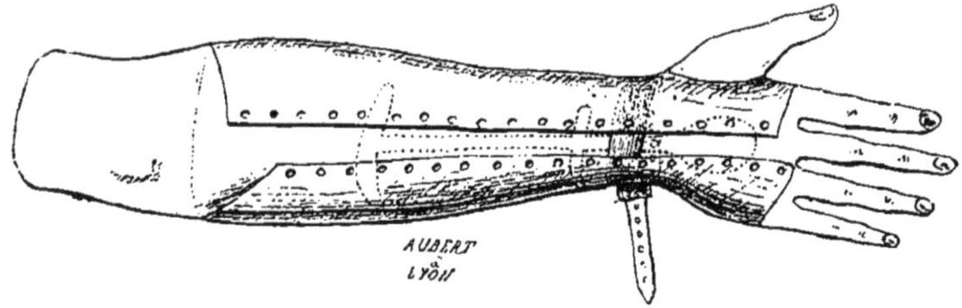

FIG. 204. — Appareil du Dr Nové-Josserand.

KYSTES DU POIGNET

L'appareil ci-après (fig. 205) pour la compression des

kystes synoviaux est muni d'une tuile en acier qui prend point d'appui sur l'avant-bras ; il possède en outre un collier à charnière où est fixée une pelote à vis de pression.

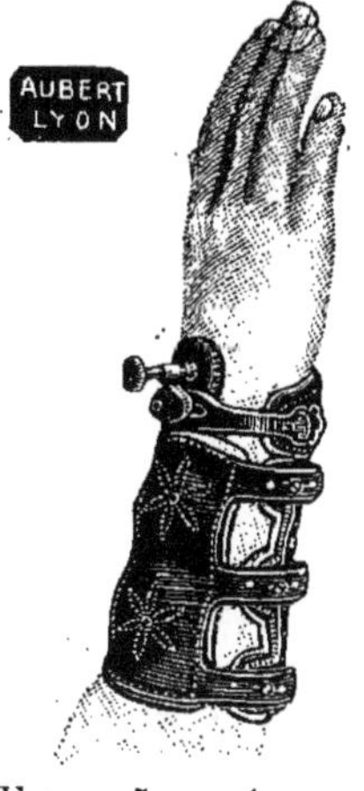

Fig. 205. — Appareil pour kystes du poignet.

VIII. — MAIN

MAIN BOTE

Nous présentons figure 206 un appareil imité de celui du Dr Martin : il agit par une traction élastique continue ; il se compose d'une gaine antibrachiale en cuir moulé portant une attelle se prolongeant bien au-dessous de la face palmaire ; une seconde gouttière moulée sur le dos de la main est attirée vers l'attelle par une bande élastique ; la traction doit être **faible** et s'exercer **d'une façon absolument continue.** Cet appareil s'applique pour les mains botes congénitales. Quand la déviation de la main est la conséquence d'une malformation des os de l'avant-bras, nous employons alors l'appareil décrit pour l'absence congénitale des os de l'avant-bras (fig. 199).

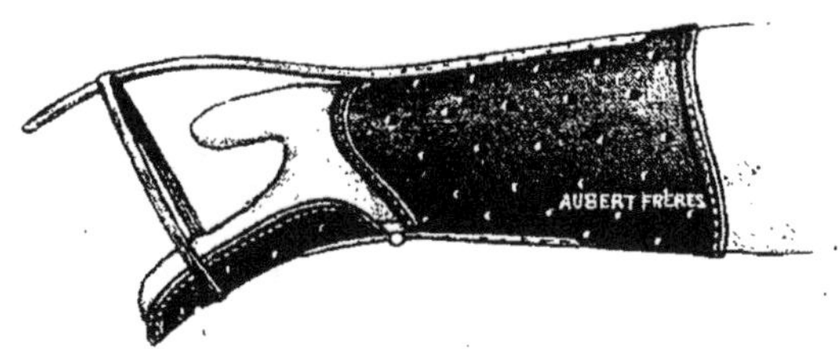

Fig. 206. — Appareil du Dr Martin.

RAIDEURS DES ARTICULATIONS DES DOIGTS

Ces raideurs sont généralement amenées par la rétraction des muscles fléchisseurs des doigts ou par des

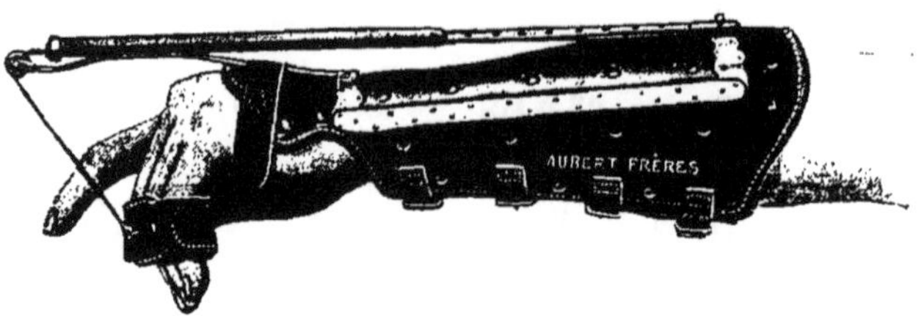

FIG. 207. — Appareil à extension élastique des doigts.

rétractions cicatricielles. Le problème consiste donc à **faire de l'extension.**

Il nous a semblé que l'appareil à forces élastiques

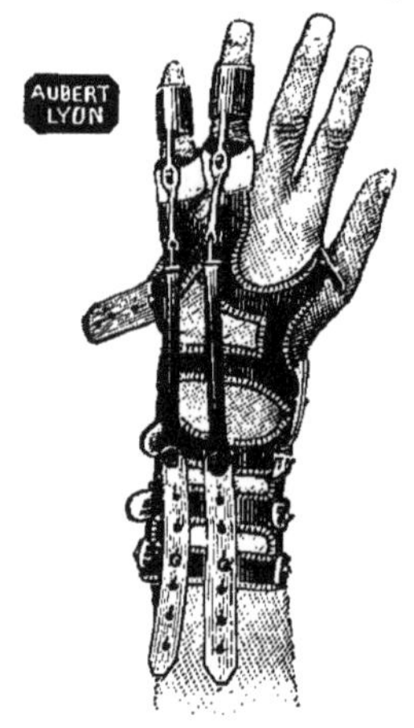

FIG. 208. — Appareil à extension élastique des annulaire et auriculaire.

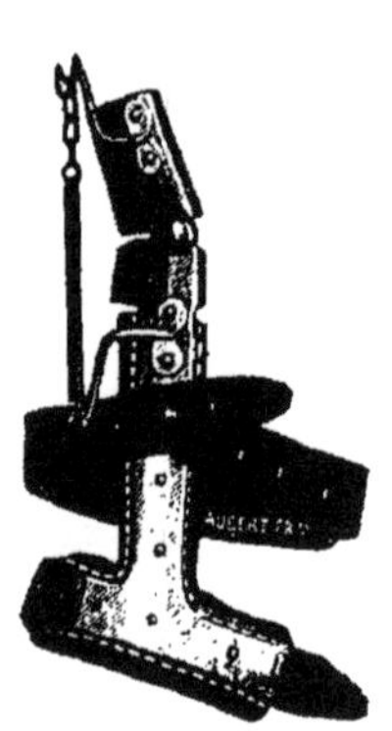

FIG. 209. — Appareil élastique pour adduction de l'auriculaire.

donnait les meilleurs résultats. Nous en présentons deux modèles (fig. 207 et 208). Dans ces appareils, il est nécessaire pour agir sur les doigts de mettre le poignet le plus possible en extension, **car la flexion relâche les fléchisseurs.**

D'ailleurs, ces deux modèles sont susceptibles de modifications pour les cas particuliers que les médecins voudront bien nous soumettre, mais, d'une façon générale, ils se composent d'une gaine antibrachiale allant jusqu'à la face dorsale de la main qu'elle met en extension et qui porte une série de leviers métalliques servant de points d'attache à des tracteurs élastiques ; la partie délicate de tous ces appareils est donc surtout de disposer les tracteurs de façon à bien s'opposer aux muscles rétractés.

Citons enfin l'appareil (fig. 209) que nous avons appliqué avec succès **pour adduction de l'auriculaire** ; il comprend trois segments de gouttières correspondant aux phalanges, phalangines et phalangettes et réunis par des articulations. A chaque extrémité, il y a un crochet, et un ressort rapproche ces deux crochets pour l'abduction. Bien toléré, cet appareil a amené le redressement chaque fois que nous avons eu l'occasion de l'employer.

CRAMPE DES ÉCRIVAINS

Pour permettre d'écrire aux malades atteints de con-

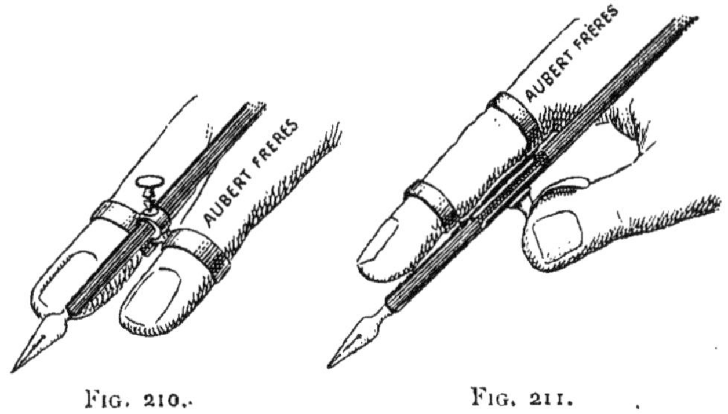

Fig. 210. Fig. 211.

traction involontaire de certains muscles moteurs des doigts ou de la main, nous faisons des appareils qui varient beaucoup, selon les doigts intéressés ; mais, en général, c'est surtout pour la crampe limitée au pouce et à l'index qu'on y a recours.

Nous présentons, figures 210 et 211, deux modèles pratiques et légers qui rendent de signalés services.

Mesures pour confectionner nos appareils des membres supérieurs.

1° **Appareil de Tiemann, appareils pour les contractures et raideurs de l'épaule** : *nous donner le moulage du bras, de l'épaule et du thorax ;*

2° **Appareils pour la paralysie et pour les luxations de l'épaule** : *moulage de l'avant-bras, du bras et de l'épaule, circonférence à la racine du bras non malade et tour de poitrine ;*

3° **Appareil de Schussler** : *circonférence à la racine du bras malade et tour de poitrine ;*

4° **Appareil pour pseudarthrose du bras** : *moulage du bras et de l'avant-bras, tour de poitrine ;*

5° **Appareil pour arthrite du coude** : *moulage du bras et de l'avant-bras, pris à angle droit ;*

6° **Appareils pour contractures et raideurs du coude, pour cubitus valgus ou varus** : *moulage du bras et de l'avant-bras (bien préciser le modèle désiré) ;*

7° **Appareils pour pseudarthrose de l'avant-bras et pour absence congénitale des radius et cubitus** : *moulage du bras, de l'avant-bras et de la main ;*

8° **Appareils pour arthrite du poignet, pour contractures et raideurs du poignet, pour le radius curvus, pour raideurs des articulations des doigts** : *moulage de la main et de l'avant-bras, le poignet mis en hyperextension (bien préciser le modèle désiré en nous rappelant le numéro de la figure) ;*

9° **Appareils pour kystes du poignet, pour la main bote** : *moulage de la main et de l'avant-bras ;*

10° **Appareils pour adduction de l'auriculaire et pour la crampe des écrivains** : *donner le moulage de la main.*

Nota. — *Afin de faciliter l'exécution des moulages nécessaires à la confection de nos appareils, nous envoyons exclusivement aux médecins nos bandes plâtrées, qui offrent l'avantage d'une dessiccation rapide et d'un modelage parfait.*

Enfin, lorsque le médecin traitant préfère nous laisser le soin des mensurations, **nous nous déplaçons** *aux plus justes conditions.*

IX. — BASSIN

RELACHEMENT DES SYMPHYSES DU BASSIN

Dans les cas de relâchement des symphyses du bassin

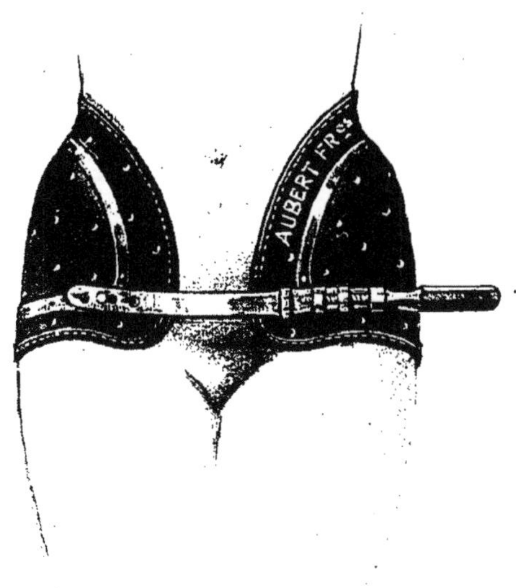

Fig. 212. — Appareil moulé pour écartement des symphyses du bassin.

nous appliquons souvent une ceinture pelvienne, en cuir

moulé façon Hessing, c'est-à-dire armée de nervures acier sus-iliaques et sus-trochantériennes. Ces deux nervures se réunissent en avant au niveau de l'épine iliaque antéro-supérieure; postérieurement, elles se coudent à angle droit pour suivre le sacrum sur lequel elles s'appuient; deux traverses postérieures et horizontales réunissent les deux moitiés de ceinture. En avant une **vis de rappel à charnière et amovible** rapproche les deux moitiés pour permettre le degré de serrage supportable. La figure 212 montre le dispositif antérieur de l'appareil.

Il est évident que pour la confection de cette ceinture un moulage très précis du bassin est nécessaire, ce moulage étant établi suivant la technique indiquée avec la mise en valeur des reliefs osseux.

Mesures à prendre pour cette ceinture.

Nous donner le moulage très exact de toute la région pelvienne.

X. — HANCHE

LA COXALGIE

Comme pour le mal de Pott, nous distinguerons de suite les appareils appliqués pendant l'évolution de la maladie de ceux employés pendant la convalescence.

Appareils de traitement.

Deux catégories d'appareils se partagent les suffrages des médecins; ce sont les **appareils de décubitus** d'une part et les **appareils moulés** d'autre part; nous ne parlerons pas ici des appareils américains permettant la méthode ambulatoire comme traitement, car la plupart de ceux-ci, très bons théoriquement, n'ont pas donné, de l'avis même des chirurgiens, les effets thérapeutiques que l'on en attendait, par suite de l'insuffisance des points de fixation.

Parmi les appareils de décubitus, nous présenterons la gouttière de Bonnet, notre gouttière nouveau modèle et le cadre de Phelps.

Comme appareils moulés, nous citerons ceux des docteurs Ducroquet et Lorenz.

La **gouttière de Bonnet** (fig. 213) est à cadre métallique garni et pourvue d'un matelas de crin très serré. Le malade étant couché sur le dos, le centre du trou doit correspondre à l'anus et les pieds doivent arriver à peu près au milieu des ailettes podaliques, dont le but est d'éviter une rotation défectueuse des jambes.

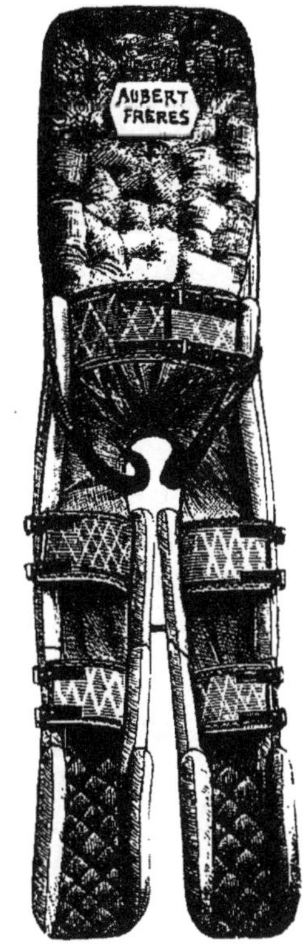

FIG. 213. — Gouttière de Bonnet.

La décharge étant obtenue par le décubitus dorsal, il reste à compléter l'immobilisation par l'adjonction d'une guêtre que nous présenterons un peu plus loin.

Quelquefois, les chirurgiens nous demandent la **gouttière de Bonnet avec jambes mobiles et vis abductrice**. Ce modèle que représente la figure 214 permet la fixation des cuisses chacune au degré d'abduction désiré grâce à une articulation placée à la racine de chaque cuisse et à la vis médiane. On peut donc bien localiser l'abduction sur l'un ou l'autre côté.

La flexibilité de la gouttière Bonnet dont le cadre est métallique et l'enfoncement du bassin qui se produit toujours au trou anal sont deux inconvénients assez

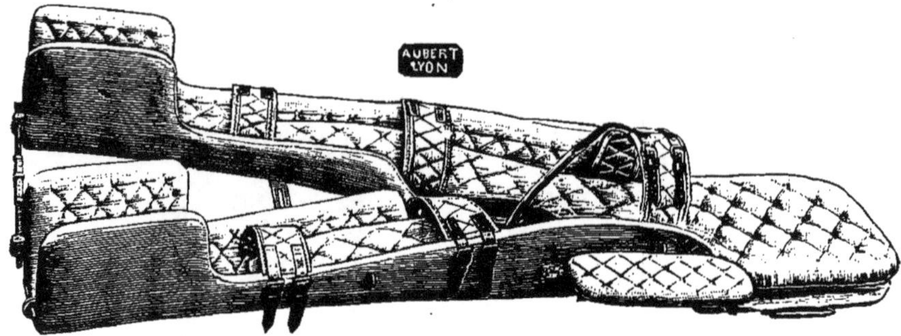

FIG. 214. — Gouttière de Bonnet à jambes mobiles et vis abductrice.

importants ; c'est pourquoi nous avons créé **notre nouveau modèle de gouttière** dans le but de les éviter.

Cet appareil (fig. 215) comprend un cadre de bois avec matelas de crin, très serré, de 8 à 9 centimètres d'épais-

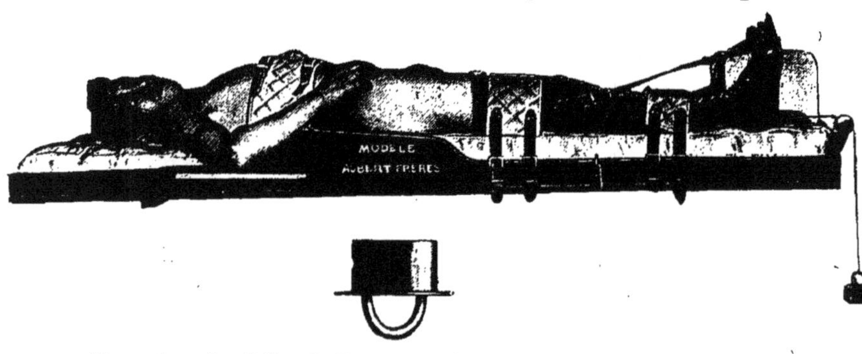

FIG. 215. — Gouttière de Bonnet modifiée. Mod. Aubert frères (déposé)

seur. Des ailettes podaliques et des accoudoirs complètent l'appareil.

Grâce au cadre de bois, nous supprimons la flexibilité. D'autre part, un bouchon maintenu par des taquets arrive à la hauteur du matelas et réalise ainsi un plan de repos **sans solution de continuité**. Grâce à ce bouchon, nous supprimons ainsi l'enfoncement du bassin, qui amènerait une ensellure lombaire et, par suite, la flexion du fémur.

Quand le malade veut aller à la selle, on retire le bouchon précité, que l'on remplace alors par un récipient de même forme et même dimension. Enfin, le matelas de crin étant amovible, on peut nettoyer facilement la gouttière en séparant ses deux parties, le cadre et le coussin. Ce point est capital quand il s'agit d'un traitement toujours assez long comme celui de la coxalgie.

Nous présentons donc cette gouttière comme la plus pratique et la plus hygiénique ; avec celle-ci, pas de flexibilité possible, pas d'enfoncement du bassin, mais au contraire **rigidité absolue du cadre, plan résistant au trou anal** et enfin **propreté et hygiène.**

Guêtre de traction. — A ces gouttières, on ajoute pour le traitement de la coxalgie une **guêtre de traction** du côté affecté. Cette guêtre (fig. 295) partant du pied monte jusqu'à mi-cuisse ; elle est en peau de chien à la fois souple et forte et elle est doublée avec de la

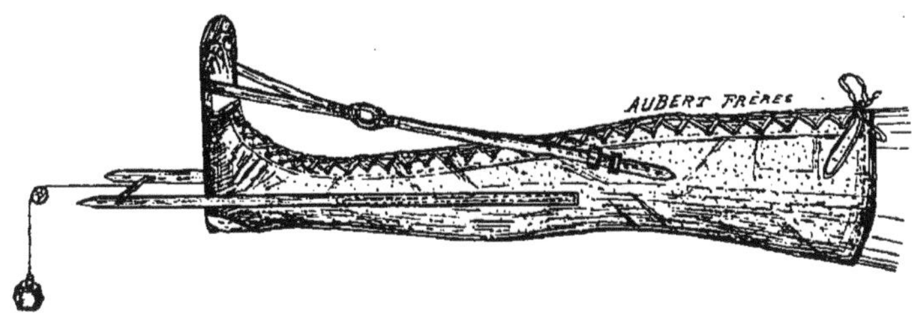

FIG. 295. — Guêtre de traction. Mod. Aubert frères.

peau de chamois. Deux courroies fixées sur les côtés portent inférieurement un crochet qui servira à la traction ; une semelle métallique, maintenue par un laçage adhérente au pied, possède à l'avant deux tracteurs dont l'effet est d'éviter l'équinisme c'est-à-dire de maintenir le pied toujours à l'équerre ; de cette façon, l'**extension se fera sentir directement sur l'axe de la**

jambe. D'ailleurs la figure montre assez bien le dispositif d'ensemble. Ajoutons que cette guêtre est supportée très facilement grâce à son adaptation sur la plus grande partie de la jambe.

Enfin, pour la clientèle nécessiteuse, nous plaçons le

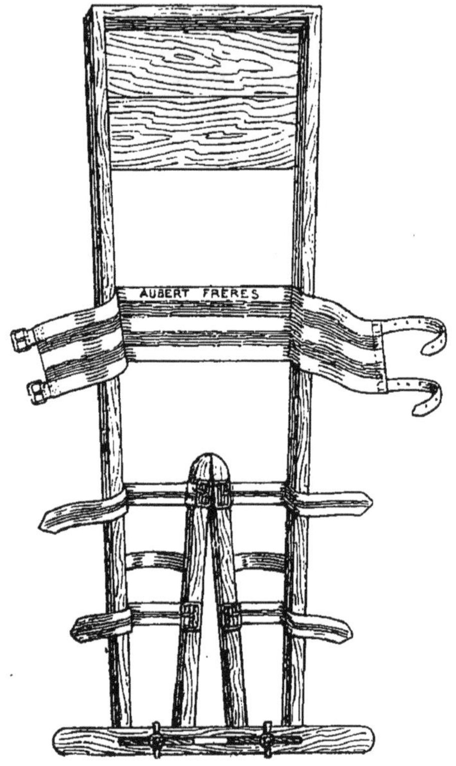

FIG. 141. — Cadre de Phelps.

cadre de Phelps (fig. 141) qui porte des sangles transversales, grâce auxquelles le malade est soutenu pour les soins de propreté. Il est évident que ce cadre doit reposer sur un matelas très serré et placé lui-même sur une planche, car cet appareil joue uniquement le rôle d'organe de suspension tout en laissant le malade immobilisé.

L'**appareil moulé du Dr Ducroquet** (fig. 216) ne permet pas la marche et le malade doit rester au lit. Son but est l'immobilisation absolue de la hanche ; c'est un tuteur partant des crêtes iliaques et allant jusqu'au pied. Antérieurement il est ouvert de la racine de la cuisse jusqu'en bas, **mais une solide genouillère moulée** s'oppose énergiquement au moindre mouvement du fémur. Du côté non malade, il y a un sous-cuisse. Cet appareil est moulé en cuir ou en celluloïde d'une seule pièce, ce qui lui donne une très grande rigidité ; la partie pelvienne doit être rigoureusement adaptée, elle doit bien emboîter les crêtes iliaques et s'appuyer sur le sacrum en serrant fortement sur les fosses iliaques.

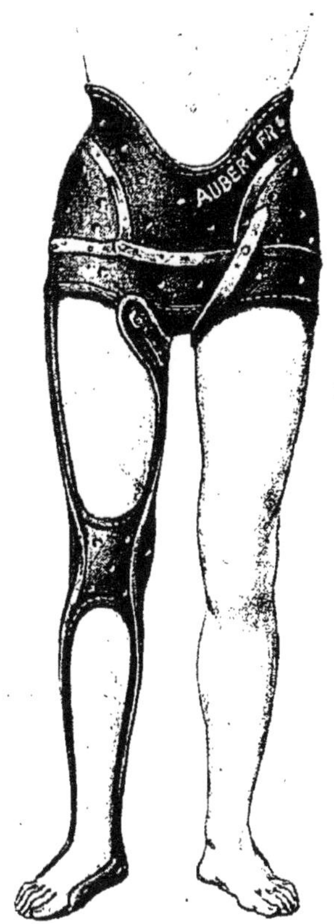

Fig. 216. — Appareil du Dr Ducroquet pour coxalgie au début.

La partie podalique s'oppose à toute rotation et la genouillère prévient la moindre flexion. Enfin, l'abduction-adduction est combattue par l'armature métallique qui soutient la partie moulée.

L'**appareil de Lorenz** procède un peu de la même manière avec moins d'immobilité et plus d'abduction ; c'est une gouttière moulée, cellulo ou cuir dur, embrassant les deux jambes jusqu'au-dessous du genou du côté malade et s'arrêtant aux condyles du côté sain. La partie plastique, qu'elle soit en cuir ou en celluloïde, est évidemment renforcée par des nervures en acier trempé ; des sangles pelviennes et fémorales ferment l'appareil.

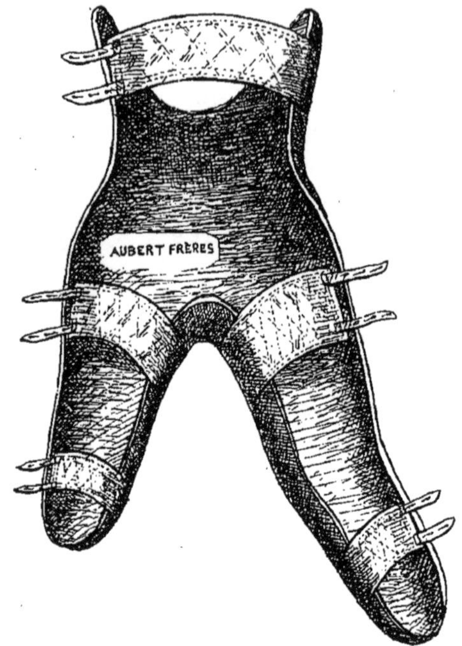

FIG. 217. — Lit moulé de Lorenz.

Pour cette gouttière, la jambe aura été **moulée en forte abduction** (fig. 217).

Appareils appliqués pendant la convalescence.

Nombreux sont les appareils qui ont été tentés pour la période de convalescence, mais nous éliminerons systématiquement tous ceux qui nous paraissent mal établis pour ne présenter que ceux répondant bien à leur fonction. Le but de tout appareil étant principalement de prolonger l'immobilité pendant la marche, il importe que le bassin et la partie crurale soient moulés selon notre technique avec la mise en valeur de toutes les parties osseuses nécessaires à l'établissement des points de pression dans tous les plans et des points de contre-rotation. Voilà pourquoi **nous rejetons d'emblée les appareils avec ceinture étroite et ceux dont la cuisse est constituée par des attelles avec cercles.**

Nous présenterons tout d'abord la **cuirasse pelvi-fémorale.** Cet appareil (fig. 218) est en cuir ou cellulo, moulé d'une seule pièce et armé de nervures acier très fortes, surtout dans le sens de la flexion et de l'adduction. Il part de la région sus-iliaque et s'arrête au niveau des condyles fémoraux. Le bassin est très serré, les crêtes iliaques bien coiffées; enfin, un sous-cuisse du côté sain s'oppose à l'élévation de la ceinture dudit côté. Le laçage est antérieur.

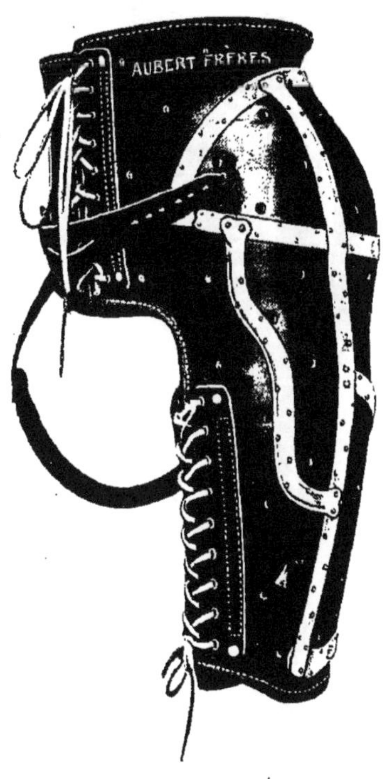

Fig. 218. — Cuirasse pelvi-fémorale moulée.

Les condyles, fortement serrés, s'opposent à la rotation et à la flexion du fémur. Postérieurement, le cuissard est fortement dégagé pour faciliter la flexion tibiale. Afin de bloquer l'articulation coxo-fémorale d'une façon parfaite, nous plaçons sur le devant un montant très fort qui s'oppose à toute flexion.

Certains médecins nous demandent cet appareil avec laçage postérieur, préférant qu'il n'y ait sur le devant aucune solution de continuité pour donner une rigidité absolue dans le plan antéro-postérieur.

Quand le genou présente une certaine laxité dans

un plan frontal faisant craindre un genou valgum ou recurvatum, il est bon de prolonger cette cuirasse jusqu'au pied par deux attelles latérales avec cercles et articulées aux malléoles et au genou. Nous avons alors l'appareil ci-contre (fig. 219).

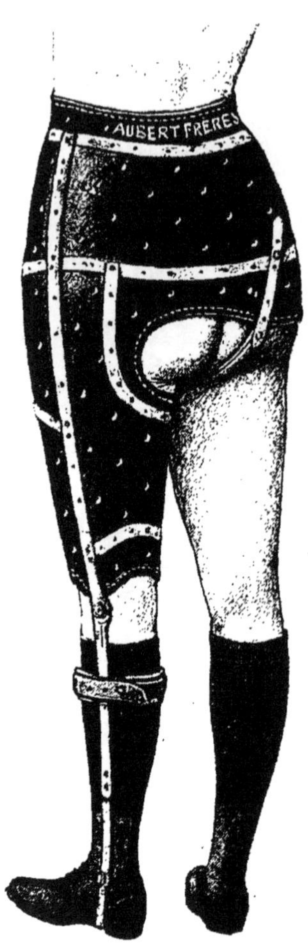

Fig. 219. — Cuirasse pelvi-fémorale moulée avec tuteur.

L'articulation du genou mobile seulement dans le sens de la flexion s'oppose aux mouvements de latéralité et un ergot détermine l'extension maximum.

L'appareil du Dr Ducroquet comprend deux parties très distinctes : l'appareil d'immobilisation et celui de décharge. Quand il n'y a pas eu d'ulcération compressive, dit le Dr Ducroquet, on peut faire marcher le malade avec appui direct, et l'on ne se sert que de l'appareil immobilisateur. Mais, lorsqu'il y a eu ulcération compressive, on applique les deux tuteurs (fig. 220 et 220 *bis*). Le premier est une cuirasse pelvi-fémoro-jambière à laçage postérieur pour bien s'opposer à la flexion de la cuisse. Un sous-cuisse de contre-adduction est fixé du côté sain. L'appareil s'arrête inférieurement au-dessus des chevilles, si l'on a pu bien modeler les condyles pour le point de contre-rotation, sinon il comprend une sandale articulée aux malléoles. Cet appareil est en cuir ou cellulo moulé d'une seule pièce et armé de nervures acier et il doit s'appliquer très exactement de partout. Le deuxième

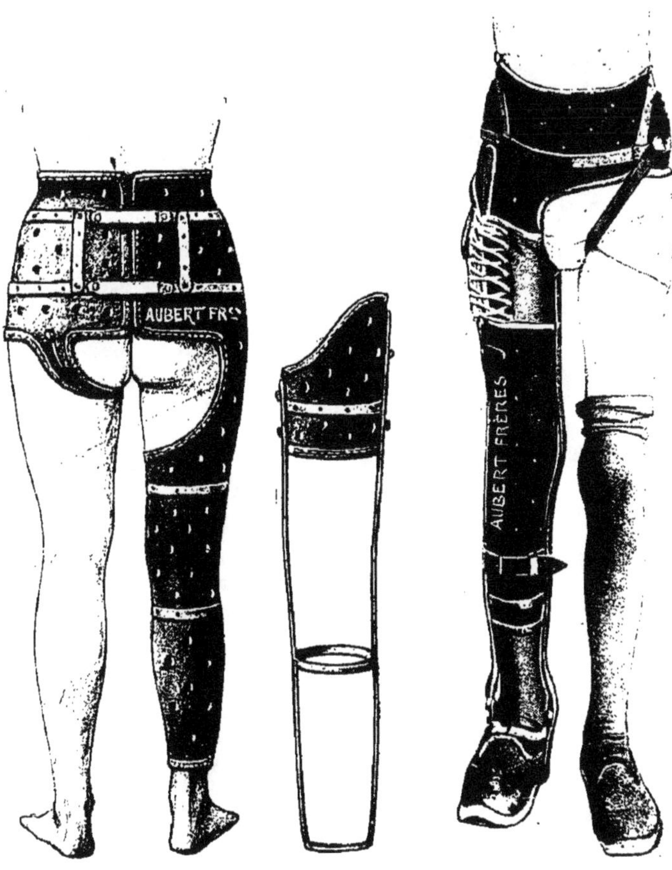

FIG. 220. — Appareil d'immobilisation et de décharge du Dr Ducroquet.

FIG. 220 *bis*.

FIG. 221. Le même appareil appliqué.

tuteur ou appareil de décharge consiste en un grand étrier avec cuissard ischiatique qui surélève l'ischion malade de façon que le pied ne touche pas terre ; une semelle du côté sain rétablit d'autre part l'horizontalité pelvienne.

On obtient donc avec ce double appareil l'immobilité

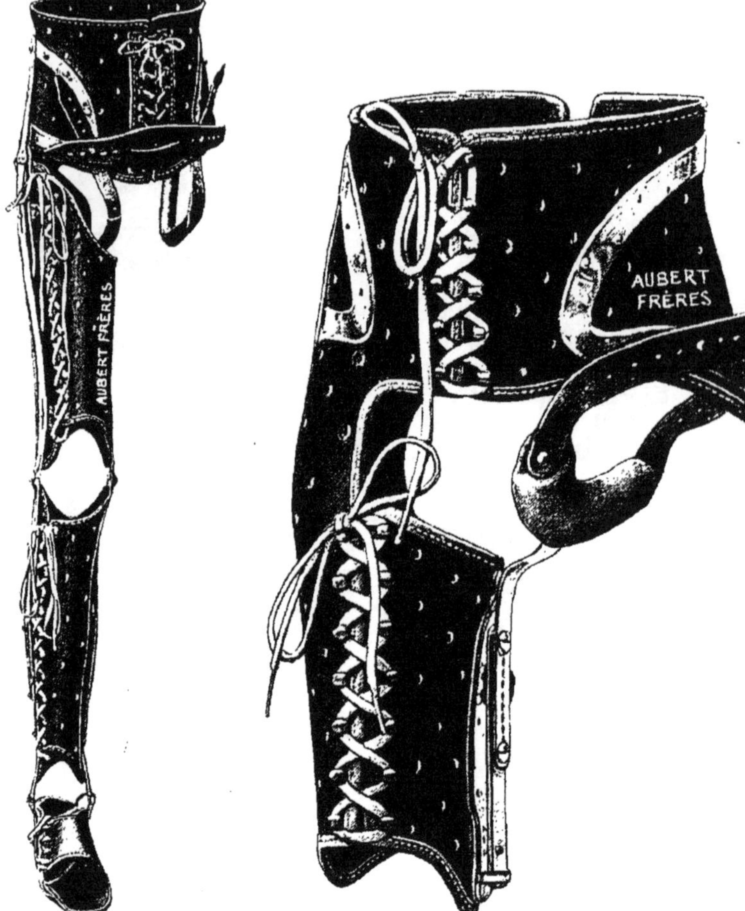

FIG. 222. — Appareil coxalgique de Hessing modifié.

FIG. 223. — Cuirasse pelvi-fémorale de Lorenz.

absolue et la décharge complète puisque le pied du côté affecté ne repose pas à terre.

Présentons encore l'**appareil de Hessing modifié** (fig. 222) : il comprend une ceinture pelvienne moulée avec cuissard, jambière et sandale, également moulés ;

le tout est réuni par des attelles mobiles au genou et aux malléoles, mais rigide à la hanche. La modification apportée réside dans la ceinture pelvienne, qui est en cuir moulé, soutenu par les bagues sus-iliaques et sus-trochantériennes de Hessing.

Enfin, citons la **cuirasse de Lorenz** (fig. 223) : c'est notre cuirasse pelvi-fémorale dans laquelle le lac périnéal est remplacé par une tige ischio-condylienne ; cette tige se termine par un-arc fortement garni qui s'appuie sur l'ischion opposé ; elle est à coulisse pour permettre la fixation à différentes longueurs.

Il est évident que la cuisse, pour se rapprocher de l'autre, doit diminuer la distance ischio-condylienne ; mais notre arc-boutant s'y opposant par la rigidité de sa tige s'opposera de ce fait à l'adduction.

Chaise coxalgique. — Nous présentons figure 224 une chaise pour coxalgie qui permet la station assise aux personnes ayant une hanche malade immobilisée par un plâtre ou un appareil orthopédique. Sa fabrication est robuste ; différents coussins adoucissent la brutalité du bois. C'est la chaise rationnelle qui devrait accompagner tout appareil coxalgique.

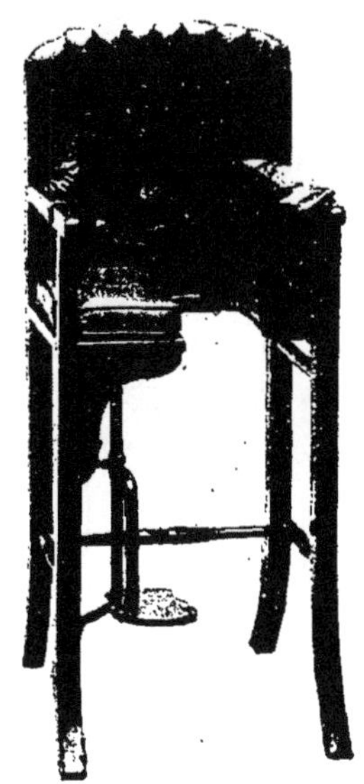

Fig. 224.
Chaise coxalgique.

Nous avons terminé la présentation des appareils employés pendant le traitement et la convalescence de la coxalgie ; il reste encore à examiner ceux destinés à la correction des attitudes vicieuses une fois la guérison obtenue. Pour rester fidèles à notre plan nous parlerons de ces appareils dans l'article suivant.

Nota. — *Pour les mesures, voir page 226.*

CONTRACTURES ET RAIDEURS

C'est surtout pour la correction des attitudes vicieuses que l'on a recours aux appareils orthopédiques dans les cas de raideurs de la hanche. Les attitudes vicieuses se font surtout par l'adduction, la flexion et la rotation externe.

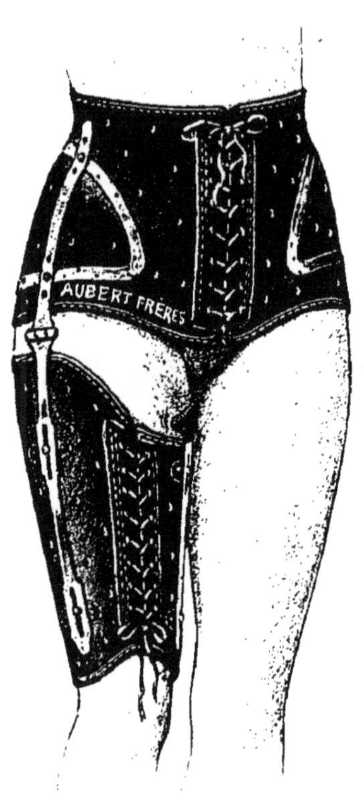

FIG. 225. — Appareil moulé abducteur.

L'appareil **abducteur** comprend une ceinture pelvienne très exactement moulée et un cuissard également moulé emprisonnant les condyles ; afin que le cuissard ne remonte pas sur la cuisse, il est nécessaire de le retenir en bas par deux attelles jambières articulées au genou et aux malléoles et par une semelle ou bien de déterminer un appui ischiatique dont l'attelle pourra s'allonger d'autant plus qu'on fera davantage d'abduction. C'est ce deuxième dispositif, plus léger, qui est représenté ci-contre (fig. 225).

La ceinture et le cuissard sont réunis par un très fort montant à charnière abductrice placée au niveau du centre de la tête fémorale. Cette charnière, ne pouvant être mise sur l'axe physiologique du mouvement abduction-adduction, ne permet l'écartement de la cuisse que

par l'abaissement de l'attelle crurale sur le cuissard. Aussi, nous faisons ces attelles à coulisses de manière qu'on puisse les visser sur le cuir à différents niveaux.

On comprend alors le fonctionnement : veut-on, par exemple, augmenter l'abduction ? On desserre les vis fixatrices, on écarte la cuisse et l'on visse à nouveau l'attelle au niveau correspondant sur le cuir crural qui est lui-même fixé par l'appui ischiatique (ou podalique, si la contre-ascension est assurée par les attelles jambières et la semelle). Sans le vissage du montant crural le centre de la charnière deviendrait le centre du mouvement, qui serait alors impossible puisque son centre physiologique est celui de la tête fémorale ; en suivant cette charnière mécanique, **la cuisse devrait, en effet, se détacher du tronc.**

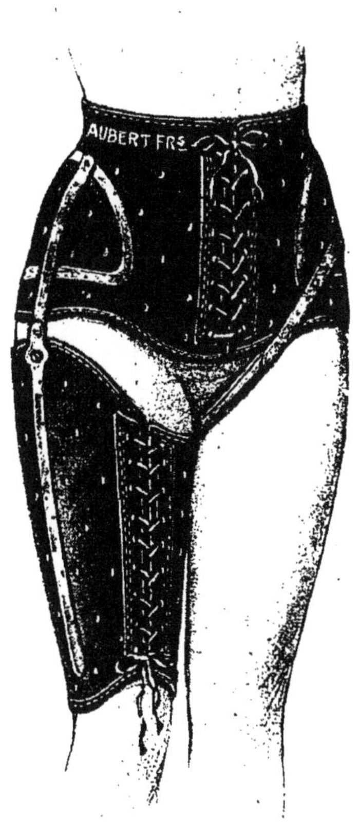

FIG. 226. — Appareil moulé extenseur.

L'**appareil extenseur** (fig. 226) est le même appareil que précédemment, mais les deux attelles externes sont articulées dans le plan antéro-postérieur au niveau de l'axe de la tête fémorale et l'appareil s'arrête au genou. Ici, le centre mécanique est sur l'axe physiologique ; les attelles peuvent donc être fixées au cuissard. Un secteur avec vis permet le redressement progressif en fixant la hanche dans des positions successivement améliorées.

Pour lutter contre la rotation, nous pensons qu'il est préférable **de prendre le pied**, car les condyles sont souvent aléatoires comme points de contre-rotation.

Là encore, nous avons introduit une modification importante : l'axe de rotation étant vertical, nous ne pouvons pas placer d'articulation sur ledit axe. Si nous faisons tourner le fémur, nous constatons un déplacement de l'attelle externe sur le cuissard ; mais ce déplacement est, cette fois, circonférentiel et non longitudinal comme dans l'abduction. Nous plaçons alors sur le cuissard **deux cercles avec des trous taraudés**, grâce auxquels, en vissant l'attelle externe à un trou ou à un autre, on peut déterminer la rotation désirée. La figure ci-contre (fig. 227) montre d'ailleurs parfaitement le dispositif de l'appareil construit conformément aux lois physiologiques : point capital en mécanique orthopédique.

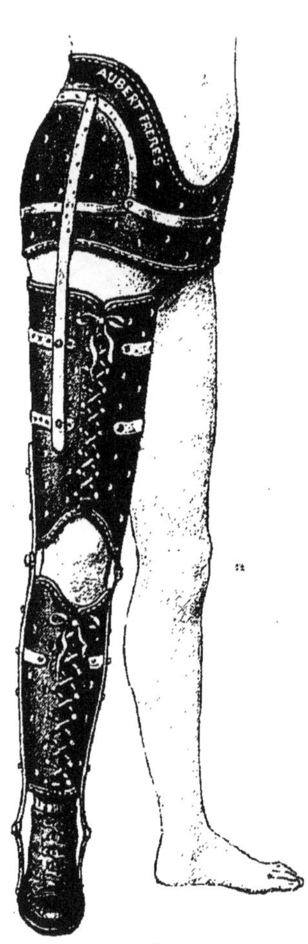

Fig. 227. — Appareil moulé contre la rotation.

On peut, d'ailleurs, dans un seul et même appareil, lutter à la fois contre l'adduction, contre la flexion et contre la rotation : il n'y a qu'à disposer pour cela les attelles externes et les nervures du cuissard de façon à permettre la correction suivant les trois directions.

Citons encore **deux appareils modèles du Dr Gangolphe** destinés à des ankyloses fibreuses serrées des deux hanches. Le premier fait l'abduction double par tractions élastiques, le second par une vis double d'écartement.

L'**appareil à tractions élastiques** (fig. 228) comprend deux gouttières jambières internes en cuir moulé

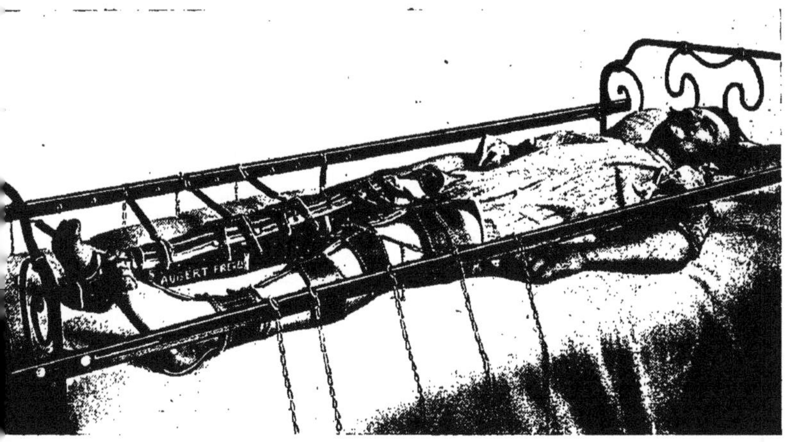

Fig. 228. — Appareil du Dr Gangolphe, à tractions élastiques pour ankylose fibreuse des deux hanches.

armé de nervures acier fixées aux membres par des courroies, ces gouttières remontant jusqu'au haut de la cuisse. Deux barres de fer en U munies de crochets sont fixées au lit; de forts tracteurs élastiques dont la tension est réglée par des chaînettes attirent ces gouttières contre les barres, faisant ainsi de l'abduction double.

Le **second appareil** (fig. 229) comprend également deux gouttières jambières internes en cuir moulé armé de nervures acier et remontant jusqu'au haut de la jambe. Mais ces deux gouttières sont alors munies de deux vis d'écartement (l'une à la cuisse, l'autre à la jambe), grâce auxquelles on peut mesurer avec toute la modération nécessaire l'abduction des deux membres.

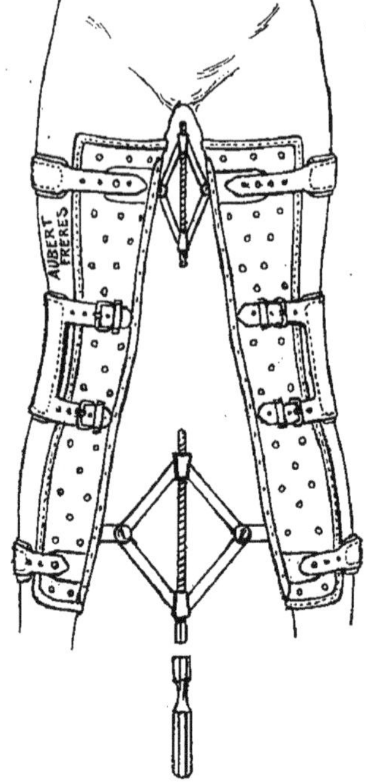

FIG. 229. — Appareil du Dr Gangolphe à vis abductrices.

COXA-VARA

« A la période où la déformation se produit et qui est marquée par l'existence de phénomènes douloureux, par l'apparition de raideurs, de l'attitude caractéristique du membre et de la claudication, il faut soustraire l'épiphyse fémorale supérieure à l'action nocive du poids du corps[1]. »

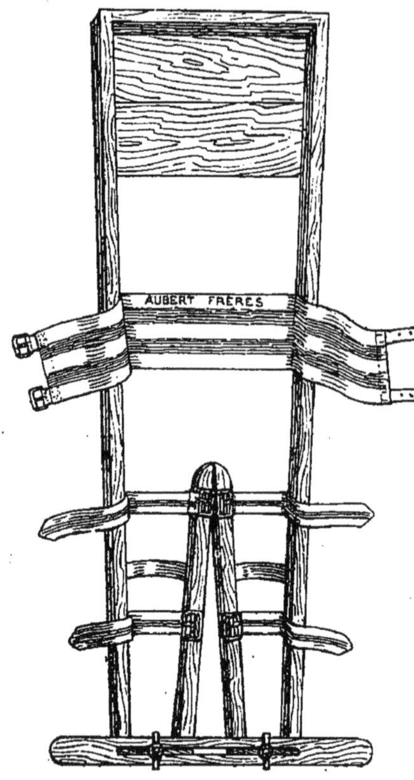

FIG. 141. — Cadre de Phelps.

Nous appliquons donc dans ce cas le **cadre de Phelps** (fig. 141) dont nous avons déjà donné la description et

[1] Berger et Banzet, *Chirurgie orthopédique*, 1904.

qui permet de faire l'abduction dans le décubitus dorsal. On peut y ajouter notre guêtre pour l'extension qui, partant du pied, remonte jusqu'à mi-cuisse.

Pour ne pas prolonger trop longtemps le décubitus, le Dr Nové-Josserand conseille le port d'un **tuteur ischiatique abducteur** [1].

PARALYSIE

Le but de tout appareil orthopédique appliqué pour la paralysie est d'immobiliser l'articulation coxo-fémorale.

Notre cuirasse pelvi-crurale que nous plaçons pour la coxalgie trouve donc son emploi ici, s'il s'agit de la paraylsie isolée des fessiers et des pelvi-trochantériens. Cet appareil est représenté figure 218. Mais, comme « dans la plupart des cas les symptômes de la hanche paralytique sont dus à l'extension à la partie supérieure du membre d'une paralysie infantile qui atteint celui-ci dans son ensemble [2] », **il est souvent utile de faire descendre l'appareil jusqu'au pied** en immobilisant le genou et en limitant à angle droit l'extension du pied ballant.

Nous plaçons alors l'appareil (fig. 230) comprenant une ceinture moulée, et un tuteur de la jambe à attelles internes et externes réunies par des cercles. Les articulations du genou et de la hanche sont fixes et une bonne genouillère s'oppose à la flexion du genou. A l'articulation malléolaire, un ergot s'oppose à l'équinisme sans limiter la flexion dorsale du pied ; cette articulation est donc mobile. Cet appareil peut d'ailleurs être muni de verrous

[1] Nové-Josserand et Denucé, *la Pratique des maladies des enfants*, 1913.

[2] Nové-Josserand, *Précis d'Orthopédie*, 1905.

pour faciliter la station assise, mais ceux-ci ne sont adaptés que si le médecin nous le demande.

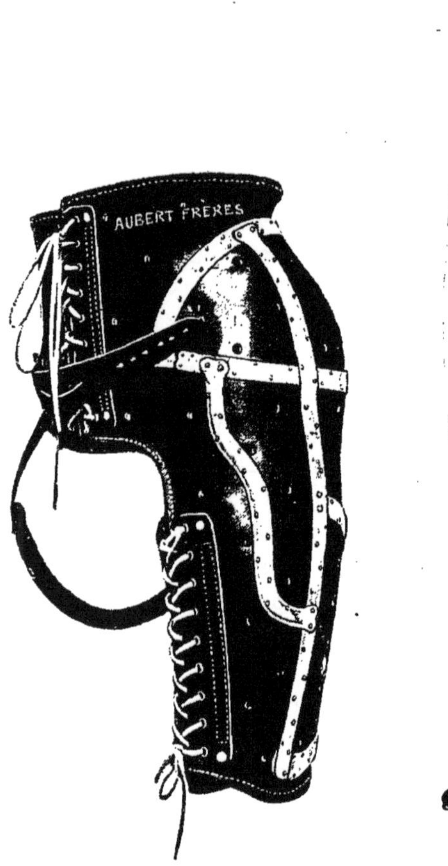

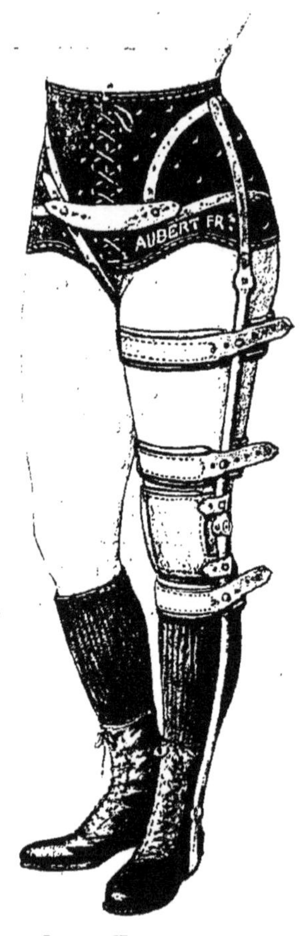

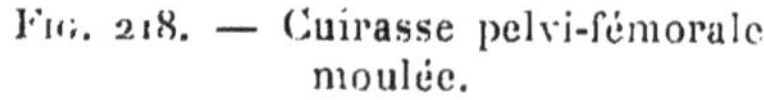

FIG. 218. — Cuirasse pelvi-fémorale moulée.

FIG. 230. — Tuteur à ceinture moulée pour la hanche paralytique.

Enfin, lorsque la paralysie s'étend à la musculature du tronc, nous surajoutons généralement **notre corset de maintien** avec montants latéraux et béquillons sous-axillaires (fig. 163), mais celui-ci reste indépendant du

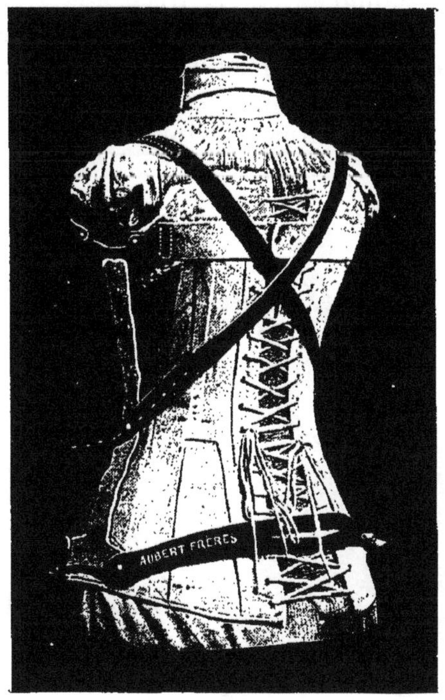

FIG. 163. — Corset de maintien.

tuteur, pour laisser au malade une certaine aisance.

LUXATION CONGÉNITALE

Pour cette affection, de nombreux appareils ont été tentés et nous ne retiendrons que ceux qui ont résisté à l'expérience.

Lorsqu'il n'existe aucune déviation latérale et que l'ensellure lombaire est le seul signe du rachis, nous plaçons le **corset tuteur à ceinture moulée** cuir ou celluloïde (fig. 231) armé de nervures acier trempé. Cette ceinture doit s'appliquer exactement et s'opposer à l'ascension fémorale, grâce à la toiture que forme le cuir ou le celluloïde sur le trochanter : cette toiture est obtenue par une pression digitale sus-trochantérienne faite pendant l'opération du moulage. A cette ceinture s'adaptent deux montants axillaires terminés par des béquillons. Une ceinture élastique antérieure complète

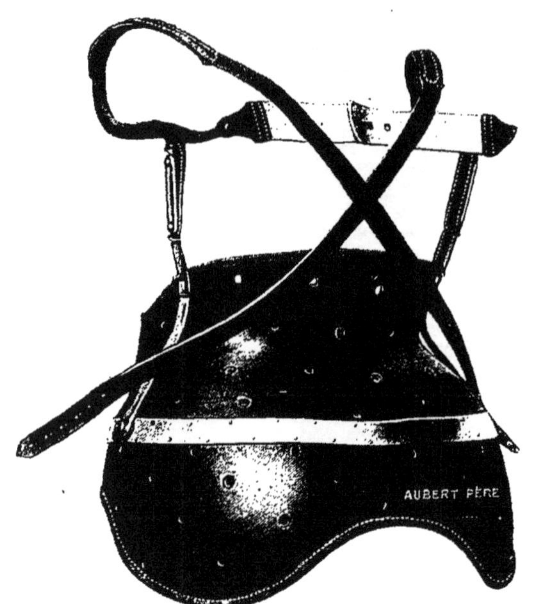

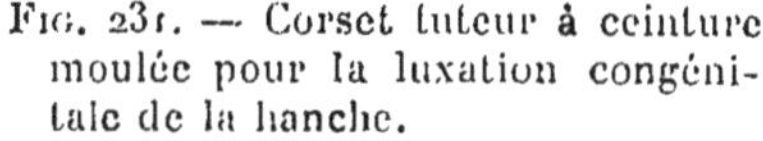
Fig. 231. — Corset tuteur à ceinture moulée pour la luxation congénitale de la hanche.

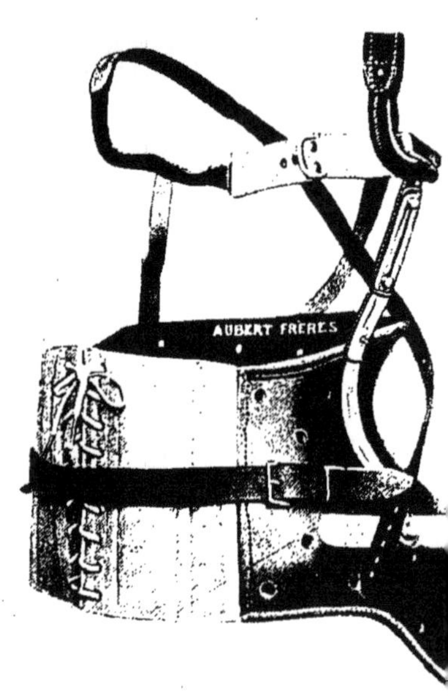

Fig. 232. — Corset tuteur à ceinture moulée avec devant souple.

le tout et lutte contre l'ensellure. Cet appareil, très bien supporté, évite au sujet la fatigue, limite les désordres de la luxation et soulage très sensiblement le malade pendant la marche.

Pour les personnes fortes, nous remplaçons les devants de la ceinture par du tissu soutenu par des baleines et une courroie (fig. 232).

Quand l'ensellure se complique d'une déviation

latérale nous adaptons à la même ceinture un corset Martin, les palettes latérales étant disposées selon les courbures. Nous obtenons alors les corsets (fig. 167 et 168) qui luttent contre les déplacements thoraciques : le dernier est muni de la ceinture de Hessing. Ces appareils constituent des palliatifs importants auxquels

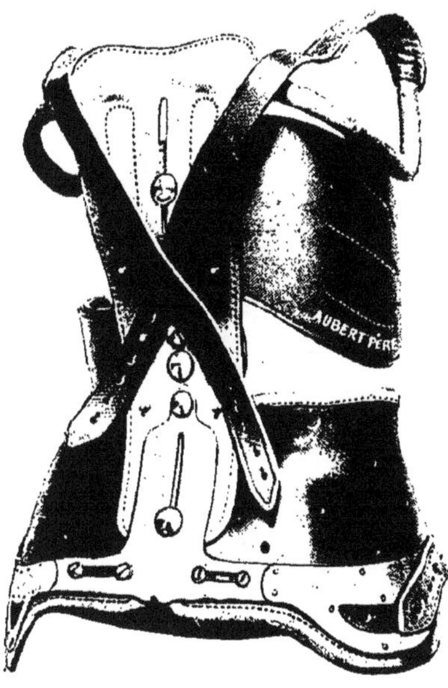

Fig. 167. — Corset Martin sur ceinture moulée.

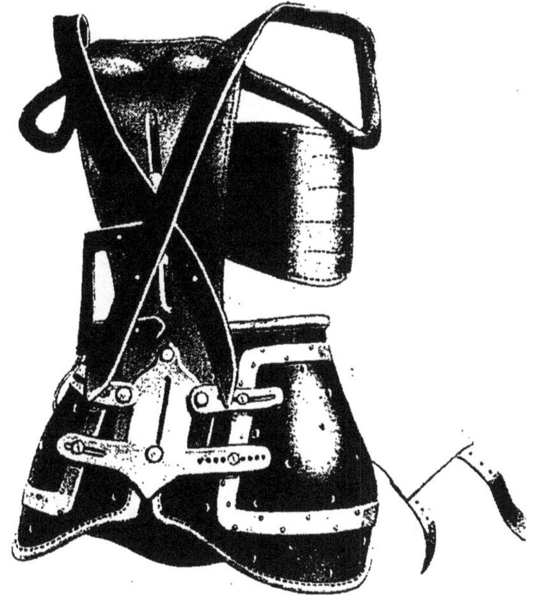

Fig. 168. — Corset Martin sur ceinture moulée façon Hessing.

on est souvent forcé de recourir, quand l'âge de la cure radicale est dépassé.

Nous présenterons maintenant deux appareils moulés qui peuvent rendre de grands services aux chirurgiens, **en préparant** en quelque sorte les conditions opératoires chez un sujet trop âgé pour l'intervention d'emblée.

Le premier de ces appareils (fig. 233) vise à l'extension ambulatoire jointe à l'abduction avec faculté de rotation dans tel ou tel sens : il se compose d'une ceinture moulée, d'un cuissard, d'une partie jambière et d'une semelle, le tout réuni par des attelles articulées. La ceinture est assujettie par deux forts lacs périnéaux ; l'attelle

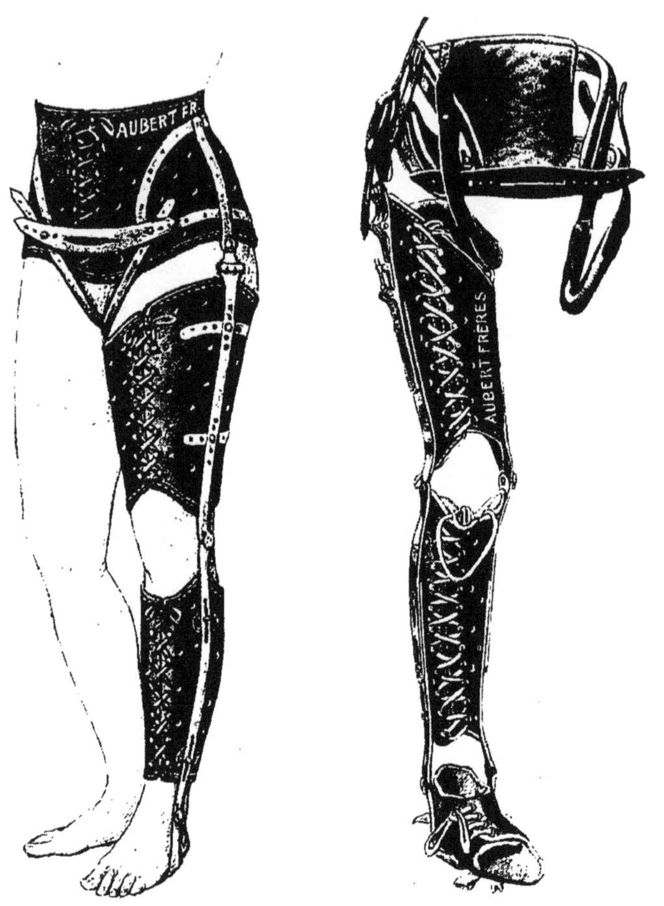

FIG. 233. — Appareil Hessing modifié. FIG. 234. — Appareil de Hessing.

pelvi-fémorale comporte une charnière antéro-postérieure et une charnière abductrice. Grâce au vissage de l'attelle crurale, on règle progressivement l'abduction en rapprochant l'insertion de l'attelle vers les condyles. A l'aide des cercles concentriques, on détermine la rotation voulue, le tout **en se conformant aux centres physiologiques** et non en imposant des centres mécaniques impossibles.

L'extension est faite par l'intermédiaire des attelles jambières à rallonges et la contre-extension est réalisée d'une part par la chaussure, d'autre part par la ceinture pelvienne munie de ses sous-cuisse.

Ce traitement diurne, complété la nuit par une traction faite à l'aide d'une guêtre, provoque l'allongement des muscles rétractés et prépare la tâche du chirurgien.

Le deuxième modèle (fig. 234) est l'appareil original de Hessing, ajoutant à la traction une pression sus-trochantérienne élastique.

XI. — CUISSE

PSEUDARTHROSE

Un appareil destiné à une pseudarthrose crurale doit avoir pour indication de maintenir les fragments osseux et en outre de les décharger, totalement ou en partie, du poids du corps. D'où il résulte que l'appareil **doit s'appuyer sur l'ischion** et en même temps **immobiliser le genou.**

L'appareil ci-après (fig. 235) comprend une genouillère en cuir moulé rigide et un cercle ischiatique, le tout réuni par des attelles à une chaussure. Là encore, par une disposition de cercles avec trous taraudés, nous pouvons déterminer la rotation du pied qui convient le mieux aux conditions de la marche et en même temps faire l'extension nécessaire pour la décharge.

Un liège compensateur peut être surajouté s'il y a lieu.

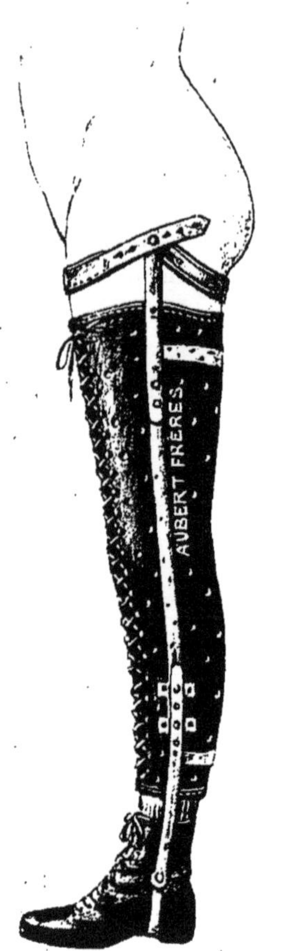

FIG. 235. — Genouillère moulée rigide à appui ischiatique.

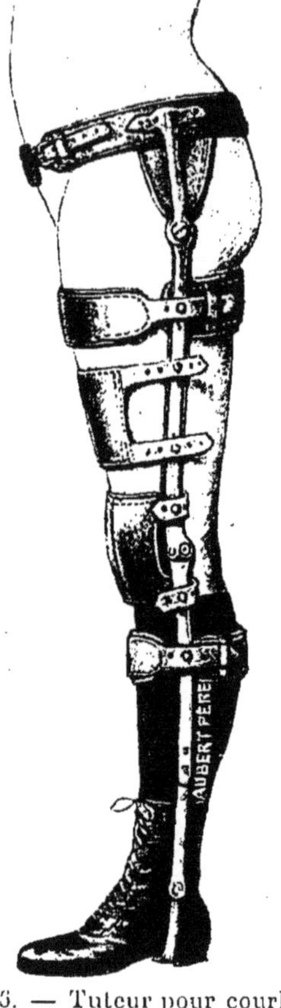

FIG. 236. — Tuteur pour courbures rachitiques du fémur.

COURBURES RACHITIQUES DU FÉMUR

Nous appliquons dans ces cas un tuteur à attelles latérales réunies par des cercles, rigides au genou, articulées aux malléoles. **Un appui ischiatique** est indiqué pour limiter la charge du poids du corps, qui tendrait à augmenter les courbures. Des bandes de cuir larges sont disposées pour établir des pressions sur la convexité des courbes.

La figure 236 donne une idée exacte de la disposition des différentes parties qui composent l'appareil.

XII. — GENOU

ARTHRITE

Pour les arthrites, le but de l'appareil est de maintenir le genou absolument immobile; ceci impose la nécessité de recourir à **des appareils moulés** qui seuls réalisent des points d'appui largement répartis. Considérons une jambe avec son ossature: nous constatons que le genou, par sa situation superficielle, offre un excellent appui antérieur, mais cet appui exige pour l'équilibre deux contre-pressions postérieures que nous prendrons sur le calcanéum en bas et à la racine de la cuisse en haut près de la tubérosité ischiatique. D'autre part, pour éviter que l'appareil descende ou tourne, il nous faut des points de support et de contre-rotation que le pied assure parfaitement. Il en résulte que le tuteur orthopédique devra avoir une **semelle** et remonter le plus haut possible sur la cuisse et même, si le sujet est très gras, une ceinture devient nécessaire. Voilà pourquoi une genouillère moulée courte et ne prenant pas le pied, **tourne, descend** et **gêne le malade.**

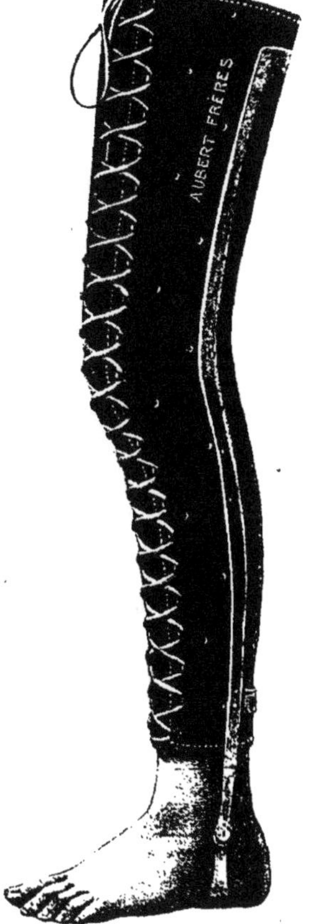

Fig. 237. — Genouillère moulée rigide avec semelle.

L'appareil que représente la figure 237 réunit tous les desiderata et nous a donné entière satisfaction. Il comprend une genouillère moulée rigide avec nervures acier.

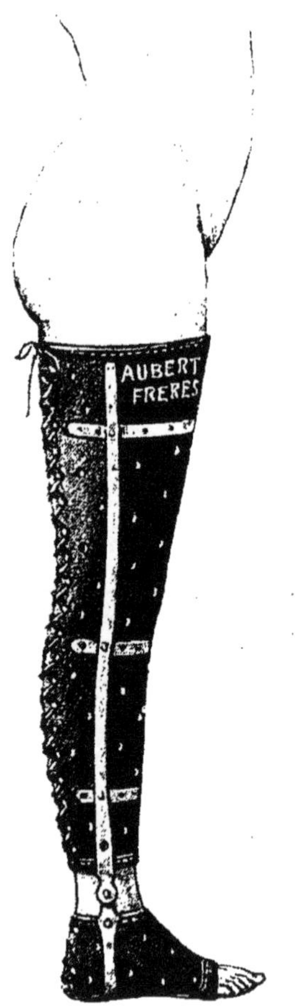

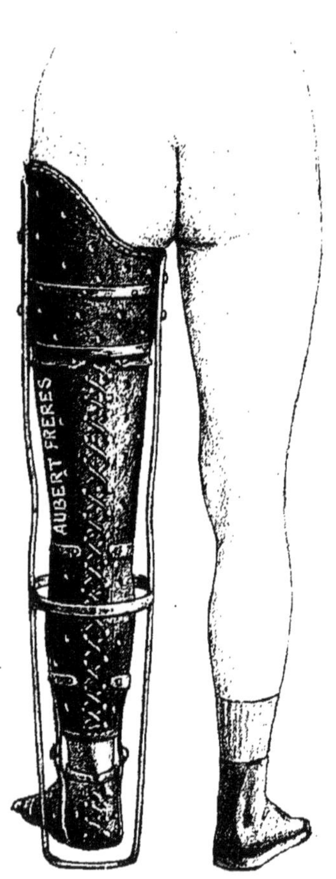

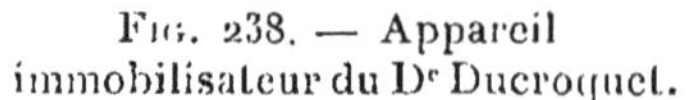
Fig. 238. — Appareil immobilisateur du Dr Ducroquet.

Fig. 239. — Le même appareil avec celui de décharge.

L'adaptation doit être très précise et le moulage exécuté avec tous les soins que comporte la mise en valeur des saillies osseuses. Cette genouillère monte jusqu'à la racine de la cuisse et descend jusqu'au tiers inférieur de la jambe ; une attelle amovible, externe, relie la genouillère à une semelle très étroite par un demi-étrier mobile aux malléoles. Ce demi-étrier et cette petite semelle **peuvent aisément rentrer dans une chaussure ordinaire.** La chaussure serrant le pied contre la semelle détermine avec élégance, et sans aucune gêne, le point d'appui postérieur calcanéen et les points de support et de contre-rotation podaliques.

Nous présentons aussi (fig. 238) l'**appareil du Dr Ducroquet** : c'est une genouillère moulée comme la précédente, mais à laçage postérieur ; ici les deux attelles internes et externes sont réunies à un étrier par une articulation mobile et la semelle est remplacée par une sandale.

Quand la lésion prête à l'ulcération compressive, le Dr Ducroquet fait ajouter un appareil de décharge pour la marche. C'est un grand étrier rigide (fig. 239) fixé à un cuissard moulé prenant appui sur l'ischion. Comme on le voit, le pied étant suspendu, toute la pression du corps se fait sur la tubérosité ischiatique. Du côté sain, nous mettons un liège compensateur afin d'équilibrer le bassin.

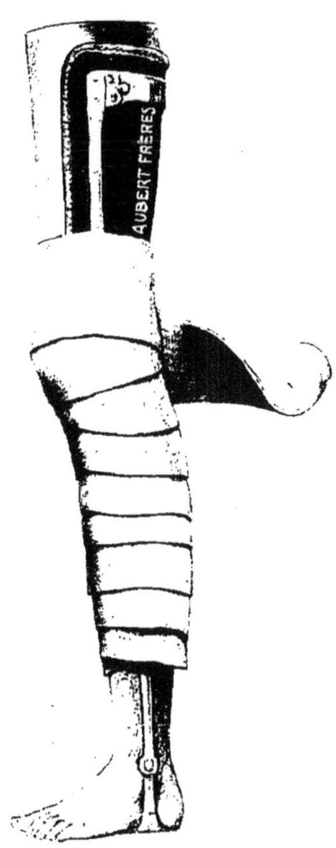

Fig. 240. Gouttière moulée avec bande élastique et semelle.

Nous plaçons aussi la **gouttière moulée** (fig. 240) : c'est notre genouillère précédente, dont toute la moitié antérieure a été fenêtrée. Une **bande d'Esmarch** ferme l'appareil et exerce une pression antérieure élastique.

Quelquefois, on nous demande de remplacer la bande de gomme par **une genouillère** et **deux courroies** : nous avons alors l'appareil représenté figure 241.

Il est de toute importance que ces gouttières aient la

semelle métallique intérieure indiquée pour les genouillères.

Enfin, *arrivé à la période de guérison* et comme supplé-

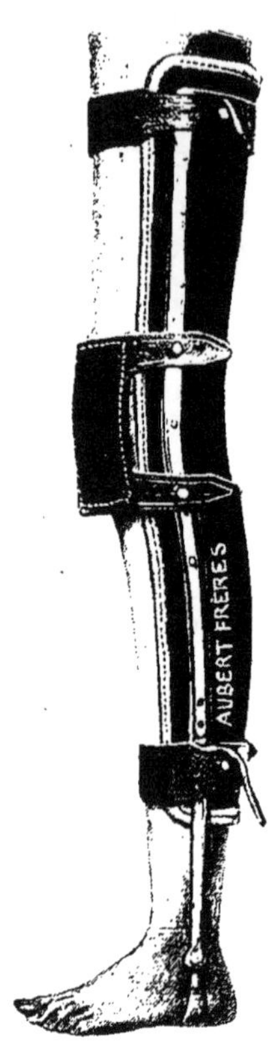

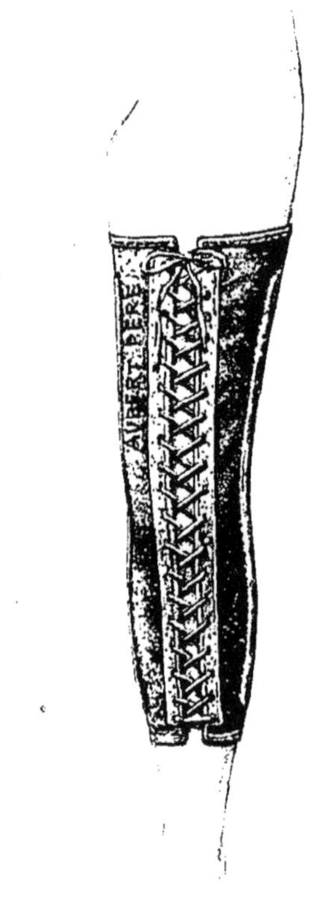

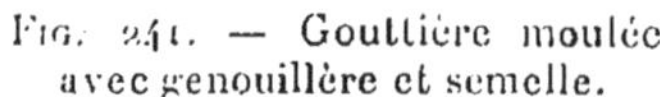
FIG. 241. — Gouttière moulée avec genouillère et semelle.

FIG. 242. — Jambière souple avec attelles latérales rigides.

ment de précaution, il nous est souvent prescrit la jambière peau souple avec attelles (fig. 242); cet appareil en peau de chèvre assez forte est doublé en chamois. Lacée antérieurement, cette genouillère porte deux attelles latérales ridiges, dissimulées dans des fourreaux de cuir.

Lorsque, arrivé à la période de guérison, l'ankylose n'a pas été obtenue, les chirurgiens nous font exécuter la **genouillère articulée au genou** (fig. 243), mais avec limitation du mouvement, de telle sorte que l'**amplitude de l'appareil soit inférieure à celle de la jambe** abandonnée à elle-même, ceci pour éviter les petites entorses du genou qui pourraient réveiller le foyer. Cette genouillère est toujours fixée à une semelle par une attelle articulée aux malléoles. Au genou, l'articulation est munie d'un secteur avec une vis qui limite le mouvement.

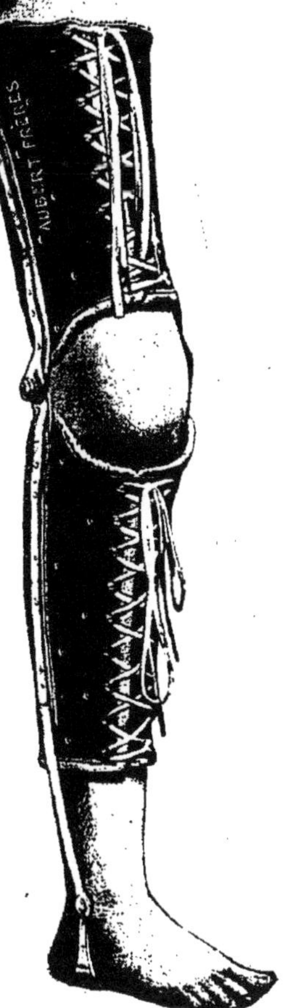

Fig. 243. — Genouillère moulée articulée, avec semelle.

Quand le médecin traitant ne pense pas aboutir à l'ankylose et afin d'éviter les frais de deux appareils, nous disposons les attelles de notre genouillère rigide comme celles de notre genouillère articulée. Il suffit alors, une fois la guérison obtenue, d'échancrer au genou le cuir en avant et en arrière.

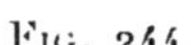

Fig. 244.

Un seul coup d'œil sur la figure 244 montre la manipulation : si nous laissons les deux vis, il n'y aura pas de mouvement : si nous enlevons la vis inférieure, nous aurons un mouvement limité au développement de la coulisse. Enfin, si le médecin désire la flexion complète il n'aura qu'à enlever les deux vis. Ce dispositif est **très pratique** dans une maladie comme l'arthrite, où des récidives sont toujours à craindre.

Tout comme la hanche pendant la coxalgie, le genou atteint d'arthrite peut contracter parfois une attitude vicieuse contre laquelle un traitement s'impose ; nous étudierons les appareils correcteurs dans le paragraphe suivant.

Nota. — *Pour les mesures voir pages 226 et 227.*

CONTRACTURES ET RAIDEURS

Dans la plupart des contractures et raideurs du genou, le traitement orthopédique est dirigé contre une attitude vicieuse en flexion. Le redressement se faisant dans un plan antéro-postérieur, il est nécessaire de prendre un appui antérieur sur le genou et un appui postérieur sur le calcanéum et l'ischion (quelquefois même, pour les sujets adipeux, on doit emprunter à la ceinture pelvienne une pression supplémentaire pour la fixité de l'appareil).

En résumé, le tuteur devra remonter **jusqu'à la racine de la cuisse** (quelquefois même jusqu'au bassin), et devra **prendre le pied** pour réaliser l'appui calcanéen, la suspension et la contre-rotation.

En outre, nous avons vu dans les notions générales de mécanique orthopédique que le fémur subit une ascension de la flexion à l'extension en même temps qu'il se reporte en arrière; nous appliquerons donc dans ces appareils la **charnière du Dr Ducroquet** qui, permettant les déplacements fémoraux, évite la subluxation tibiale postérieure toujours à craindre avec une charnière à centre unique.

L'appareil que nous préférons sera donc celui représenté (fig. 245); il comprend un cuissard et une jambière moulés; le cuissard remonte jusqu'à la racine de la cuisse et la jambière s'arrête au tiers inférieur. Les attelles sont adaptées à la façon de Hessing, c'est-à-dire qu'elles sont vissées sur des plaques embouties dans le cuir.

Une attelle malléolaire externe s'articule avec un demi-

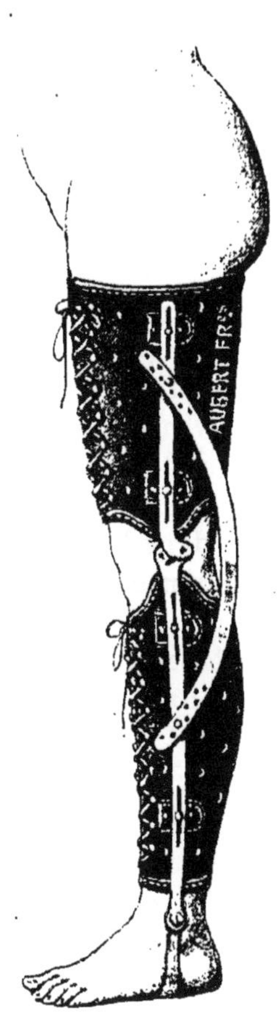

FIG. 245. — Appareil moulé façon Hessing avec arcs-boutants redresseurs et charnière du Dr Ducroquet.

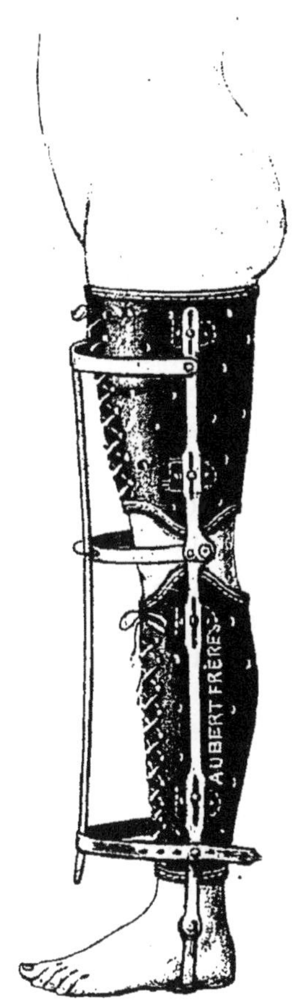

FIG. 246. Appareil moulé façon Hessing à extension élastique.

étrier faisant semelle, le tout rentrant dans une chaussure ordinaire, qu'on lace assez serré. Une genouillère mobile très forte réalise le point d'appui antérieur, le soulier l'appui calcanéen, la semelle le point de support et le cuissard l'appui postéro-supérieur. **Deux arcs-boutants** percés de nombreux trous constituent les leviers redresseurs.

Une fois l'appareil en place, on appuie sur le genou pour le redresser et à l'extension maximum on applique les arcs-boutants aux trous correspondants.

Tous les mois, on gagne ainsi un peu d'extension et on arrive de cette manière à redresser le genou malade sans pour cela condamner le sujet au repos.

On peut remplacer les arcs-boutants par une traction élastique représentée **par une barre d'acier antérieure.** On obtient ainsi l'appareil représenté figure 246, qui, à part ce changement, est le même que le précédent.

Deux arcs antérieurs, l'un à la cuisse, l'autre au genou, offrent les points de préhension à la barre; à la partie inférieure, une courroie rappelle la jambe contre la tige élastique et détermine ainsi l'extension. Le redressement ne se fait pas alors par étapes, comme dans le modèle précédent, mais **par une extension élastique douce et continue.**

Le choix de ces deux appareils dépend du médecin traitant selon qu'il est partisan de l'une ou de l'autre manière.

Enfin, nous faisons aussi l'attelle à charnière du Dr Ducroquet pour être incorporée dans un plâtre, le centre de l'attelle supérieure devant être placé juste vis-à-vis le centre postérieur du condyle externe. Le chirurgien fixe alors l'attelle par un moulage jambier et crural, puis, recourant à la traction et à la pression, il fait le redressement du genou sans craindre de luxation postérieure, grâce à la charnière dont est munie l'attelle.

PARALYSIE

« Parmi les muscles moteurs de l'articulation du genou, c'est le quadriceps fémoral qui est le plus souvent atteint par la paralysie infantile. Le genou peut se dévier en divers sens : en hyperextension *(genu recurvatum)*, en flexion ou latéralement en valgum[1]. »

L'appareil employé doit donc éviter l'**hyperextension**, lutter contre **la flexion** provoquée par la rétraction des fléchisseurs et combattre **les mouvements de latéralité** dans l'extension.

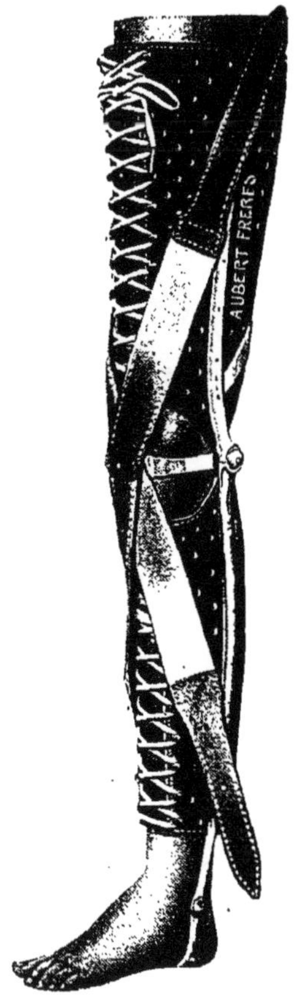

FIG. 247. — Genouillère moulée avec quadriceps artificiel.

Lorsqu'il s'agit d'une paralysie légère du quadriceps fémoral sans autre déformation, nous proposons le modèle ci-contre (fig. 247) ; il se compose d'un cuissard et d'une jambière moulée avec attelles vissées et articulées au genou. Ces attelles peuvent avoir la charnière ordinaire ou la charnière de Ducroquet, selon le désir du médecin traitant. La jambière est reliée inférieurement à une semelle par un demi-étrier et un montant articulé à la cheville. En avant, **un quadriceps artificiel complète l'insuffisance du muscle.**

Lorsque la paralysie est complète et que la jambe, au lieu d'avoir une tendance à l'hyperextension, **fléchit au contraire**, il devient nécessaire de maintenir **le genou rigide.** Nous appliquons alors le même appareil que précédemment, mais sans quadriceps artificiel et enraidi au genou pour déterminer l'appui antérieur. Il peut être

[1] Nové-Josserand, *Précis d'Orthopédie*, 1905.

même utile, suivant l'avis médical, de prendre appui sur l'ischion et dans ce cas l'appareil s'adapte à un étrier auquel il est bon de mettre une butée limitant l'équi-

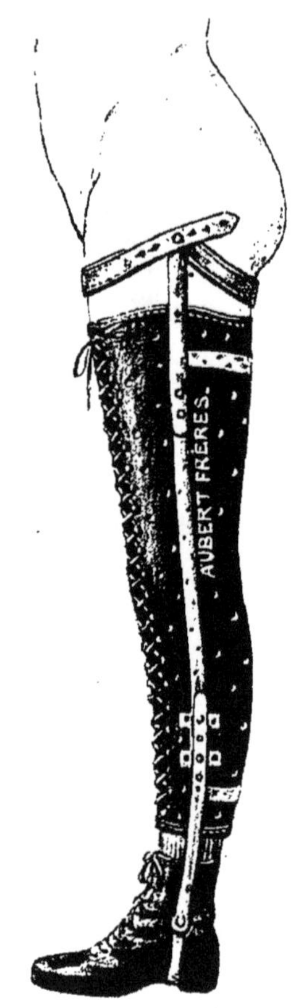

FIG. 235. — Genouillère rigide à appui ischiatique.

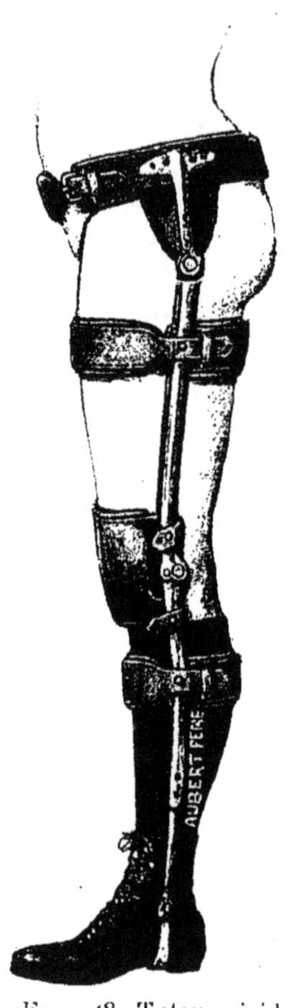

FIG. 248. Tuteur rigide pour le genou paralytique.

nisme afin d'arrêter la chute du pied. La figure 235 montre d'ailleurs le dispositif d'ensemble de cet appareil.

Nous présentons enfin (fig. 248) le **tuteur ordinaire**, enraidi au genou, avec genouillère, appui ischiatique et butée malléolaire contre l'équinisme. Cet appareil concourt au même but que l'appareil moulé, mais il est évident que le modèle fait sur moulage exact est bien supérieur en répartissant d'une façon plus régulière les points de pression et de contre-pression.

A tous ces appareils, qu'ils soient moulés ou non, nous pouvons ajouter d'ailleurs **des verrous automatiques** pour permettre la flexion et faciliter la station assise.

Le modèle représenté ci-contre (fig. 249) est un tuteur moulé façon Hessing : il est à appui ischiatique pour décharger le membre du poids du corps. Enfin, un double verrou au genou assure la rigidité de l'appareil dans l'extension.

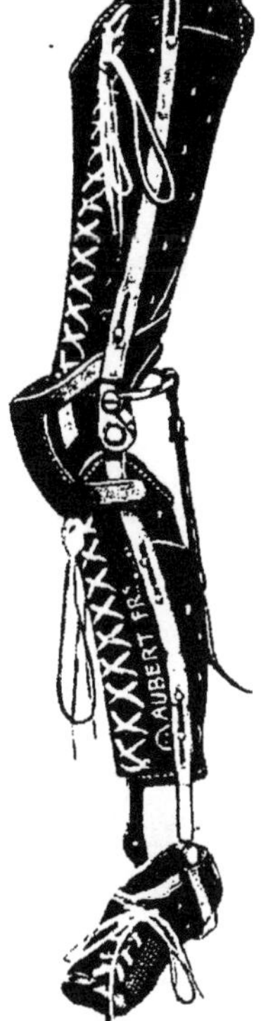

FIG. 249. — Tuteur moulé façon Hessing avec double verrou.

GENU VALGUM

Pour ouvrir l'angle à sinus externe que forment le fémur et le tibia, l'appareil approprié doit appuyer d'une part sur le condyle interne et la partie interne du plateau tibial, et avoir, d'autre part, des contre-appuis externes en haut de la cuisse et en bas de la jambe. Notons également que la flexion du genou fait disparaître le valgum, à cause de la différence de courbure des deux condyles, **aussi le tuteur devra assurer l'extension pour avoir son plein effet.** Enfin, il faut encore mettre le **pied en supination** et l'**avant-pied en adduction**, car dans cette attitude les nécessités de l'équilibre provoquent un appel du genou en dedans.

Nous présenterons tout d'abord **le tuteur ordinaire**, double ou simple, selon les cas. Il se compose (fig. 250) de deux attelles internes et externes rigides au genou, mais articulées à la hanche et aux malléoles ; une ceinture et des cercles servent à fixer le tuteur et une genouil-

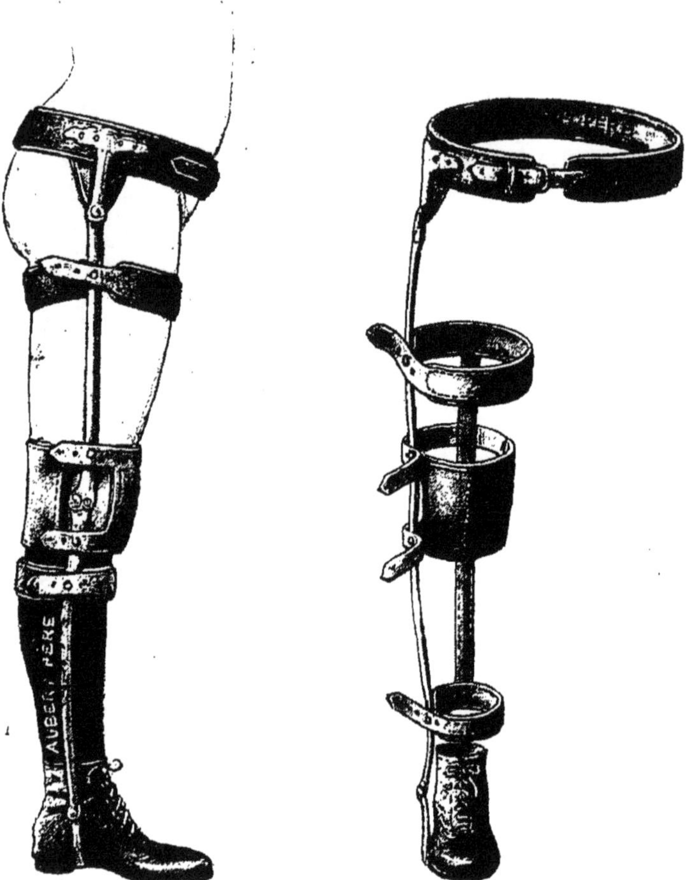

Fig. 250. — Tuteur pour genu valgum.

Fig. 251. — Tuteur de Thomas modifié. Mod. Aubert frères.

lère spéciale à pression interne et antérieure fait la correction. L'étrier est disposé pour mettre le pied en supination et en adduction.

L'appareil (fig. 251) que nous appliquons quelquefois pour le genu valgum **est inspiré de l'attelle de Thomas :**

il comprend un montant externe articulé aux malléoles et à la hanche, une ceinture, un cercle en haut de la cuisse et un autre en bas de la jambe. Ces deux cercles, bien rembourrés, sont fermés par une courroie ; en arrière, ils sont réunis par une tige rigide. Au demi-étrier est fixée une chaussure mettant le pied en supination-adduction. Enfin une genouillère complète le tout. Cet appareil, très bien supporté, corrige parfaitement la déviation.

L'appareil (fig. 252) est en cuir moulé avec attelles vissées façon Hessing. Il est basé sur ce fait que le redressement du genou amène **l'élévation du cuissard** par rapport à la branche externe **et son abaissement** par rapport à l'interne. Les deux attelles ont donc chacune au niveau de l'interligne du genou une charnière antéro-postérieure ; elles ont des coulisses pour permettre les variations de position du cuissard ; elles sont articulées en bas avec un étrier mettant le soulier en supination et adduction. Le cuissard et la jambière doivent être moulés parfaitement. Veut-on redresser le genou ? On dévisse les attelles crurales, on redresse le genou avec la main et l'on revisse au trou correspondant à la nouvelle position. On procède ainsi au redressement par étapes.

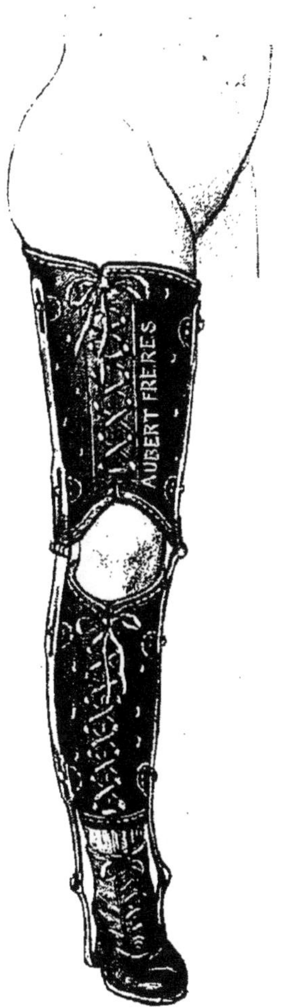

Fig. 252. — Tuteur moulé pour genu valgum.

Comme appareils de nuit nous avons la gouttière aluminium et l'appareil de Mikulicz.

La gouttière aluminium (fig. 253) est garnie avec de la peau de chamois et se place sur le côté externe; elle doit remonter très haut et descendre assez bas. Une bande élastique, agissant sur le genou, exerce une action douce et continue.

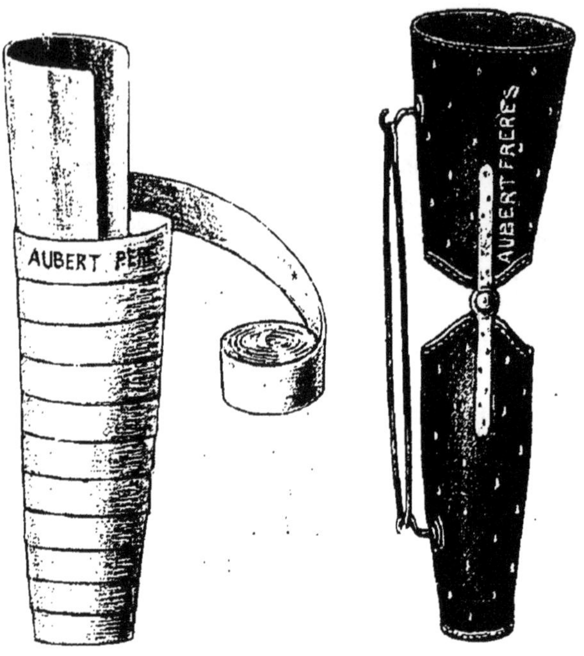

Fig. 253. — Gouttière aluminium avec bande élastique.

Fig. 254. — Appareil de Mikulicz.

L'appareil de Mikulicz (fig. 254) comprend un cuissard et une jambière moulés et articulés sur le devant du genou. Le cuissard et la jambière portent chacun un crochet interne. Des tracteurs élastiques rapprochent ces deux crochets et déterminent ainsi le redressement du genou.

Avant de terminer avec le genu valgum, nous présenterons (fig. 255) un nouvel appareil pour la marche inspiré d'un tuteur présenté au Congrès de chirurgie de Berlin (1912). Ce modèle procède de principes tout différents; il comprend une partie tibiale moulée et bien matelassée, à laçage postérieur et rivée à deux attelles jambières latérales, articulées avec un étrier de façon à ne permettre que la flexion antéro-postérieure sans mouvement de latéralité. Au soulier, nous mettons un patin étroit suivant le bord externe de la chaussure et du talon. Examinons maintenant ce que ce dispositif va provoquer : lorsque le sujet s'appuiera sur la jambe malade, il devra, pour être équilibré, porter son genou en dehors, afin d'amener la verticale passant par le centre de gravité sur la ligne représentée par le patin. Or, cette compensation ne pouvant pas se faire par les malléoles, à cause de l'étrier, **se produira forcément au niveau du genou.**

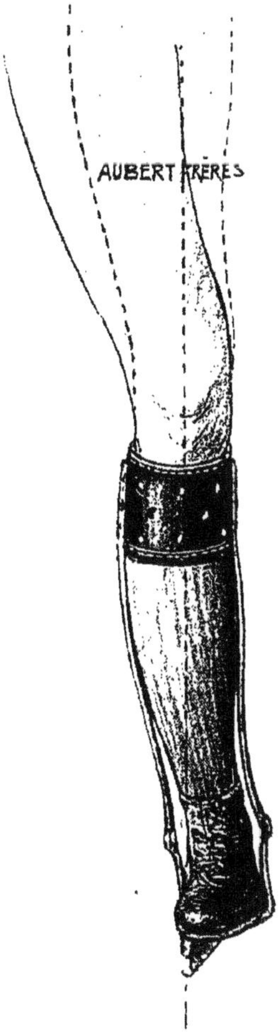

AUBERT FRÈRES

FIG. 255.
Tuteur nouveau modèle.

GENU VARUM

« Le genu varum est caractérisé par la déviation du genou en dehors ; mais au lieu d'être causée comme le genu valgum par une coudure angulaire à sommet correspondant au genou, cette déformation est produite au contraire par une incurvation à concavité interne qui porte sur le membre tout entier[1]. »

Afin de ne pas localiser l'action redressante à l'interligne puisque les diaphyses fémorales et tibiales partici-

[1] Nové-Josserand, *Précis d'Orthopédie*, 1905.

pent à la déviation, il est donc indiqué d'agir **sur les deux leviers osseux** dont on se propose d'ouvrir l'an-

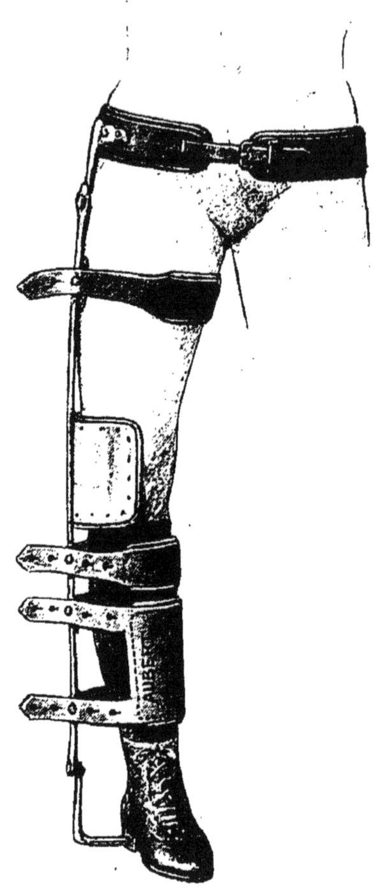

FIG. 256. — Tuteur pour genu varum.

gle à sinus interne en s'appuyant sur le côté externe du genou.

Nous représentons ci-dessus (fig. 256) **un tuteur** qui nous a donné d'excellents résultats. C'est une attelle externe articulée aux malléoles et à la hanche, mais rigide au genou. Elle est fixée à une genouillère, bien matelassée et forte ; une ceinture pelvienne fixe le tuteur en haut et un étrier glisse dans un trou pratiqué dans le talon de la chaussure. Une large courroie tibiale inférieure, un cercle crural et la ceinture tirent les deux extrémités de la jambe en dehors alors que la genouillère résiste extérieurement.

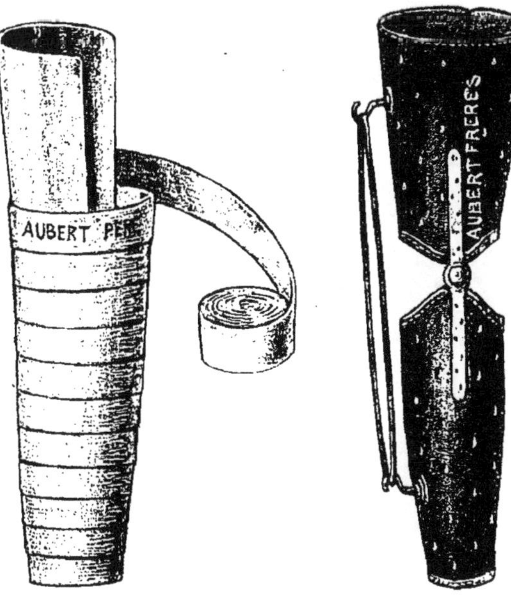

Fig. 253. — Gouttière aluminium avec bande élastique.

Fig. 254. — Appareil de Mikulicz.

Pour la nuit, nous présenterons notre **gouttière en aluminium**, garnie chamois avec bande élastique et l'**appareil de Mikulicz** comprenant deux parties moulées et articulées sur le devant du genou ; chacune de ces parties moulées porte un crochet externe; un tracteur rapproche progressivement ces deux crochets et amène peu à peu le redressement. Ces deux modèles à tractions élastiques sont faits pour être portés la nuit: ils sont d'ailleurs représentés ci-dessus (fig. 253 et 254).

Nous avons eu l'occasion d'appliquer quelquefois l'**appareil moulé façon Hessing** (fig. 257), agissant sur un plan frontal par l'intermédiaire d'un levier métallique élastique et d'un tracteur inférieur ouvrant l'angle tibio-fémoral à sinus interne.

Enfin, citons pour terminer le nouvel appareil pour

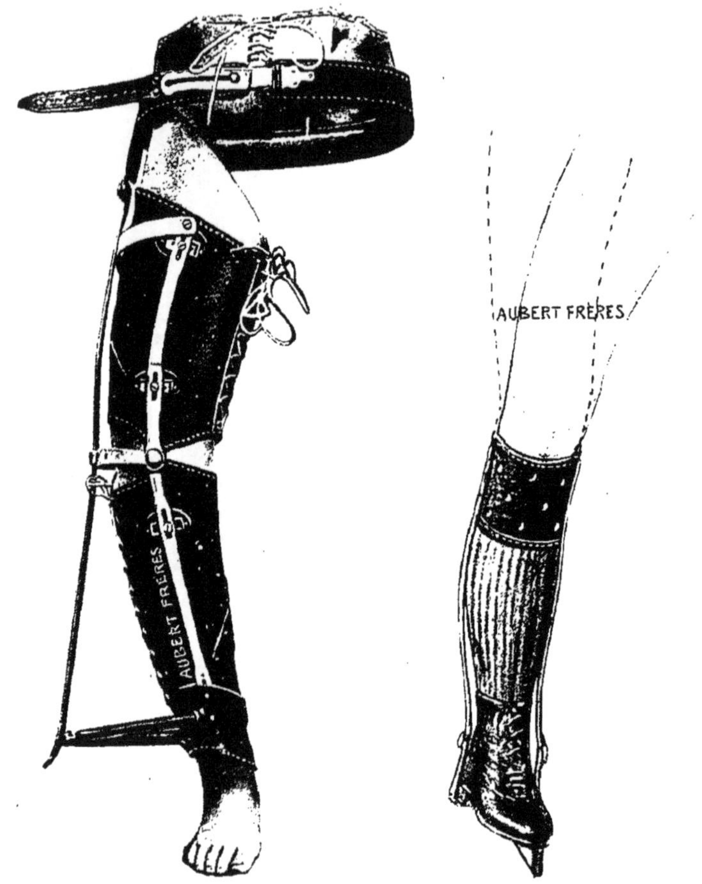

Fig. 257. — Tuteur moulé à traction élastique.

Fig. 258. — Tuteur nouveau modèle.

la marche (fig. 258) dont le principe a été signalé au Congrès de Chirurgie de Berlin 1912. Ce modèle se compose d'une partie tibiale moulée et fixée à deux montants latéraux articulés avec un étrier s'opposant à tout mouvement de latéralité. Au soulier est adapté suivant le bord interne un patin **qui oblige le genou à se mettre en valgum** pour ramener le centre de gravité sur la ligne d'appui podalique.

GENU RECURVATUM

Pour le genu recurvatum, le but de l'appareil est de limiter l'hyperextension. L'appareil doit être, à notre avis, moulé, car autrement les contre-pressions se limitent à **des cercles, qui coupent les muscles et les atrophient.**

Celui que nous plaçons généralement est un tuteur genre Hessing, à charnière ordinaire, ou mieux à charnière Ducroquet afin de bien suivre le mouvement fémoral dans la flexion. Il comprend un cuissard et une jambière, le tout relié par une tige externe et un demi-étrier avec une petite semelle rentrant facilement dans une chaussure.

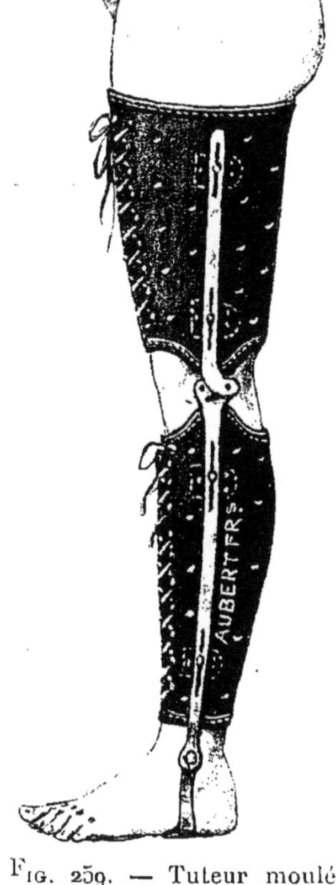

Fig. 259. — Tuteur moulé avec semelle.

L'articulation du genou **ne permet pas de dépasser l'extension normale** (fig. 259).

Nota. — *Pour les mesures, voir page 227.*

ABSENCE CONGÉNITALE DE LA ROTULE

La mécanique orthopédique ne peut intervenir que pour consolider l'appareil ligamenteux, qui, généralement, présente un certain relâchement. Une genouillère souple ou rigide rend des services, si la distension des ligaments apporte une gêne fonctionnelle.

LUXATION DE LA ROTULE

Si la luxation est congénitale, une genouillère élastique est appréciable, par son apport à la consolidation du genou.

S'il s'agit de luxation non congénitale, il est à remarquer, d'après le Dr Cahier, que la rotule se luxe le plus souvent en dehors, quelquefois en haut et très rarement en dedans.

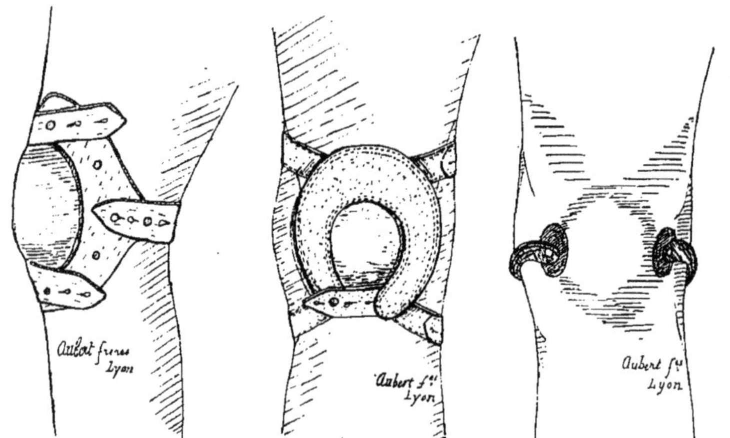

FIG. 260. — Appareil de Haudeck. FIG. 261. — Appareil de Yelverston Pearson FIG. 262. — Appareil de Hadden.

On peut faire des appareils pour luxation incomplète : nous présenterons les **appareils de Haudeck** (fig. 260) et de **Yelverston Pearson** (fig. 261) empruntés au traité du Dr Schanz.

Enfin, le **bandage de Hadden**, toujours cité par le Dr Schanz, arrête la mobilité latérale de la rotule (fig. 262).

XIII. — JAMBE

PSEUDARTRHOSE

Le but de l'appareil est de consolider le membre et de le décharger autant que possible du poids du corps. Conclusion : l'appareil doit **être moulé** pour la consolidation et **remonter jusqu'à l'ischion** pour la décharge. Le tuteur que nous appliquons dans ce cas est **celui de Hessing** (fig. 263) : à un cuissard et une jambière, moulés, sont vissées des attelles latérales ; ces attelles, rigides au genou, sont articulées aux malléoles avec un étrier. Un cercle ischiatique, bien rembourré, fait l'appui supérieur ; les attelles sont à rallonges pour faciliter la décharge.

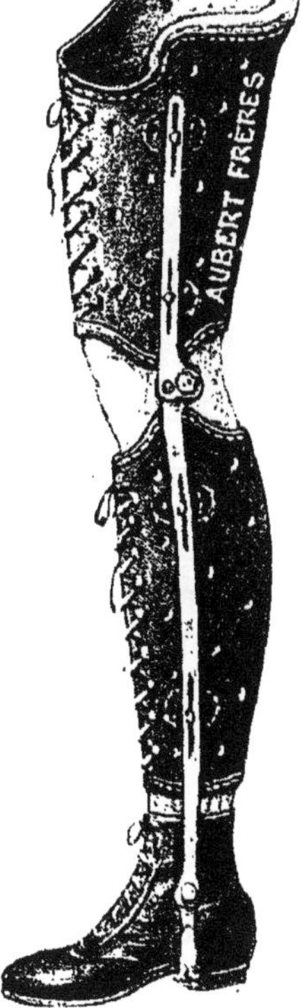

Fig. 263. Tuteur moulé de Hessing.

De cette façon, les deux segments osseux tibiaux sont maintenus par le cuir jambier rigide et le poids du corps est porté par la tubérosité ischiatique.

L'appareil Hessing que nous avons construit pour M. le Dr Gangolphe **à la suite d'une résection de l'extrémité inférieure du péroné** atteint d'ostéo-sarcome trouve ici son application. « Cet appareil (fig. 264) comprend une jambière en cuir dur moulé et une sandale ; un étrier rivé à celle-ci s'articule aux malléoles avec deux attelles qui sont vissées sur le cuir jambier à l'aide de plaques taraudées embouties dans le cuir. La semelle relève fortement la voûte plantaire interne, en refoulant l'astragale et le scaphoïde, porte le pied en supination et fait l'adduction en pressant sur le calcanéum et la partie moyenne du cinquième métatarsien.

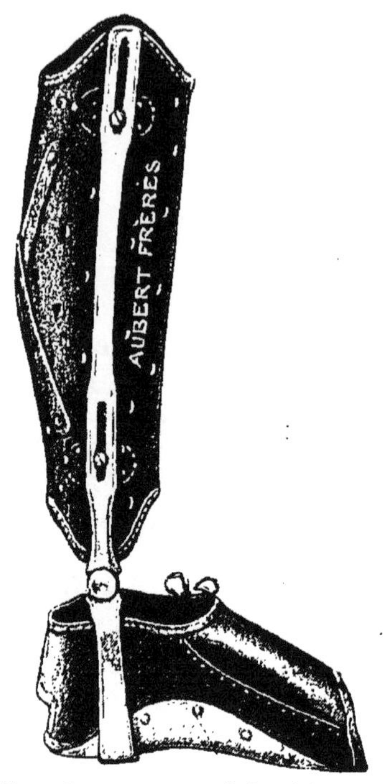

Fig. 264. — Appareil jambier moulé.

« Grâce à l'amovibilité des attelles, on peut suivre les progrès de la correction en augmentant progressivement la supination et la rotation interne. La partie jambière reporte la pression sur toute la surface de la jambe et permet ainsi d'agir avec énergie sur le pied [1]. »

COURBURES RACHITIQUES

Les courbures à convexités externes ou antéro-externes sont de beaucoup les plus fréquentes ; néanmoins, elles sont quelquefois à convexités internes ou antérieures.

Pour les premières, nous plaçons le tuteur ci-après

[1] Docteur Jaubert, *Thèse* 1905.

(fig. 256 *bis)* qui comprend une tige externe articulée à la hanche et aux malléoles et rigide au genou. Une genouillère rigide descend assez bas et fait l'appui supé-

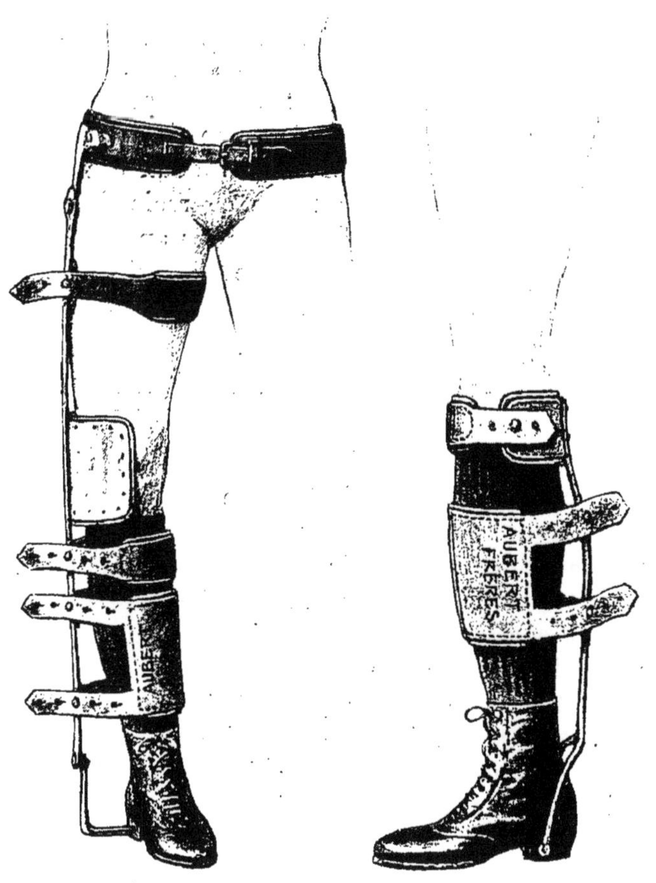

Fig. 256 *bis*. — Tuteur pour courbures rachitiques à convexités externes.

Fig. 265. — Tuteur pour courbure tibiale antérieure.

rieur tandis qu'une large courroie tibiale fait l'appui inférieur. Un demi-étrier glisse dans le talon, et rend possible l'amélioration. Le haut du tuteur est fixé par un cercle crural et une ceinture pelvienne, qui assurent la fixité de l'appareil.

Lorsque la courbure est à convexité interne, l'appareil est le même, mais à disposition contraire : l'attelle est alors interne, ainsi que la genouillère et le demi-étrier. Ici, il n'y a pas besoin d'une ceinture pelvienne.

Pour une courbure à convexité antérieure l'appareil (fig. 265) est très efficace : il se compose d'un cercle à la jarretière, bien matelassé, d'une tige postérieure se dédoublant vers le calcanéum en deux branches rentrant chacune dans le talon ; une courroie tibiale fait le redressement. Le soulier dans tous ces appareils remplit le rôle de fixateur et détermine l'appui calcanéen de contre-pression.

MALFORMATIONS CONGÉNITALES DE LA JAMBE

Dans ces cas, l'appareil doit remplir un rôle orthopédique et prothétique, c'est-à-dire confirmer le redressement amené par une intervention chirurgicale, quand elle est possible, et rétablir l'équilibre de la jambe.

Chez les jeunes enfants, il suffit de placer **un tuteur ordinaire** à attelles externe et interne, réunies par des cercles et fixées par une ceinture et un étrier avec liège compensateur ; le tuteur est généralement rigide au genou. Plus tard, il est nécessaire de recourir à un **appareil moulé**, toujours avec liège compensateur et à appui tibial ou ischiatique, selon les cas.

XIV. — PIED

ARTHRITE

Comme dans toutes les arthrites, le but du tuteur est d'immobiliser l'articulation intéressée ; l'appareil, dans l'arthrite du pied, doit donc **bloquer la tibio-tarsienne** dans tous les sens. La flexion-extension étant le mouvement principal à combattre, il faut assurer une bonne répartition des contre-pressions qui se feront sur la face antérieure de la jambe. Il est donc utile de recourir à **un appareil moulé**, prenant un excellent appui **sur tout le devant du tibia.**

Le tuteur que nous plaçons généralement dans ces cas est le **modèle du Dr Gangolphe** (fig. 266) : il consiste en une jambière avec sandale en cuir moulé d'une seule pièce, sans solution de continuité antérieure ; le laçage est donc postérieur. Cet appareil est soutenu par une armature métallique, très solide, également d'une seule pièce, qui forme un véritable étrier, partant du haut de l'appareil et passant sous le pied. Ce tuteur doit remonter jusqu'au plateau tibial, sur lequel il prend un énergique point d'appui par le cercle antérieur.

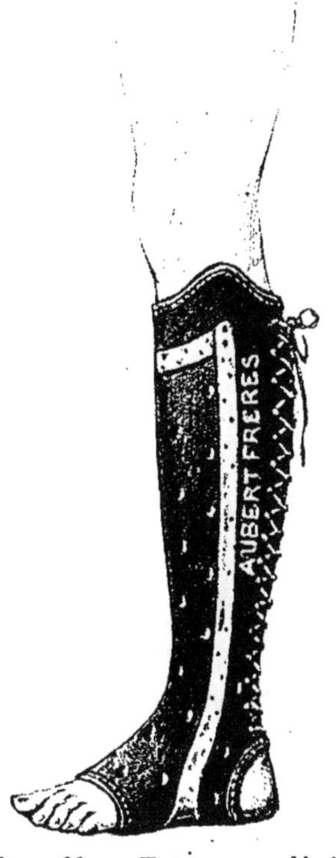

Fig. 266. — Tuteur moulé à laçage postérieur du Dr Gangolphe.

Citons encore l'**appareil du Dr Ducroquet** (fig. 267) ; il comprend deux parties : 1° l'appareil immobilisateur, moulé et montant jusqu'au tiers supérieur de la jambe ; 2° l'appareil de décharge qui se compose d'une partie également moulée s'appuyant sur le plateau tibial et munie d'un grand étrier passant sous le pied pour transmettre les pressions au sol. Ces deux parties sont d'ailleurs complètement indépendantes et l'on conçoit aisément que le pied, étant suspendu, ne reçoit en aucune manière le poids du corps.

Grâce à ce dispositif du Dr Ducroquet, on peut supprimer l'appareil de décharge quand le médecin traitant

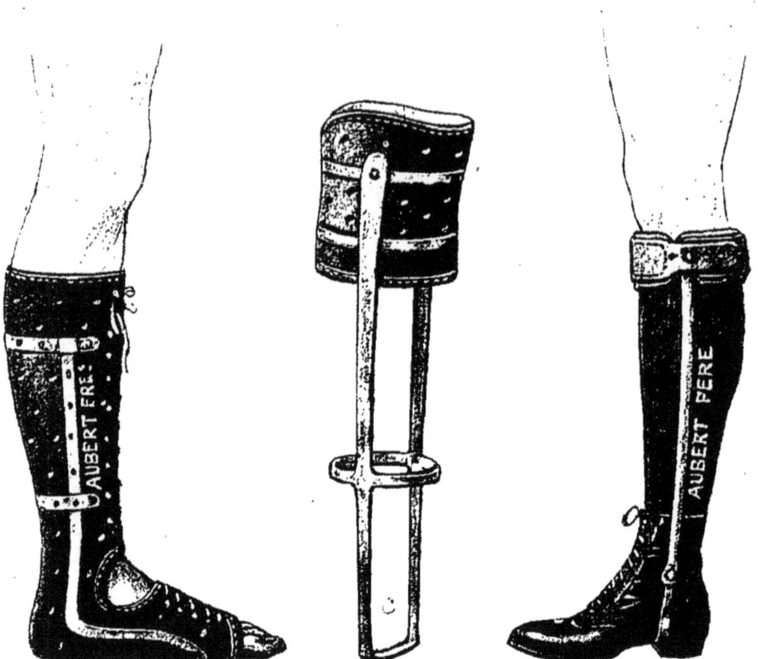

Fig. 267. — Appareil du Dr Ducroquet.

Fig. 268. — Tuteur à la jarretière.

le permet et le malade continue encore quelque temps à se servir de l'appareil immobilisateur.

Enfin, arrivé à la période de guérison, nous plaçons souvent un **tuteur montant à la jarretière** et muni d'un étrier avec semelle acier trempé, dans le but d'éviter simplement les déviations latérales (fig. 268).

Nota. — *Pour les mesures, voir page 228.*

PIEDS BOTS VARUS ÉQUINS

Cette déformation du pied, congénitale ou paralytique, se fait suivant trois directions : l'équinisme, le varus ou adduction qui aboutit à la rotation interne et la supination. L'équinisme se produit au niveau de la tibio-tarsienne, l'adduction au niveau de la médio-tarsienne et la supination a lieu dans la médio-tarsienne et dans la sous-astragalienne, le calcanéum tournant vers la ligne interne. La correction doit donc se faire en relevant le pied, en tournant l'avant-pied en dehors et en le mettant en pronation.

Il est facile de lutter **contre l'équinisme**, soit par des tracteurs élastiques, soit par une butée progressive placée au niveau des malléoles, les contre-pressions se faisant aisément dans un plan antéro-postérieur sur l'arrière de la jambe.

L'**abduction** est réalisée au moyen d'une chaussure corrigée ou d'une sandale à articulation placée sous le pied, au tiers postérieur et sur l'axe médian. Il est donc utile de serrer fortement le calcanéum et l'avant-pied pour opérer le redressement.

Enfin, la **pronation** se fait en relevant le bord externe du pied; il suffit pour cela de placer une charnière antéro-postérieure aux malléoles et de permettre le déplacement des attelles latérales.

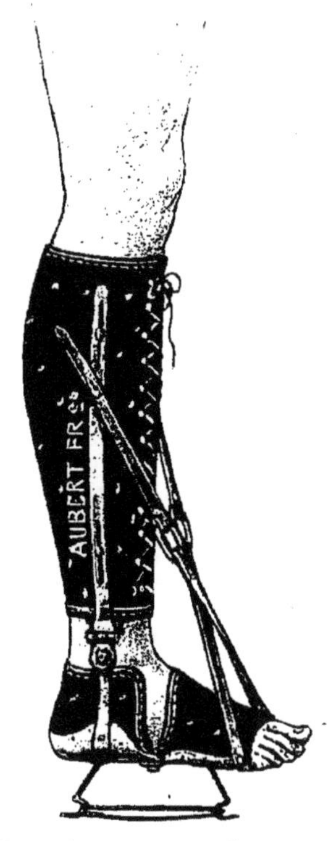

Fig. 269. — Appareil moulé pour la nuit. Mod. Aubert frères.

Un **appareil de nuit** très efficace est celui représenté figure 269, consistant en une jambière moulée façon Hessing à laçage antérieur et une sandale également moulée. Le tiers postérieur de cette sandale est séparé des deux autres tiers par une articulation placée sous le pied sur l'axe antéro-postérieur. La partie postérieure serre fortement le calcanéum et porte un étrier possédant deux charnières; pour permettre la flexion et la pronation, les attelles se vissent à la jambière. Enfin, les deux parties de la sandale portent un crochet externe; un premier tracteur réunit ces deux crochets et deux autres placés à l'avant du pied luttent contre l'équinisme. Pour placer l'appareil, on desserre les vis fixatrices des attelles jambières, on introduit la jambe et le pied, puis on lace. Une fois serré, on fait l'abduction en plaçant l'élastique réunissant les deux crochets de la sandale; pour la pronation, on prend le pied, on le relève extérieurement et l'on fixe les attelles dans cette position. Enfin, on fait tendre les tracteurs contre l'équinisme. Le redressement se poursuit ainsi par étapes.

L'appareil de Julius Fink s'applique la nuit et son

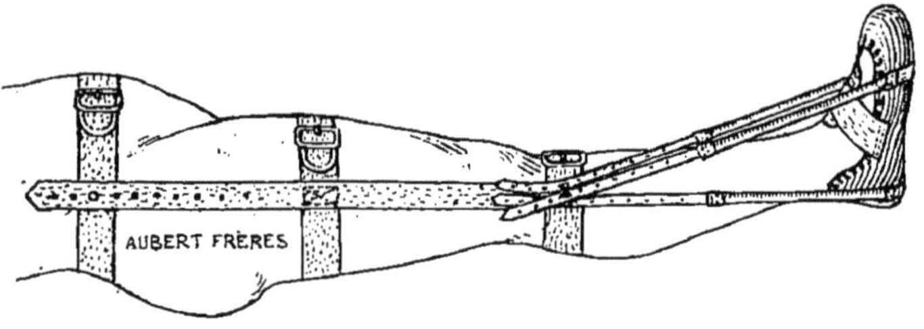

Fig. 270. — Appareil de Julius Fink pour pied varus équin.

action a été démontrée par le Dr Nové-Josserand, qui s'exprime ainsi : « L'appareil de Fink est destiné à produire la flexion dorsale et l'abduction du pied par des tractions élastiques; il trouve son application dans le traitement des pieds bots congénitaux et dans les pieds équins par rétraction musculaire, de la paralysie infantile et des paralysies spasmodiques[1]. »

Cet appareil (fig. 270) comprend une sandale fixée par une bride passant sur le dos du pied. Cette sandale porte

[1] Nové-Josserand et Denucé, *la Pratique des maladies des enfants*, 1913.

deux tracteurs externes, l'un antérieur, l'autre postérieur et un troisième interne et médian. Ces trois tracteurs

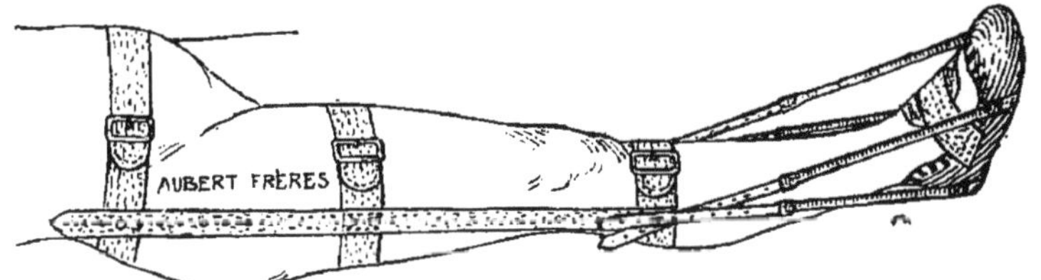

Fig. 271. — Appareil de Julius Fink pour pied équin.

élastiques viennent s'agrafer extérieurement à un crochet

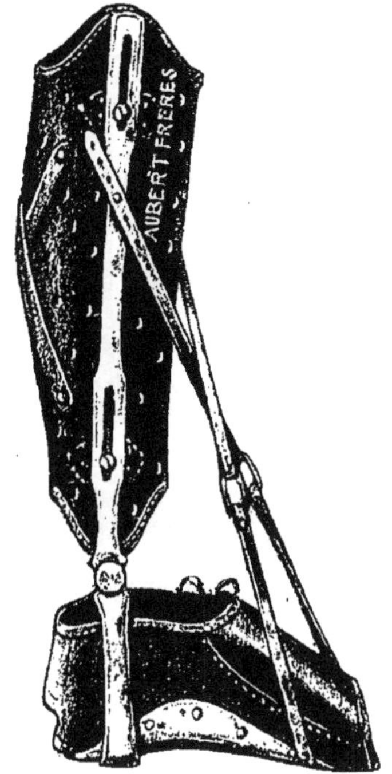

Fig. 272. — Appareil de Hessing avec sandale et tracteurs contre l'équinisme.

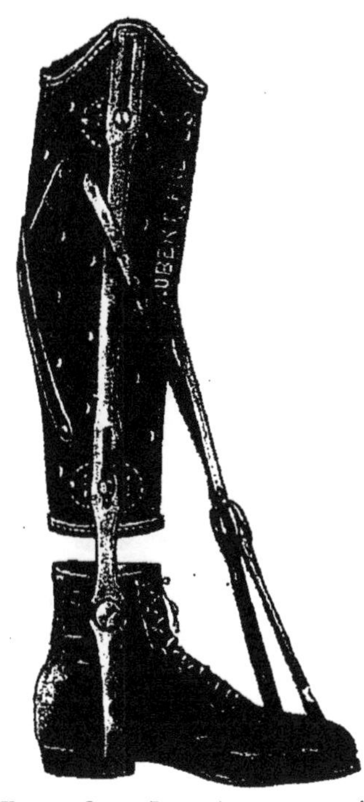

Fig. 273. — Le même appareil monté sur chaussure.

que porte une jarretière, retenue par une jarretelle, un cuissard étroit et une ceinture.

Quand on ne veut faire que de la flexion dorsale,

nous mettons quatre tracteurs (fig. 271), deux antérieurs et deux postérieurs, qui viennent s'agrafer à deux crochets, l'un externe, l'autre interne.

Comme appareil de jour, citons le **modèle Hessing**

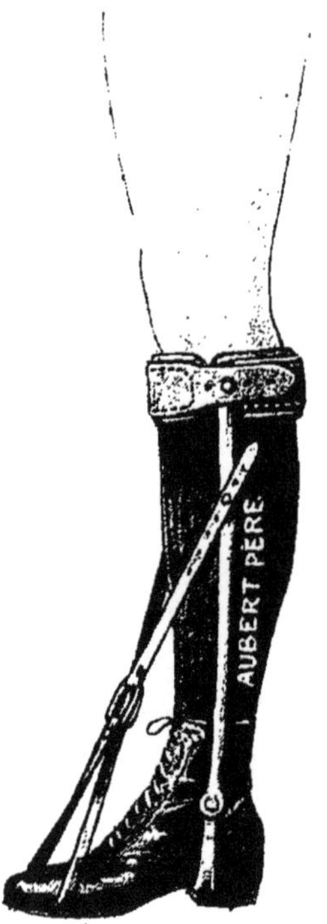

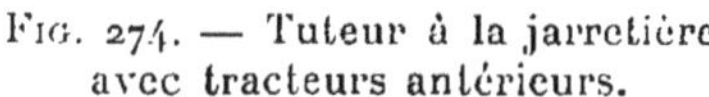
Fig. 274. — Tuteur à la jarretière avec tracteurs antérieurs.

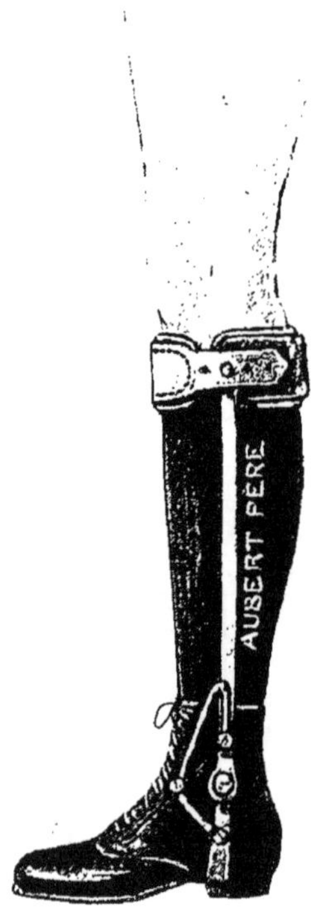

Fig. 275. — Tuteur à la jarretière avec ressort contre l'équinisme.

(fig. 272) consistant en une jambière moulée avec attelles vissées, articulées au niveau des malléoles avec un étrier fixé à une sandale également moulée ; deux tracteurs contre l'équinisme sont fixés à l'avant. Une fois le tuteur lacé et avant de fixer les attelles, on fait la pronation et l'on visse à l'endroit de correction supportable. Grâce aux trous taraudés emboutis dans le cuir et aux coulisses des attelles, on peut faire la rotation externe désirée; enfin, on fait tendre les tracteurs contre l'équinisme.

On peut fixer le même tuteur à **un soulier remplaçant la sandale**; on a alors l'appareil (fig. 273); dans ce cas

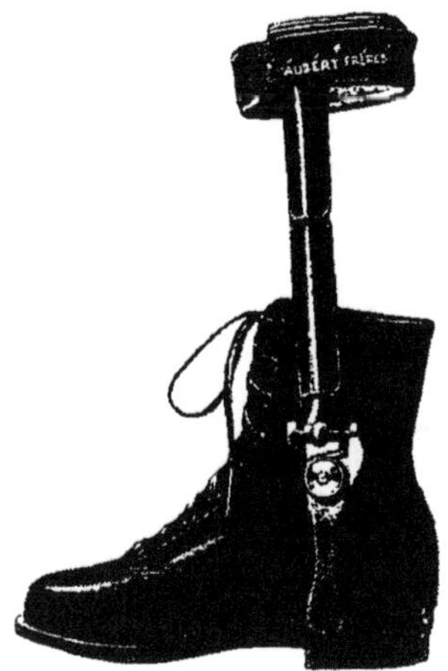

Fig. 276. — Le même appareil avec butée progressive.

on ajoute à l'intérieur du soulier une bride aplatissant le dos du pied.

Le **tuteur à la jarretière** (fig. 274) rend aussi des services, mais il ne permet pas aussi bien de suivre les progrès. Il comprend deux attelles articulées avec un étrier, un cercle à la jarretière et une chaussure, laquelle porte une bride interne pour le dos du pied; une courroie malléolaire externe et **deux tracteurs** contre l'équinisme complètent l'appareil. La chaussure a son bord externe plus épais de façon à relever le pied en dehors et le tuteur est équilibré en pronation et rotation externe.

On peut remplacer les tracteurs contre l'équinisme, soit par un **ressort** comme dans l'appareil (fig. 275), soit par une **butée progressive** (fig. 276); le reste du tuteur, étant identique.

Pour les enfants, il est souvent utile de remonter jusqu'à la ceinture, vu l'insuffisance du point d'appui jambier : nous plaçons alors le double tuteur (fig. 277) pour pieds bots bilatéraux, avec ceinture pelvienne souple et tracteurs contre l'équinisme.

Enfin, chez les enfants du premier âge, il suffit quelque-

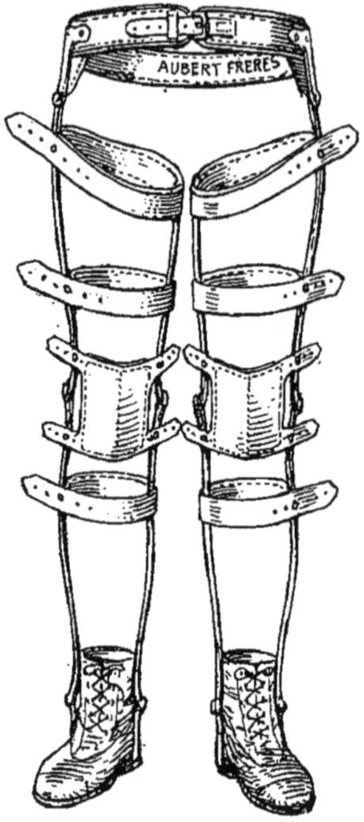

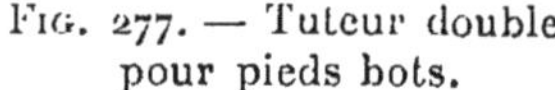
Fig. 277. — Tuteur double pour pieds bots.

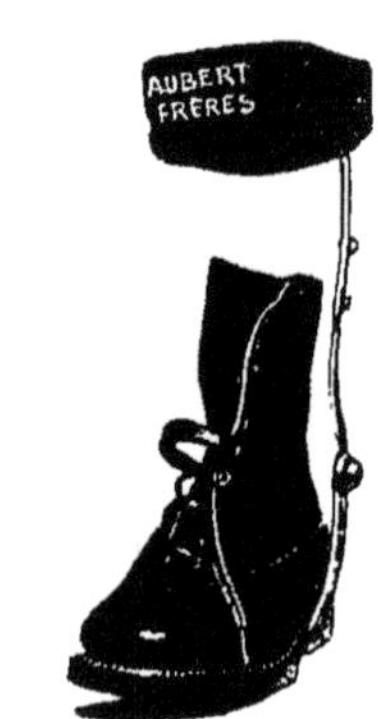

Fig. 278. — Tuteur à tige externe.

fois de placer un tuteur à la jarretière à tige unique et externe, luttant simplement contre le varus (fig. 278).

PIEDS ÉQUINS

Quand l'équinisme seul persiste, il suffit de placer un tuteur montant à la jarretière, à attelles articulées avec un étrier fixé à une chaussure ordinaire ; un cercle au jarret, fermé par une courroie, assujettit l'appareil à son extrémité supérieure.

La chaussure est munie soit de **tracteurs élastiques** (fig. 274), soit **d'un ressort latéral** relevant le pied

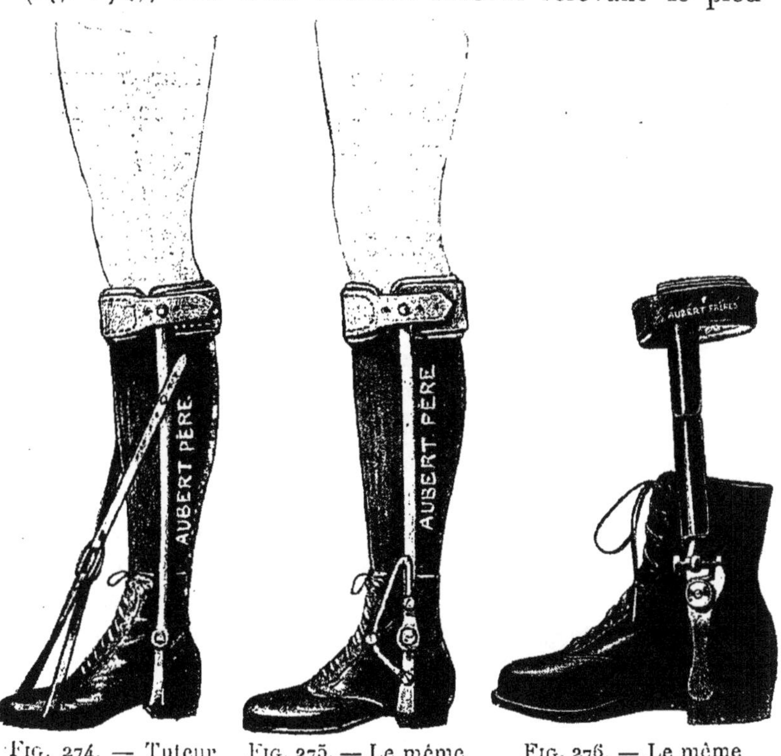

Fig. 274. — Tuteur avec tracteurs antérieurs.

Fig. 275. — Le même appareil avec ressort latéral.

Fig. 276. — Le même appareil avec butée progressive.

(fig. 275), soit enfin **d'une butée progressive** (fig. 276).

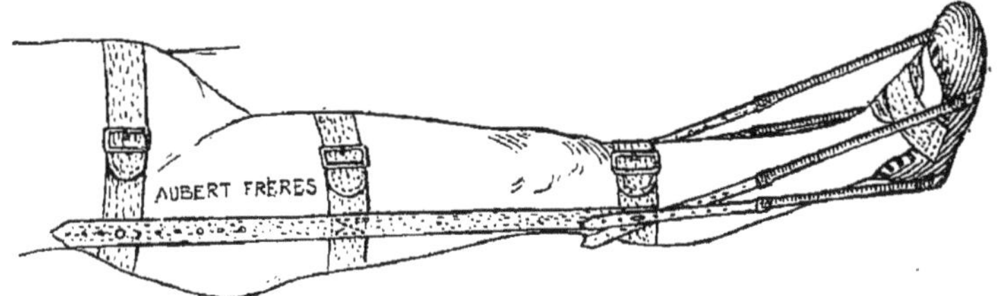

Fig. 271. — Appareil de Julius Fink contre l'équinisme.

Comme appareil de nuit, citons l'appareil à tractions élastiques de Julius Fink à quatre tracteurs (fig. 271).

PIEDS TALUS

Nous plaçons encore dans ce cas un tuteur montant à la jarretière comme précédemment, mais avec un ressort latéral faisant tomber la pointe du pied.

PIEDS PLATS VALGUS

Dans le pied plat valgus, l'axe de la jambe tombe en dedans du talon ; l'avant-pied est en abduction, tout le pied porté en pronation, la voûte plantaire se trouve affaissée, le bord externe du pied devient presque concave, bref l'équilibre du pied est rompu. Nous devons donc chercher à remettre le talon sur l'axe tibial en le portant en dedans, à rétablir l'adduction du pied et à reconstituer la voûte plantaire par la supination.

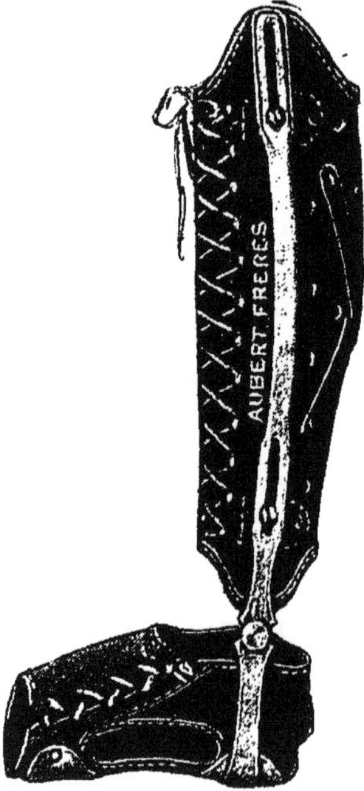

Fig. 279. — Appareil moulé de Hessing avec sandale.

L'**appareil Hessing** (fig. 279) répond parfaitement à ces desiderata particulièrement pour les formes graves.

Il se compose d'une jambière moulée et d'une sandale également moulée ; à celle-ci est fixé un étrier qui s'articule avec deux attelles jambières, lesquelles sont vissées sur le cuir. Pour permettre le déplacement, la sandale porte une semelle prenant toute la face plantaire du talon jusqu'aux têtes métatarsiennes, afin de laisser libre le jeu du gros orteil. Cette semelle porte une butée calcanéenne et une butée sur le cinquième métatarsien ; quant à sa forme, elle est concave dans les directions antéro-postérieure et transversale. Le

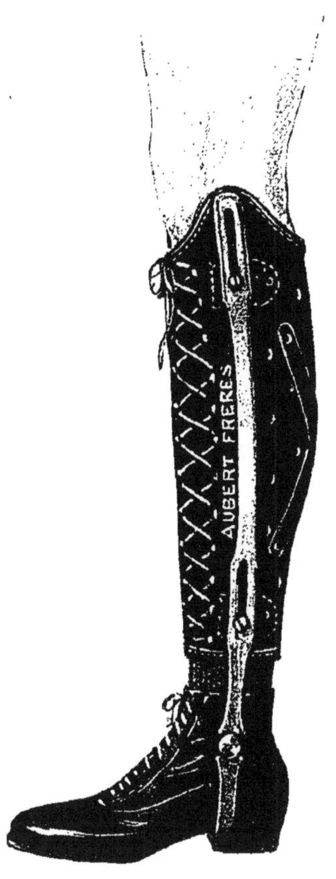

FIG. 280. — Le même appareil monté sur chaussure.

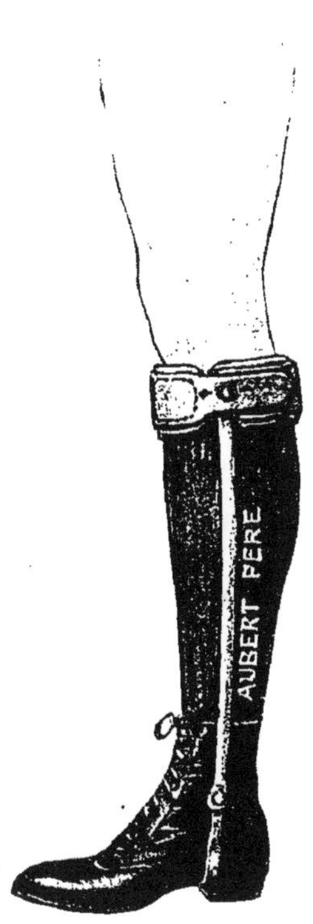

FIG. 268. — Tuteur à la jarretière.

pied est équilibré en légère supination et, grâce au vissage des attelles jambières, on augmente progressivement la supination au fur et à mesure que l'amélioration se produit.

Nous plaçons aussi le même appareil **fixé sur une chaussure ordinaire** comme ci-dessus (fig. 280).

Nous citerons encore le **tuteur à la jarretière** (fig. 268) comprenant deux attelles latérales, un cercle jambier et un étrier fixé à une chaussure ; cette chaussure doit mettre le pied en adduction et bien serrer le talon ; sa cambrure doit être assez prononcée et sa semelle plus épaisse sur la face interne **pour favoriser la supination**. Le tuteur empêche le déjettement de la jambe en dehors.

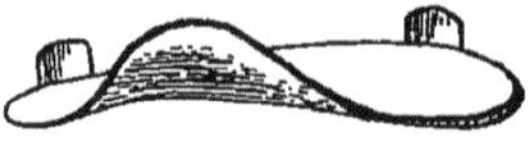

Fig. 281. — Semelle pour pied plat.

Enfin, pour les formes plus légères nous appliquons simplement une **semelle métallique** identique à celles que nous fixons aux sandales des appareils Hessing (fig. 281).

PIEDS BALLANTS

Lorsque la tibio-tarsienne a une mobilité exagérée, le pied tend à se mettre en équinisme, par le simple poids de l'avant-pied, non retenu par l'action musculaire ; en outre, le pied à la marche tend à se mettre en valgus. L'indication est donc d'éviter la latéralité, de mettre le pied en léger varus et de combattre l'équinisme sans faire de la flexion dorsale pour ne pas provoquer un talus.

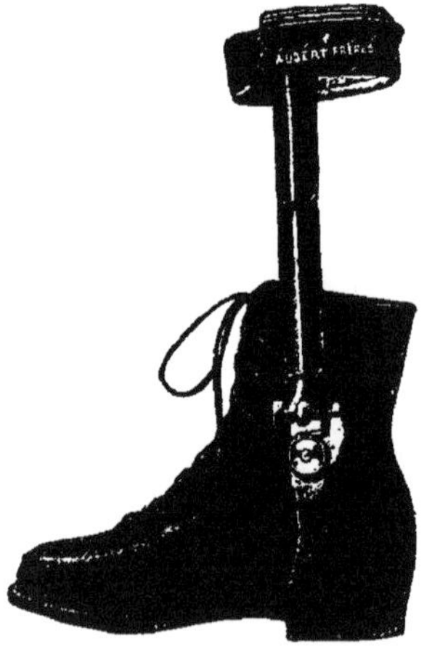

Fig. 276. — Tuteur à la jarretière avec butée progressive.

L'appareil (fig. 276) répond très bien à ce cas ; c'est un tuteur montant au jarret, se composant d'un cercle tibial, de deux montants latéraux articulés avec un étrier fixé à une chaussure. A l'articulation malléolaire externe se trouve fixée une **vis avec une**

butée progressive permettant de limiter à un degré variable la flexion plantaire.

ROTATION DES PIEDS

Pour lutter contre la rotation exagérée interne ou externe des pieds, nous disposons des **ressorts de Heusner** dont la souplesse implique la tolérance. Le Dr Nové-Josserand dit, en parlant de ces appareils : « Les appareils de Heusner sont destinés à combattre la torsion en dedans de l'extrémité du membre inférieur ; ils trouvent leur indication dans le traitement des pieds bots congénitaux et dans les torsions anormales du tibia, congénitales ou rachitiques. »

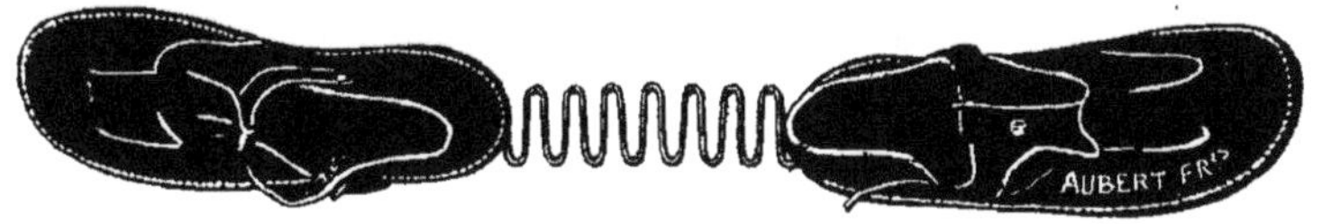

FIG. 282. — Ressort de Heusner monté sur chaussures Kneipp.

Nous plaçons auparavant aux semelles d'une paire de chaussures dites « Kneipp » un tunnel fermé par une vis. Le ressort de Heusner, qui est en serpentin, s'introduit dans ce tunnel, **par le talon** si l'on veut faire de la rotation **externe** et **par le devant** pour faire la rotation **interne.** La résultante entre la résistance musculaire et celle du ressort détermine la position recherchée des pieds (fig. 282).

HALLUX VALGUS

L'appareil qui nous a donné le plus de satisfaction est **celui de Bigg** (fig. 283), constitué par une attelle podalique interne encerclant la tête du premier métatarsien fixée par une bride passant sous le cou-de-pied et ayant un tracteur digital. L'attelle doit être bien matelassée vers la tête du premier métatarsien.

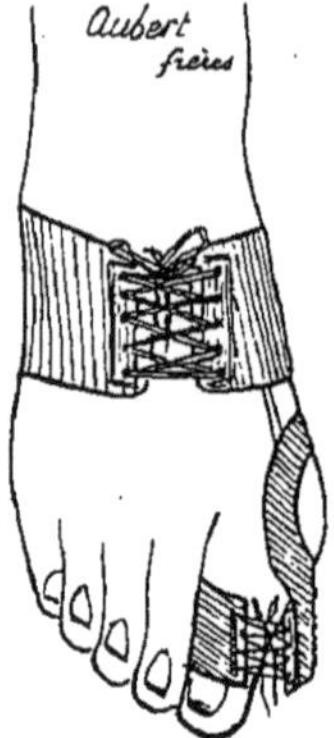

Fig. 283. — Appareil de Bigg.

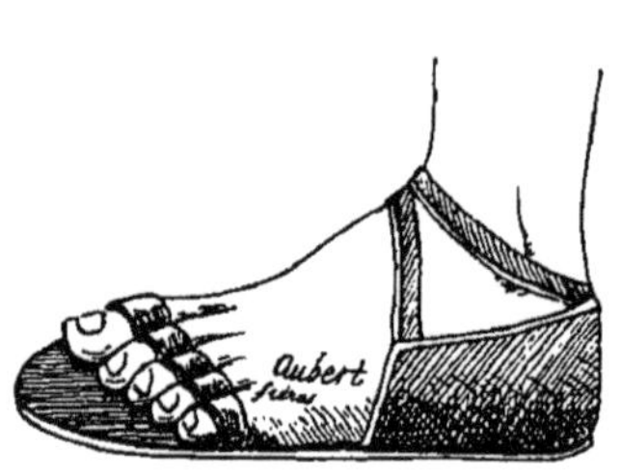

Fig. 284. — Sandale à traction élastique (d'après Hoffa).

ORTEILS EN MARTEAU

Nous appliquons une semelle souple fixée au pied par des sangles ; une série de coulisses permet d'adapter un caoutchouc passant sur le dos des orteils pour exercer la pression, comme le montre la figure 284.

Mesures à prendre pour les appareils du membre inferieur.

1° **Gouttières et cadre de Phelps** : *Longueur totale du malade ; hauteurs sol-périnée, sol-aisselles ; tour du bassin, indiquer le côté malade ;*

2° **Guêtre de traction** : *Donner toutes les circonférences du schéma 286 et les hauteurs* SG *et* Ga *;*

3° **Appareils 216, 219, 220, 222, 227, 230, 233, 234** : *Moulage de la jambe malade en entier et du bassin ;*

4° **Lit moulé de Lorenz** : *Moulage des deux jambes, du bassin et du thorax ;*

5° **Appareils 218, 223, 225, 226** : *Moulage de la cuisse et du bassin ;*

6° **Chaise coxalgique** : *Indiquer le côté malade, le tour du bassin et la hauteur sol-ischion ;*

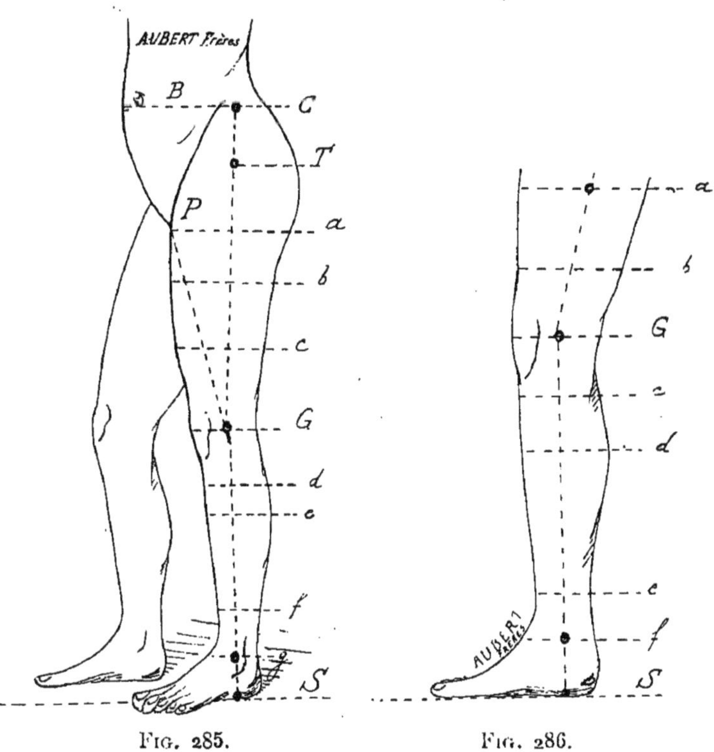

FIG. 285. FIG. 286.

7° **Appareils 228 et 229** : *Moulage des deux jambes en entier ;*

8° **Corsets 163, 231, 232, 167, 168** : *Voir mesures, page 131.*

9° **Appareils de 235 à 238, 240, 241, 243, de 245 à 252, 254, 256, 257, 259, 263 et 256** *bis : Moulage de la jambe en entier jusqu'à l'ischion. Pour les appareils à appui ischiatique, donner en outre la hauteur sol-ischion et, pour ceux avec ceinture, ajouter le tour du bassin et la distance du trochanter à la crête iliaque (voir le schéma 285) ;*

10° **Appareil 242** : *Donner les circonférences* a, b, G, c, d, e, *du croquis 286 et les hauteurs* Ga *et* Ge. *Joindre le tracé de la jambe ;*

11° **Gouttière aluminium** : *Mêmes mesures que pour l'appareil 242 ; indiquer en outre le côté malade ;*

12° **Appareils 255 et 258** : *Moulage de la jambe jusqu'au plateau tibial y compris ; bien indiquer si c'est pour un genu valgum ou un genu varum ;*

13° **Appareils de 264 à 267, 269, 272, 273, 279 et 280** : *Moulage de la jambe jusqu'au plateau tibial y compris ;*

14° **Tuteurs à la jarretière** : *Circonférences* c, d, e, f *du croquis 286 ; donner les hauteurs sol-jarret et sol-malléoles ; tracé de la jambe ; bien indiquer s'il faut des tracteurs contre l'équinisme, un ressort ou une butée ; envoyer la chaussure du côté malade ;*

15° **Appareils de Julius Fink** : *Donner les circonférences* d *et* b *ainsi que le tour du bassin (schéma 285) et les hauteurs sol-jarret, sol-interligne, sol-trochanter ; indiquer le côté malade ; faut-il trois ou quatre tracteurs ?*

16° **Appareil 277** : *Donner toutes les circonférences du schéma 285 et les hauteurs* Sg, SG, GT, TC et SP ; *donner en outre le tracé des deux jambes, le malade étant dans la position du décubitus dorsal ;*

17° **Semelle 281** : *Donner le moulage du pied ;*

18° **Ressorts de Heusner** : *Donner l'âge de l'enfant et les chaussures ;*

19° **Appareils 283 et 284** : *Moulage du pied.*

Nota. — *Pour éviter toute erreur, bien indiquer le numéro du modèle désiré. Afin de faciliter l'exécution des moulages nécessaires à la confection de nos appareils nous envoyons exclusivement aux médecins nos bandes plâtrées qui offrent l'avantage d'une dessiccation rapide et d'un modelage parfait.*

Enfin, lorsque le médecin préfère nous laisser le soin des mensurations, **nous nous déplaçons** *aux plus justes conditions.*

MALADIE DE LITTLE

« Les attitudes vicieuses auxquelles on a le plus souvent à faire sont l'adduction avec rotation interne

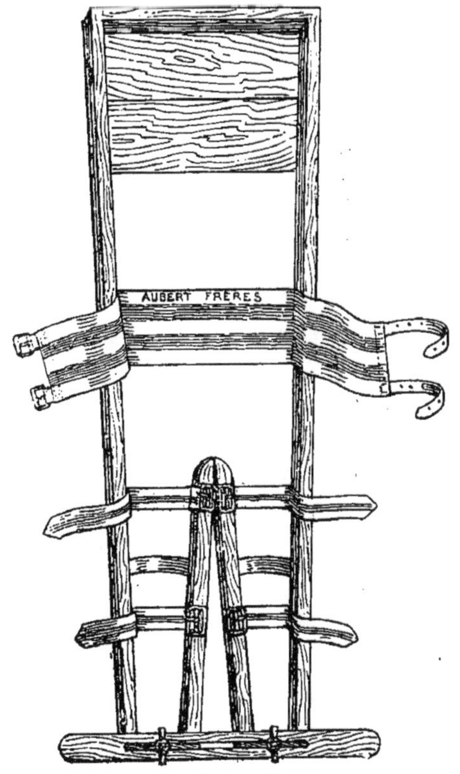

Fig. 141. — Cadre de Phelps.

des cuisses, la flexion des genoux et l'équinisme des pieds avec un degré variable de valgus ou de varus[1]. »

L'appareil que nous plaçons au début pour la correction au repos des attitudes vicieuses est le **cadre de Phelps** (fig. 141) que nous avons déjà décrit.

[1] Nové-Josserand, *Précis d'Orthopédie*, 1905.

Une sangle placée au niveau des genoux s'oppose à la flexion et on augmente progressivement l'abduction en écartant les pieds.

Quant à l'attitude des pieds, nous la corrigeons en

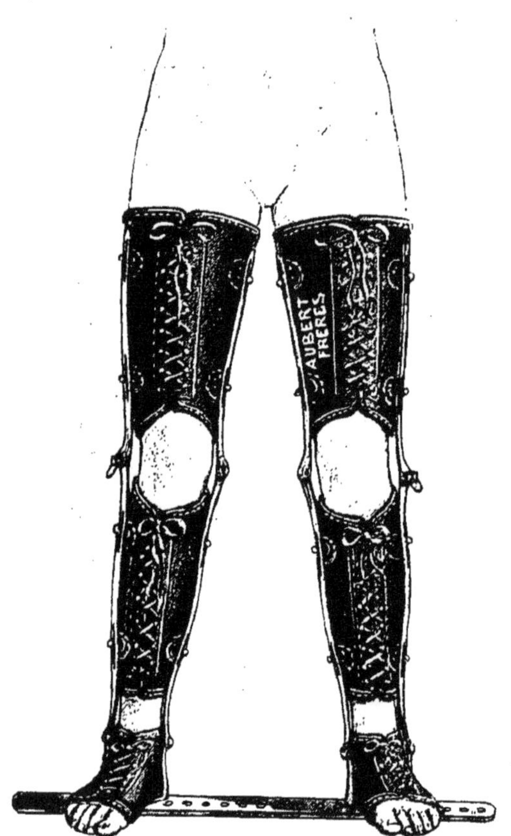

Fig. 287. — Appareils moulés avec barre abductrice. Mod. Aubert frères.

ajoutant au cadre de Phelps un **appareil à traction élastique de Fink**, qui lutte contre l'équinisme.

Pour la marche, le modèle (fig. 287) nous paraît répondre le mieux aux desiderata des chirurgiens : ce sont **deux appareils de jambe Hessing modifiés.**

Ces appareils comprennent un cuissard, une jambière et une sandale, le tout moulé et réuni par des attelles latérales articulées aux genoux et aux malléoles. Aux genoux, une vis à oreille permet d'enraidir à volonté ; en bas, une butée progressive laisse libre la flexion

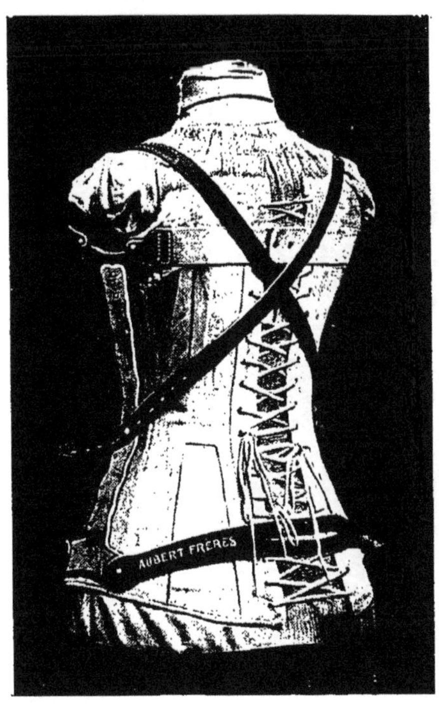

FIG. 163. — Corset de maintien.

dorsale en limitant la flexion plantaire. Au talon des sandales se trouve un trou taraudé pour y fixer, la nuit, une barre d'acier percée de nombreux trous L'emploi de l'appareil est réglé de la façon suivante :

Le jour, on fixe alternativement l'un et l'autre genou, de façon, par cette mobilité et immobilité alternées dans chaque genou, à ne pas les enraidir, tout en fournissant au malade un point d'appui qui facilite son éducation musculaire. Les pieds ne tombent pas en équinisme grâce à la butée malléolaire et ne peuvent non plus se mettre ni en valgus ni en varus, grâce aux étriers.

La nuit, on enraidit les deux genoux avec les vis à oreilles et on fait l'abduction avec rotation externe des cuisses, à l'aide de la barre d'acier que l'on fixe aux talons.

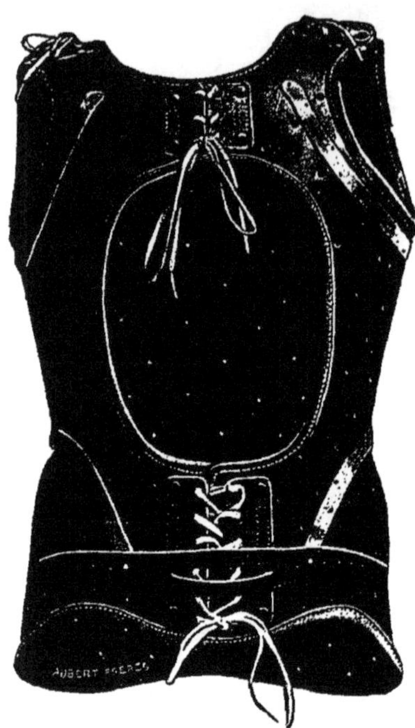

Fig. 149. — Corset moulé du Dr Calot.

Quelquefois, le médecin traitant nous fait adjoindre notre **corset de maintien** (fig. 163) à montants latéraux et béquillons sous-axillaires pour éviter l'affaissement du tronc et nous réunissons le corset aux tuteurs précités par deux caoutchoucs postérieurs qui font l'extension du bassin sur les cuisses. Les articulations coxo-fémorales restent libres.

Pour les formes très graves, lorsque le sujet ne peut pas se tenir, nous appliquons le **double tuteur ordinaire** avec ceinture pelvienne et montants latéraux : par une vis amovible, on enraidit les hanches d'une façon alternative.

Enfin, on est obligé quelquefois de se borner à maintenir le tronc en plaçant le malade dans un **corset moulé façon Calot** (fig. 149). Ce corset peut être fait en celluloïde ou en cuir selon le désir du médecin ; des nervures en acier trempé consolident d'ailleurs la partie plastique de l'appareil.

Mesures à donner.

1° **Cadre de Phelps** : *Voir mesures pour les appareils du membre inférieur, page 226.*

2° **Appareils 287** : *Donner le moulage des deux jambes en entier ;*

3° **Corsets 163 et 149** : *Voir mesures pour les corsets, page 131.*

PARALYSIE TRAUMATIQUE DES NERFS

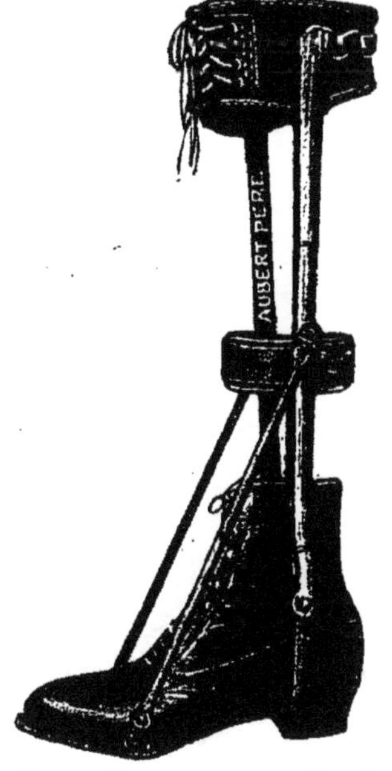

FIG. 288. — Appareil du Dr Gangolphe pour luxation traumatique des péroniers.

Pour une paralysie du trapèze à la suite d'un traumatisme intéressant la branche externe du spinal, le Dr Gangolphe nous fit appliquer avec succès un corset pourvu du côté de la lésion d'un béquillon axillaire, soulevant l'épaule et la maintenant, afin de suppléer à l'insuffisance de ce muscle, dont le but est d'élever le moignon de l'épaule[1].

Pour traumatisme du nerf musculo-cutané, qui innerve surtout les fléchisseurs du coude, il nous semble qu'un appareil moulé articulé au coude avec fléchisseurs élastiques amovibles rendrait des services.

Pour paralysie du radial, le Dr Gangolphe nous fit faire l'appareil (fig. 202), qui relève la paume de la main, pour permettre la flexion des doigts.

Citons encore l'appareil du Dr Gangolphe **pour luxa-**

[1] Extrait de la *Thèse* du Dr Georges Rey, 1901.

tion traumatique des péroniers, à la suite d'une reposition opératoire rétro-péronière, l'appareil s'opposant aux récidives (fig. 288).

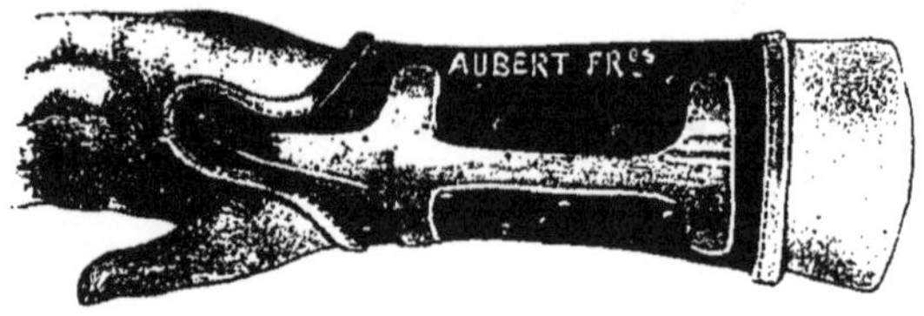

Fig. 202. Appareil moulé rigide.

C'est un tuteur montant à la jarretière, démontable et enraidi par des arcs-boutants également amovibles pour permettre l'introduction du pied à angle droit et l'immobilisation malléolaire.

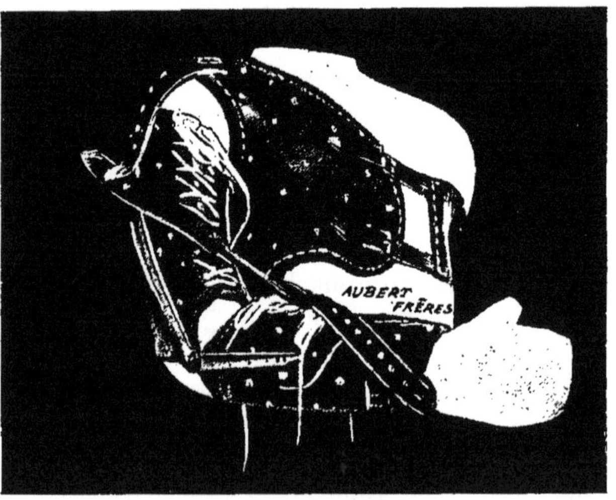

Fig. 289. — Appareil du Dr Laroyenne pour paralysie du plexus brachial.

Enfin, nous avons eu l'occasion de placer pour une **paralysie traumatique du plexus brachial type supérieur** un appareil thoraco-brachial à tractions élastiques indiqué par le Dr Laroyenne. Cet appareil (fig. 289) comprend un corselet cuir moulé et deux gaines pour le bras et l'avant-bras, celles-ci étant articulées au niveau du coude. Deux fléchisseurs en tube caoutchouc sont fixés aux quatre extrémités des attelles et un poignet en cuir muni d'un tracteur en spirale rappelle la main en dehors.

FRACTURES

Nous représentons ci-après les divers appareils qui

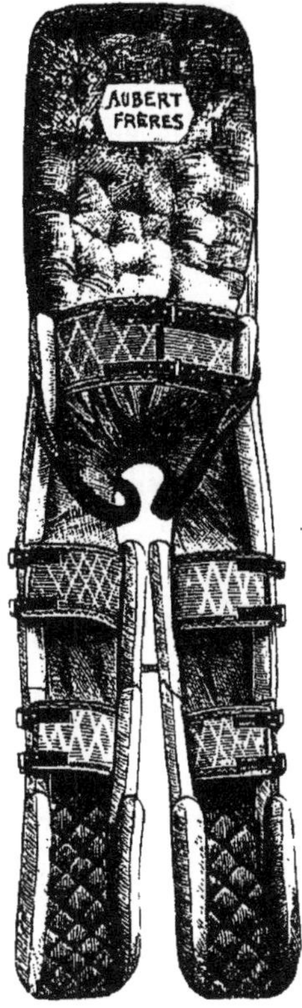

FIG. 213. — Gouttière de Bonnet.

nous sont demandés le plus souvent pour les fractures. Nous nous tenons d'ailleurs à la disposition des médecins pour leur établir rapidement tout modèle spécial qui leur semblerait remplir le mieux les indications thérapeutiques.

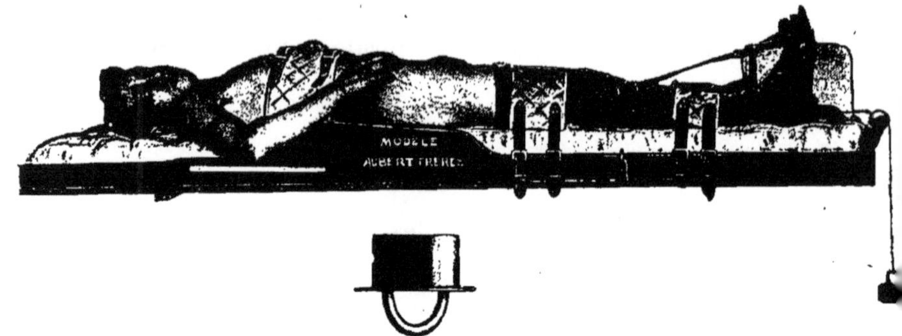

FIG. 215. — Gouttière de Bonnet modifiée. Mod. Aubert frères (déposé).

Citons d'abord la **gouttière de Bonnet** (fig. 213) ou

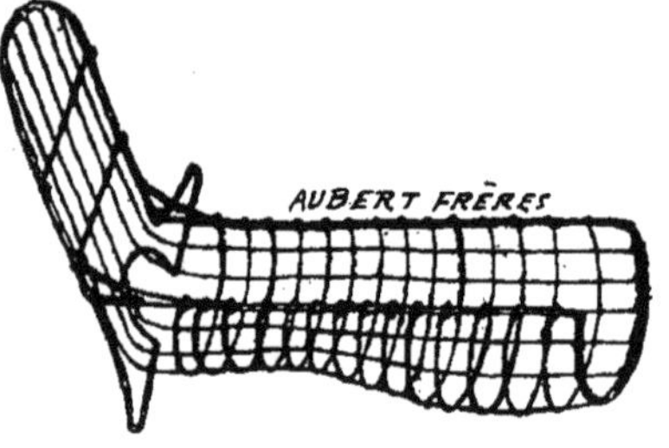

FIG. 290. — Gouttière de jambe.

notre nouvelle gouttière (fig. 215) à laquelle on peut

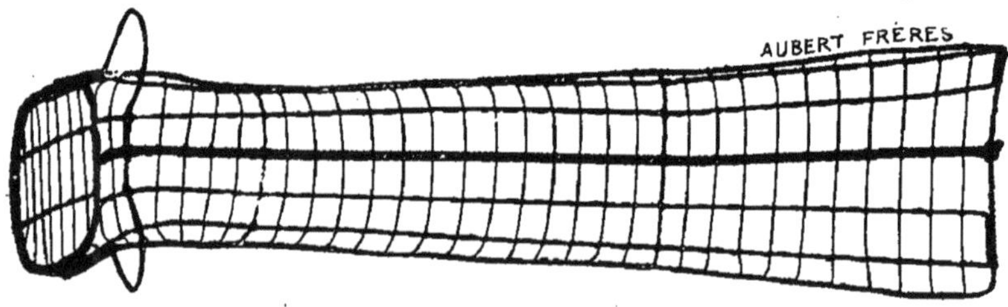

FIG. 291. — Gouttière de jambe et cuisse.

ajouter le triangle abducteur du Dr Molin. Présentons

ensuite les gouttières **de jambe** en fil de fer (fig. 290)

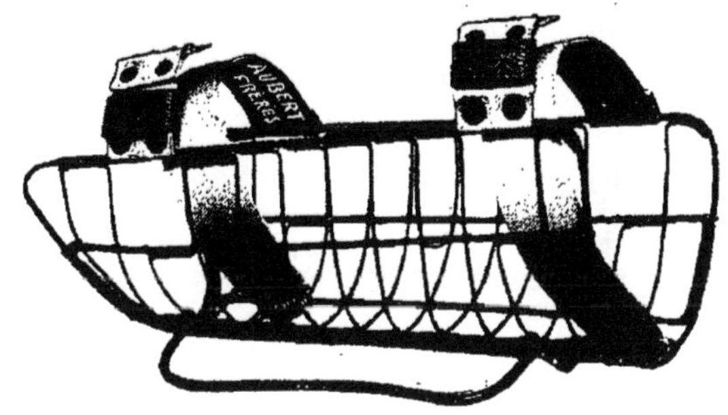

Fig. 292. — Gouttière d'Hennequin.

s'arrêtant au genou, la gouttière **jambe-cuissard**

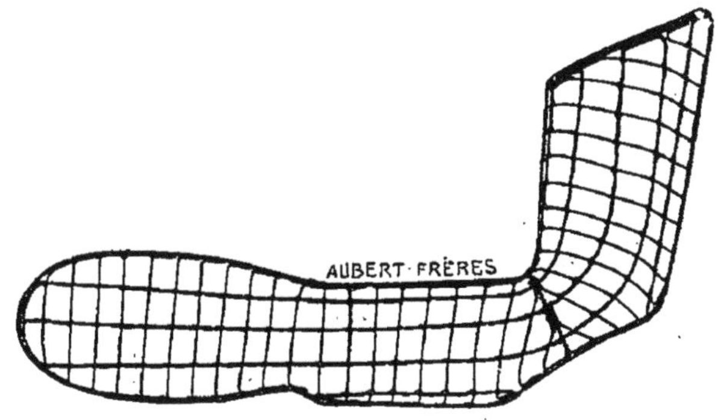

Fig. 293. — Gouttière de bras.

(fig. 291) montant jusqu'au haut de la cuisse et la **gouttière d'Hennequin** (fig. 292).

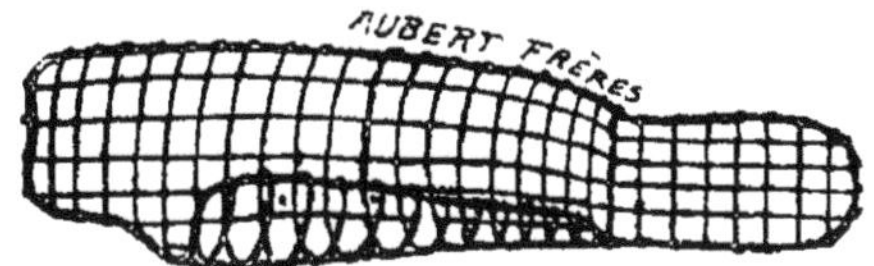

Fig. 294. — Gouttière d'avant-bras.

Enfin, nous avons la gouttière **de bras** (fig. 293) et la gouttière pour **l'avant-bras** (fig. 294).

Dispositif d'extension. — Comme dispositif d'extension, nous livrons la plaquette à piton, fixée à la jambe par du diachylon et l'axe avec poulie que l'on assujettit au lit par du fil de fer à la hauteur que l'on désire.

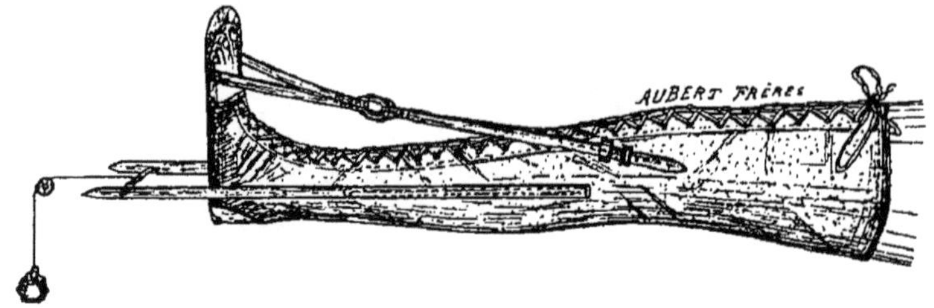

Fig. 295. — Guêtre de traction. Mod. Aubert frères.

Certains médecins préfèrent au diachylon **notre guêtre de traction** (fig. 295) en peau de chien et doublée en chamois : deux tracteurs élastiques maintiennent le pied toujours à l'équerre ; la traction se fait donc **directement sur l'axe de la jambe**.

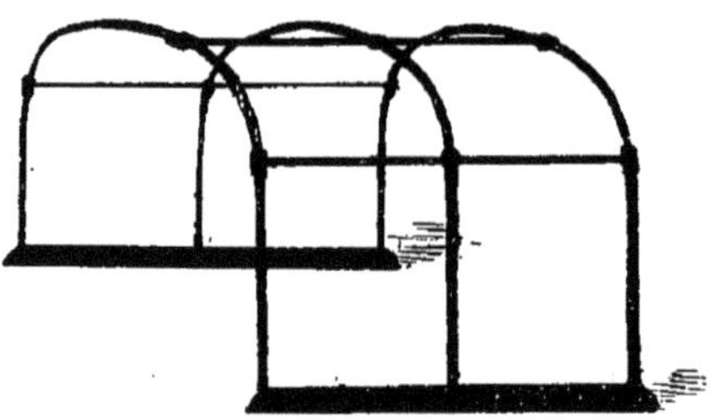

Fig. 296. — Arceau.

Comme complément souvent utile, nous présenterons enfin un modèle d'arceau (fig. 296).

Pour les médecins partisans de la méthode ambulatoire pour le traitement des fractures du membre inférieur, nous faisons des **étriers extenseurs** : le grand modèle (fig. 297) pour fracture de cuisse, le petit modèle (fig. 298) pour fracture de jambe. Les quatre arcs sont en fer souple pour se modeler très facilement et être ensuite incorporés dans le plâtre. L'étrier est à rallonges dans sa partie médiane pour pouvoir faire l'extension, une fois le plâtre sec. Les deux segments de la jambe se trouvent donc ainsi **immobilisés sous extension.**

Pour les fractures de la rotule, citons l'**appareil de Laugier** (fig. 299) : c'est

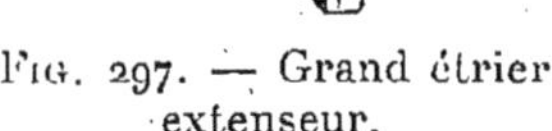
Fig. 297. — Grand étrier extenseur.

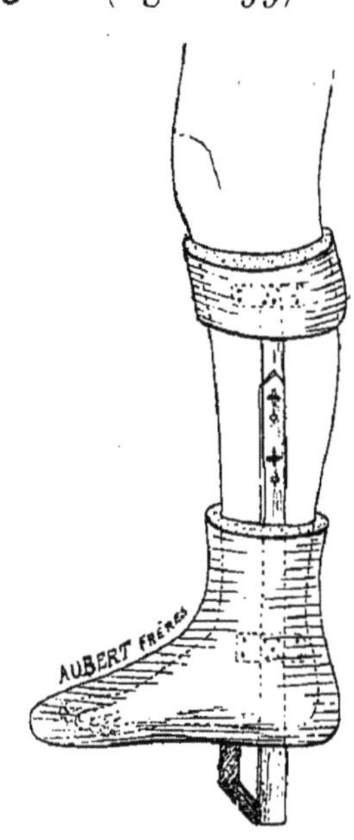

Fig. 298. — Petit étrier extenseur.

une gouttière de jambe fil de fer, ouatée intérieurement,

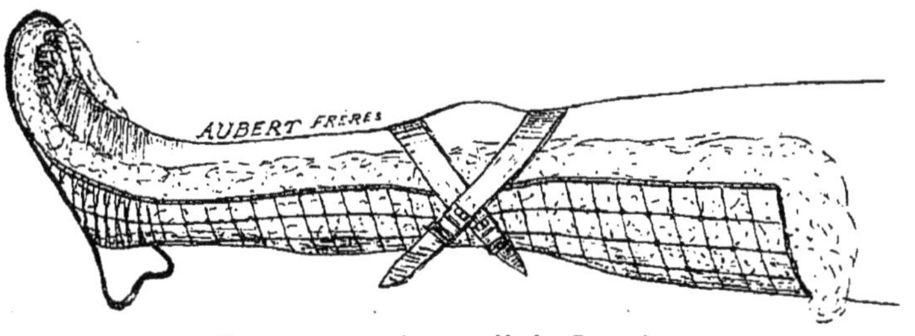

Fig. 299. — Appareil de Laugier.

sur laquelle s'adaptent deux courroies garnies, croisées,

de facon à ce que leur tension détermine le rapprochement des fragments rotuliens.

Enfin, pour les fractures **mal consolidées de la rotule**, nous avons appliqué avec avantage l'appareil (fig. **300**) consistant en deux attelles articulées au genou et fixées par quatre cercles. Une butée progressive limite la flexion ; un quadriceps artificiel rappelle l'extension.

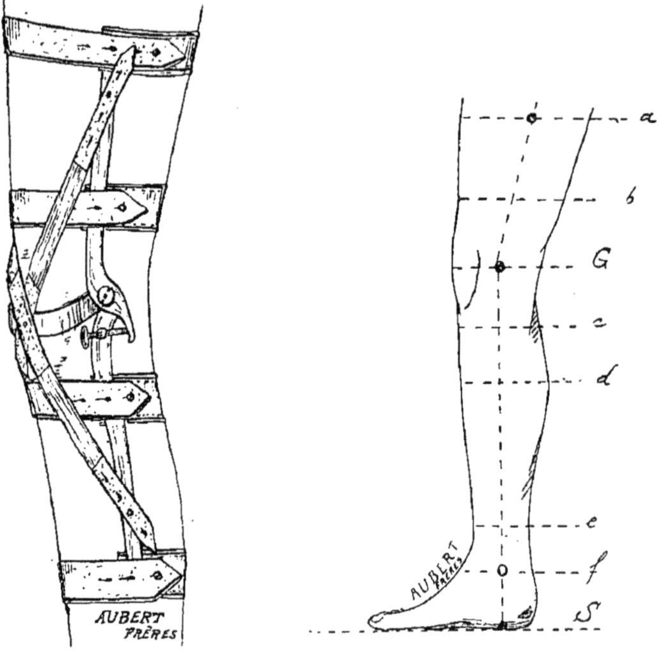

Fig. 300. — Tuteur pour fracture mal consolidée de la rotule.

Fig. 286.

Mesures à donner.

Gouttières 213 et 215 : *Voir mesures, page 226.*

Gouttière 290 : *Donner la hauteur du sol au jarret et la circonférence du mollet.*

Gouttière 291 : *Hauteurs sol-interligne et sol-périnée.*

Gouttière d'Hennequin : *Tour de cuisse.*

Gouttières 293 et 294 : *Longueur du coude au bout des doigts.*

Guêtre de traction 295 : *Voir mesures, page 226.*

Appareil 297 : *Tour de cuisse et hauteur sol-ischion.*

Appareil 298 : *Tour du jarret et hauteur sol-jarret.*

Appareil de Laugier : *Circonférence du genou et hauteurs sol-périnée et sol-interligne.*

Appareil 300 : *Donner le moulage de la jambe sans le pied (pour toutes ces mesures, voir le schéma 286).*

BÉQUILLES ET CANNES

Nos béquilles sont toutes à **double branche** et à

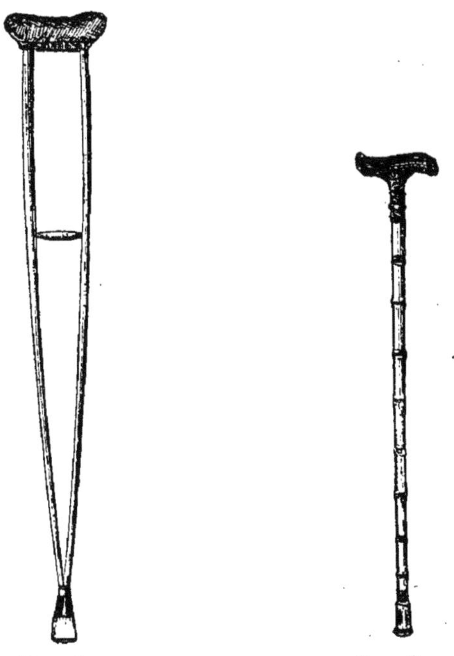

FIG. 301. FIG. 302.

sabots caoutchouc (fig. 301); elles sont vernies noir.

Très élégantes et très légères, elles n'en sont pas moins très solides.

Mesures à donner : *Hauteur de l'aisselle au sol.*

Nos cannes ont également un sabot caoutchouc, grâce auquel les malades peuvent s'appuyer sans faire du bruit ; la poignée **s'adapte d'ailleurs très bien** à la forme de la main (fig. 302).

VOITURES POUR GOUTTIÈRES

Nous livrons souvent avec nos gouttières, pour les maux de Pott ou pour la coxalgie, des voitures grâce

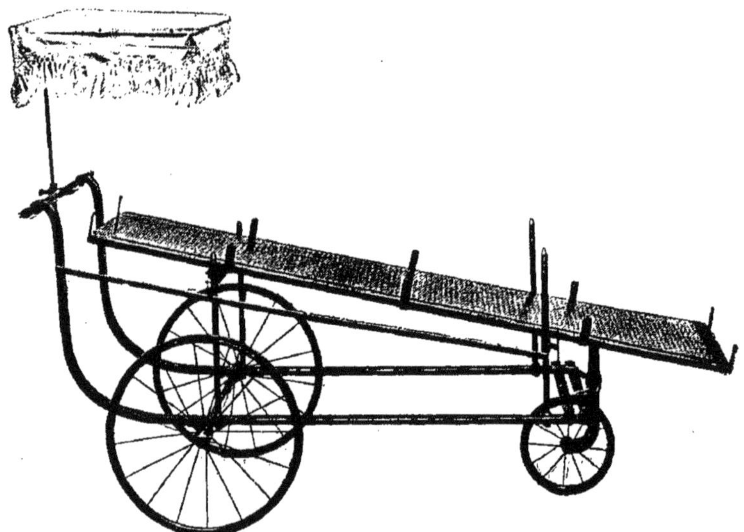

Fig. 303. — Voiture spéciale pour notre nouveau modèle de gouttière-

auxquelles on peut aisément transporter le malade d'un point à un autre et, principalement, le faire profiter le plus possible des rayons du soleil ; les médecins attachent, en effet, une grande importance au rôle de l'héliothérapie dans les maladies inflammatoires.

Le modèle (fig. 303) a été construit spécialement pour **notre gouttière nouveau modèle :** son fond mobile porte des équerres qui retiennent la gouttière et il est

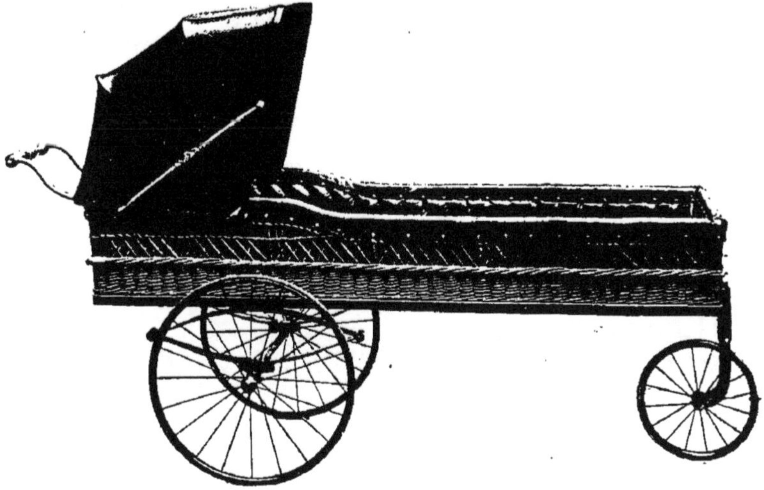

Fig. 304. — Voiture pour gouttière de Bonnet.

muni de trois roues caoutchoutées, dont une, l'antérieure, est pivotante.

L'autre modèle (fig. 304) convient surtout aux gouttières de Bonnet; son cadre est en osier avec capote réclinable; ce cadre est suspendu par des ressorts très souples sur trois roues caoutchoutées, dont celle de devant est mobile.

NOUVEAU LIT MÉCANIQUE L'" IDÉAL "

BREVETÉ S. G. D. G.

Le nouveau lit mécanique l'" Idéal " (fig. 305) est le dernier mot du perfectionnement. Grâce à son mécanisme entièrement dissimulé, il joint l'élégance à la solidité; il **se monte aussi rapidement qu'un lit anglais ordinaire.** Il permet de soulever le malade sans effort ni secousse et avec la plus grande sécurité; on peut, avec ce modèle, incliner le malade à droite ou

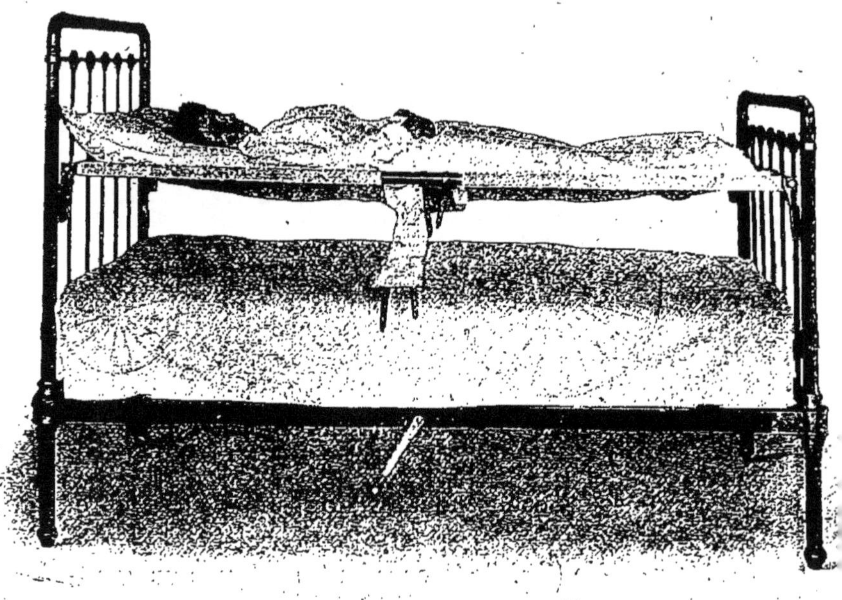

Fig. 305. — Lit mécanique l' « Idéal ».

à gauche, l'élever par la tête ou par les pieds, sans qu'il fasse le moindre mouvement.

Enfin, si nécessité il y a, on peut adapter un porte-poulie *ad hoc* pour l'extension continue.

Ce lit répond donc à tous les desiderata et il est susceptible de nombreuses applications. Le cadre étant amovible, on n'a qu'à le détacher, quand son emploi devient inutile et le lit prend alors l'apparence d'un lit anglais ordinaire.

La figure 306 représente le même lit avec **appuie-dos et jambière.** Ce dispositif spécial permet de mettre le malade dans la position fléchie et de lui faire reprendre le décubitus dorsal et cela sans à-coup.

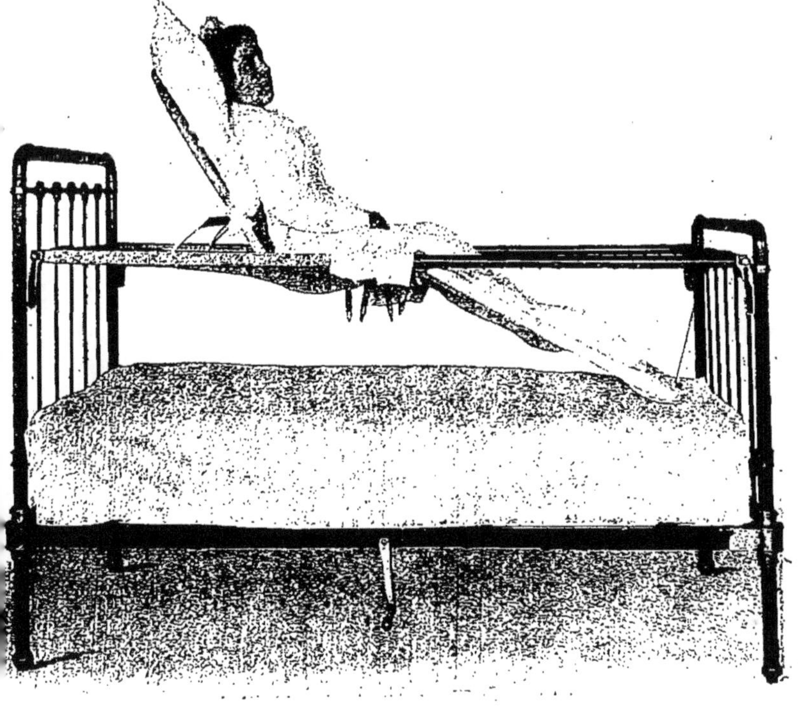

Fig. 306. — Le même lit avec appui-dos et jambière.

ELÉVATEUR L' " IDÉAL

BREVETÉ S. G. D. G.

L'élévateur l' " Idéal " (fig. 307) s'**adapte à tous les lits sans exception**, quelles qu'en soient les dimensions ou la forme. Il est simple, léger et robuste et il se monte en deux minutes sans aucune difficulté. Tout comme le lit mécanique, il permet de soulever le malade sans effort, ni secousse et avec la plus grande sécurité,

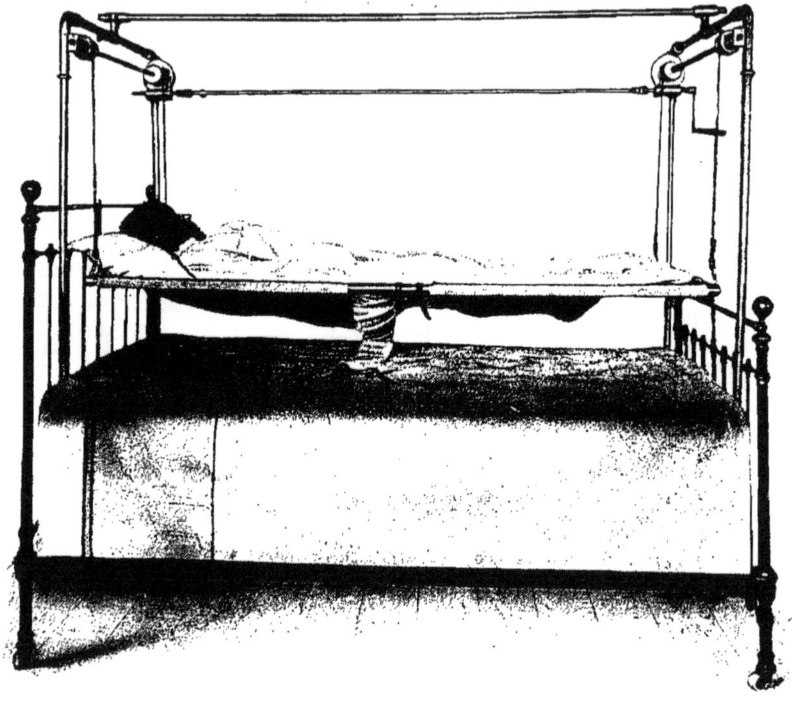

Fig. 307. — Elévateur l' " Idéal ".

de l'incliner de côté ou d'avant en arrière et vice versa, le malade gardant toujours l'immobilité absolue.

On peut également lui adapter un porte-poulie pour l'extension.

L'élévateur l' " Idéal " satisfait donc toutes les exigences de l'immobilité pour le malade et offre toute facilité pour les soins à lui donner. En outre, sa rapide adaptation à tous les lits en fait un appareil de choix appelé à une grande généralisation.

A cet élévateur, on peut enfin ajouter une **tablette articulée**, très rigide et pouvant se placer dans différentes positions, suivant que le malade désire s'en servir pour manger, lire, écrire ou s'accouder (fig. 308).

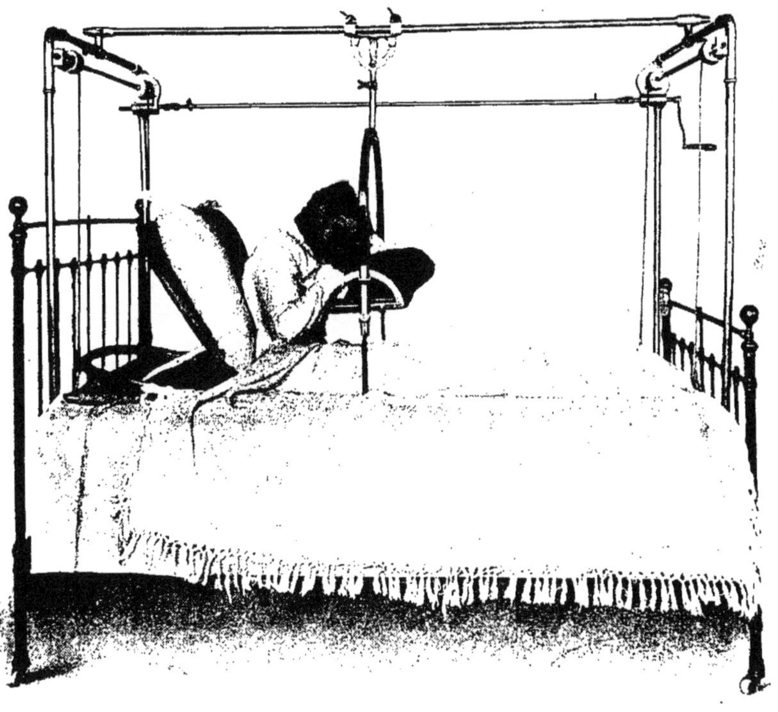

Fig. 308. — Le même élévateur avec tablette articulée.

Cette tablette articulée se recommande donc pour les asthmatiques qui ne peuvent rester longtemps couchés.

FAUTEUILS MÉCANIQUES

Nous présentons (fig. 309) un **fauteuil roulant garde-robe** pour appartements, avec dossier articulé, oreilles amovibles, bras réclinables en dehors, porte-jambes indépendants et à élévation progressive. La couverture est en moleskine.

Le **fauteuil canné roulant**, à jambières articulées indépendantes (fig. 310), rend de très grands services aux ma-

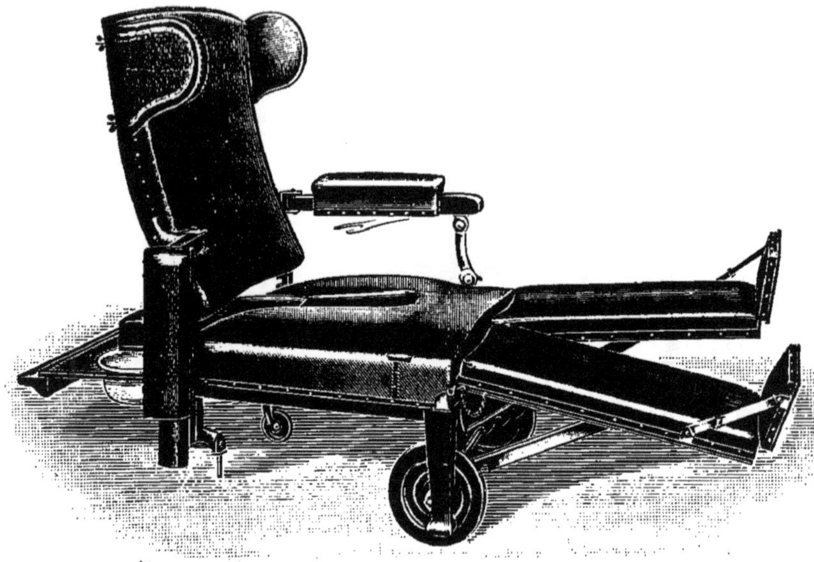

FIG. 309. — Fauteuil roulant garde-robe.

lades et leur permet de se déplacer sans aucun secours.

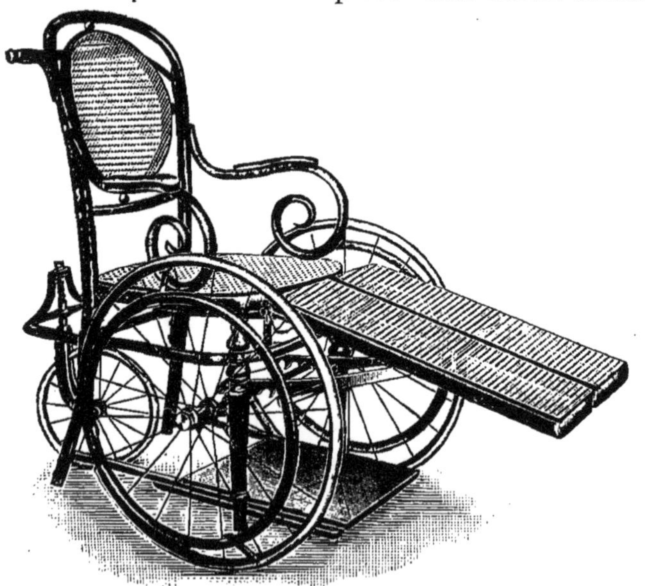

FIG. 310. — Fauteuil canné roulant.

TROISIÈME PARTIE

PROTHÈSE

I. — MEMBRES SUPÉRIEURS

La prothèse du bras constitue un problème bien plus compliqué que celle de la jambe ; le membre pelvien en effet a un mouvement physiologique relativement simple en raison de son rôle de support et du plan de mobilité unique des articulations du genou et de la tibio-tarsienne ; tandis que le bras, organe de préhension et d'expression, comporte une infinité de gestes qu'il est impossible de copier et de commander. Voici, d'ailleurs, ce qu'écrit le Dr Spillmann : « Une main artificielle, quel que soit son degré de perfection plastique et mécanique, ne saurait avoir qu'un seul effet utile celui de saisir les objets à la façon d'une pince ; toutes les fois que les doigts naturels font un acte autre que la préhension, ils sont obligés de combiner les mouvements de flexion et d'extension avec certains autres mouvements de latéralité ; or, la mécanique n'a pas réussi jusqu'ici et ne réussira probablement jamais à combiner ensemble ces divers mouvements[1]. » Ajoutons encore la pronation et la supination, qui viennent multiplier les plans de mobilité de la main.

Nous ne présenterons donc ci-après que **des appareils vraiment pratiques**, sans nous attarder à la description

[1] Gaujot et Spillmann : *Arsenal de la Chirurgie contemporaine.*

de bras très compliqués et très spéciaux, susceptibles d'ailleurs de nombreuses réparations et dont l'application est exceptionnelle. Au reste, ces appareils ne peuvent être faits qu'en vue de services particuliers et nous avons toute compétence pour les exécuter selon les cas soumis.

Amputation partielle ou totale des doigts.

Les cas peuvent varier beaucoup ; nous en citerons quelques-uns pour fixer les idées et pour montrer que nous pouvons solutionner tous les problèmes possibles. Pour l'amputation (fig. 311), dans laquelle **trois doigts sont**

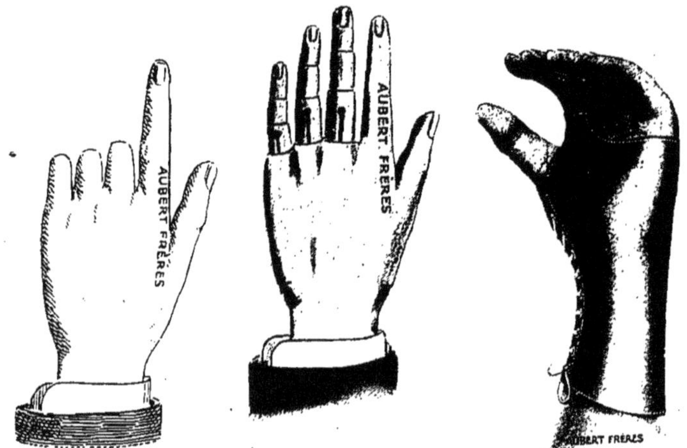

FIG. 311. Amputation de trois doigts.

FIG. 312. — Appareil prothétique correspondant.

FIG. 313. — Appareil prothétique lorsque le pouce seul subsiste.

enlevés, mais les phalanges subsistant, on peut s'accrocher généralement à celles-ci pour l'adaptation des doigts artificiels manquants comme l'indique la figure 312. Les phalanges peuvent être articulées ou rigides.

S'il **manque les quatre doigts**, le pouce excepté, nous plaçons alors l'appareil représenté ci-dessus (fig. 313) consistant en un gantelet en peau moulée, auquel se trouvent fixés les quatre doigts artificiels rigides et en position légèrement fléchie, pour répondre à l'opposition du pouce; celui-ci est laissé libre à travers une large échancrure pratiquée dans le gantelet afin de n'opposer aucune gêne à ses mouvements. Cet appareil est très pratique et rend de grands services en permettant l'utilisation du pouce.

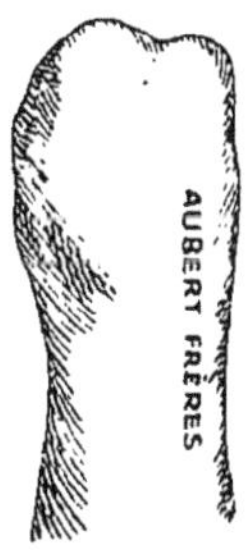

AUBERT FRÈRES

Fig. 314. Amputation des cinq doigts.

Si **les cinq doigts sont amputés** (fig. 314), nous plaçons alors l'appareil (fig. 315), qui est le même que le précédent mais avec pouce ; les doigts peuvent être rigides ou articulés. Il est évident que ce cas de prothèse est bien moins favorable que le précédent à cause de la suppression du jeu physiologique du pouce.

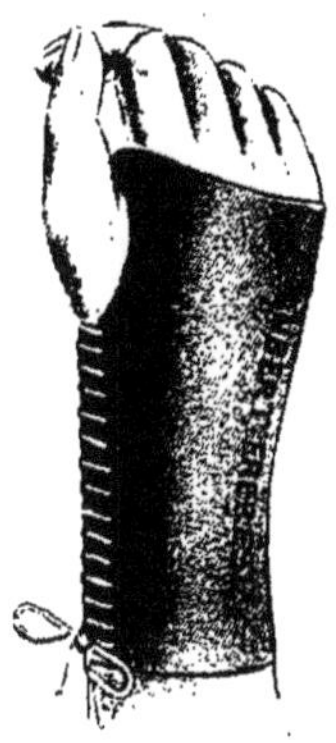

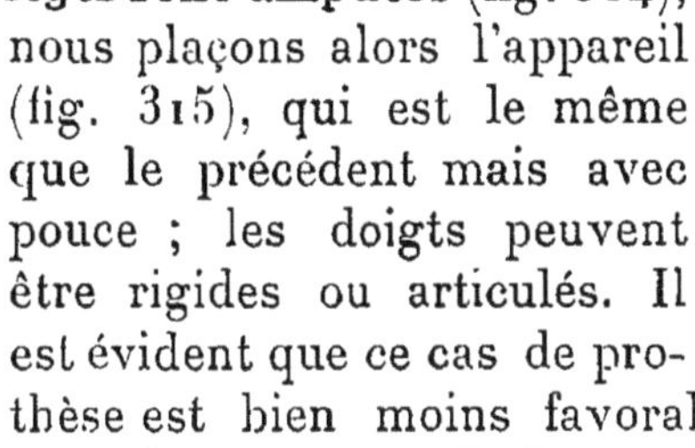

Fig. 315. — Appareil prothétique pour amputation totale des doigts.

Nous faisons aussi l'appareil (fig. 316) très pratique pour les ouvriers : il comprend un cuir brachial et anti-brachial moulés réunis au coude par deux courroies à double articulation **afin de ne pas gêner les mouvements de pronation et de supination**. L'armature métallique an-

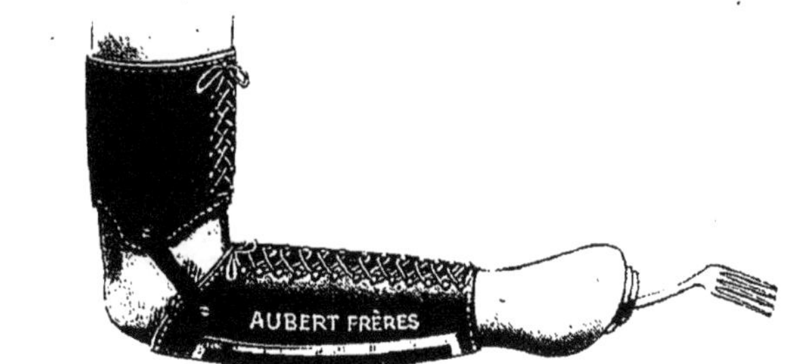

Fig. 316. — Bras ouvrier pour amputation totale des doigts.

ti-brachiale se continue en avant par une large plaque

d'acier palmaire, qui porte un anneau destiné à donner passage à différents objets. Le moignon composé de tout le métacarpe possède la flexion et l'extension que nous pourrons utiliser d'une façon active avec cet appareil. On glisse pendant l'extension le manche de l'outil, qui prend appui sous le moignon au niveau de la commissure séparant le pouce du deuxième métacarpien. La flexion du moignon bloque l'outil et le rend utilisable. On voit par là combien ce jeu volontaire du poignet peut rendre des services chez l'artisan, pour lequel l'apparence esthétique n'a qu'une importance secondaire.

Avant de passer à l'amputation de l'avant-bras, nous voulons présenter nos différents modèles de mains artificielles ainsi que les accessoires que nous aurons l'occasion d'utiliser.

Mains artificielles et pièces accessoires.

La **main dite rigide** (fig. 317) a les quatre doigts immobiles et le pouce articulé avec ressort de pression ; elle s'adapte à l'appareil soit par un taraudage, soit par une douille à gorge ; nous préférons cette deuxième manière, qui permet de donner à la main différentes positions.

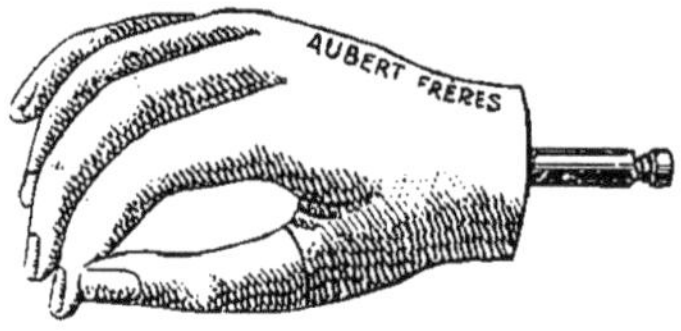

Fig. 317. — Main rigide.

La **main à pince** (fig. 318) a le pouce et l'index mobiles et rapprochés par un ressort commun ; les autres doigts sont rigides et légèrement fléchis de façon à correspondre à l'attitude de préhension. Ce modèle est très pratique par la facilité qu'il offre de saisir les objets entre les deux opposants.

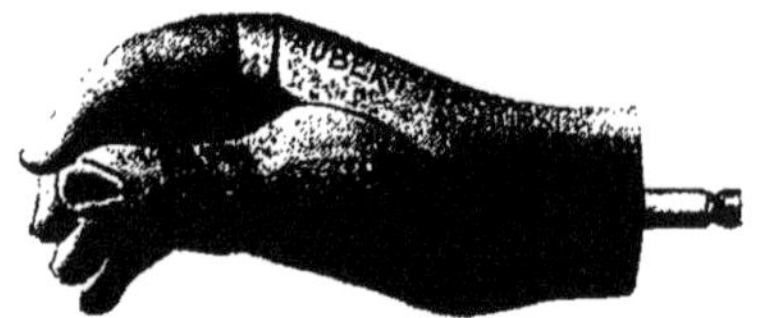

Fig. 318. — Main à pince.

Enfin, la figure 319 représente la main **dont tous les doigts sont articulés**, le **pouce et l'index étant à pince**, c'est-à-dire rapprochés par un ressort ; les autres doigts sont libres pour donner une apparence vitale par la variété de positions.

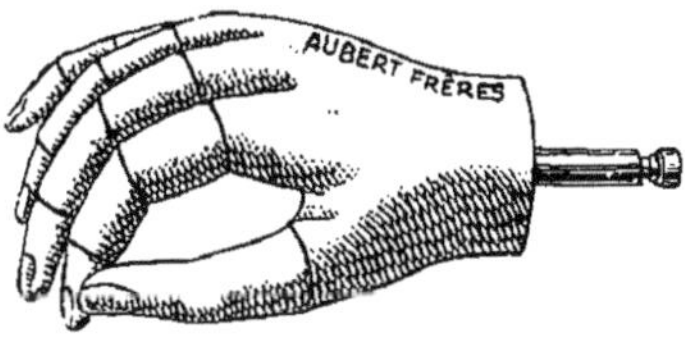

FIG. 319. — Main articulée.

Comme accessoires, représentons figures 320, 321 et 322 une cuiller, une fourchette et un couteau s'adaptant à une main artificielle.

Signalons que tous les mouvements digitaux sont passifs ; on peut les rendre actifs dans le sens de la flexion-extension en utilisant le jeu du coude ou l'adduction du bras ; mais ce perfectionnement nécessite des appareils très compliqués, coûteux et susceptibles de dérangement ; nous n'exécutons ces travaux que sur indications spéciales.

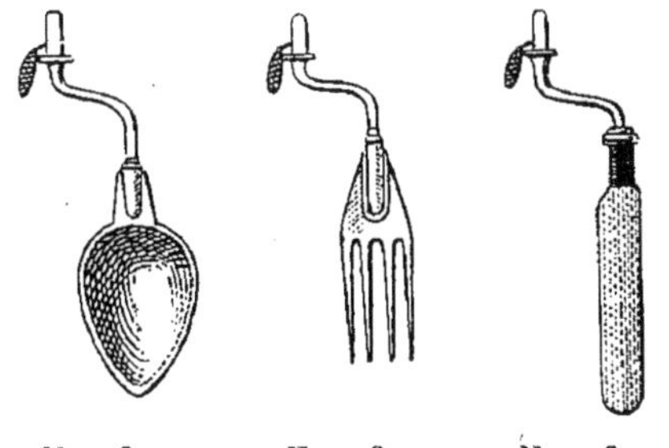

FIG. 320. FIG. 321. FIG. 322.

Amputation de l'avant-bras à la partie inférieure.

Le **bras ouvrier** que nous construisons pour ces cas est très avantageux. L'expérience que nous en avons nous permet d'affirmer que son emploi rend des services appréciables pour l'artisan.

Il consiste (figure 323) en une gaine antibrachiale moulée et une gaine brachiale remontant au tiers supé-

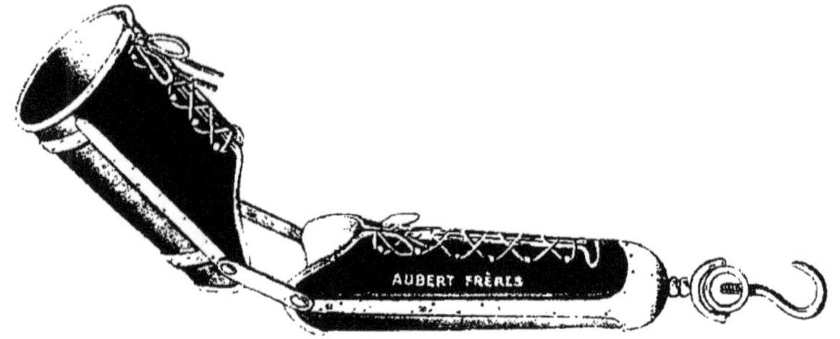

FIG. 323. — Bras ouvrier pour amputation de l'avant-bras à la partie inférieure.

rieur du bras et réunies par deux cuirs à double articulation, **afin de ne pas gêner la pronation et la supination**. L'armature métallique de l'avant-bras se termine par une cupule hémisphérique ayant une douille centrale qui reçoit un **nouveau modèle de crochet avec anneau, mobile dans tous les sens.**

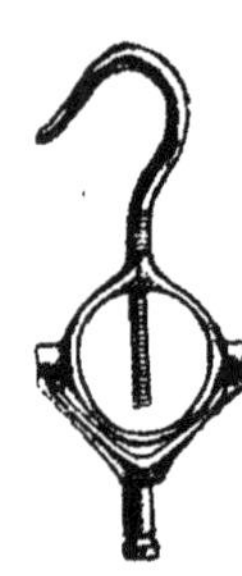

FIG. 324. — Nouveau modèle de crochet mobile dans tous les sens.

Ce crochet (fig. 324) avec anneau constitue un perfectionnement très notable sur les anciens modèles. Grâce à sa mobilité, il **évite au moignon un effort pénible** en suivant passivement toutes les directions imprimées par l'autre membre et par la disposition de ses pièces constitutives, il permet la fixation d'outils variés. L'agriculteur surtout peut en tirer le plus grand parti à cause de l'anneau de préhension et du crochet de suspension.

Nous faisons le même appareil avec main à pince ou doigts articulés interchangeables d'ailleurs avec le crochet ci-dessus ou une fourchette, une cuiller et un couteau. Tous ces objets ont une tige cylindrique avec gorge lisse ou pointée, selon que l'on veut la mobilité rotative ou la fixation à différents degrés de rotation. Une vis traversant la cupule et sa douille centrale sert à suspendre ou immobiliser la pièce introduite.

Amputation de l'avant-bras à la partie supérieure.

Nous appliquons les mêmes appareils que pour l'amputation à la partie inférieure, mais le cuir brachial remonte plus haut et il est réuni à l'antibrachial par deux attelles articulées en dehors et en dedans suivant un plan antéro-postérieur, afin de supprimer la pronation et la supination, qui pourraient faire échapper le moignon (fig. 325 et 326). Il est superflu de faire remarquer que ledit moignon doit avoir cependant une certaine longueur pour pouvoir maintenir l'appareil à différents degrés de flexion sans échapper du cuir, qui doit être échancré suffisamment au pli du coude. Nous pouvons **néanmoins** faire ces mêmes modèles, lorsque le moignon est relativement court, **grâce à un modelage spécial du cuir antibrachial** : nous le retournons en effet en dehors de façon à faire un bourrelet qui permet de très peu l'échancrer tout en évitant le pincement des chairs (fig. 327). Nous insistons sur la nécessité d'utiliser le plus possible l'avant-bras qui imprime un rôle actif à l'appareil et élude l'emploi d'un verrou encombrant et

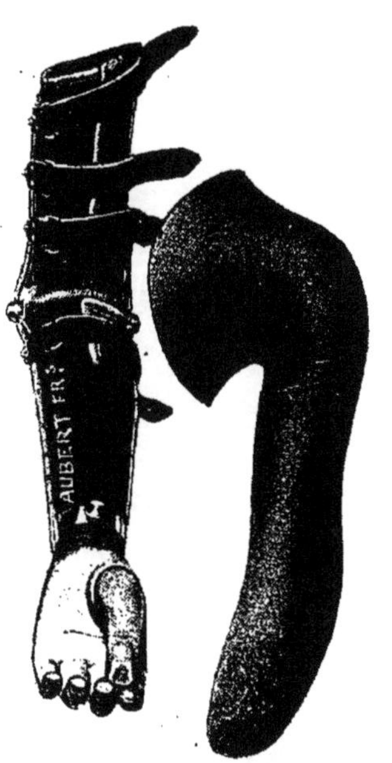

FIG. 325. — Appareil prothétique pour amputation de l'avant-bras à la partie supérieure.

annihilant complètement les muscles fléchisseurs ; mais

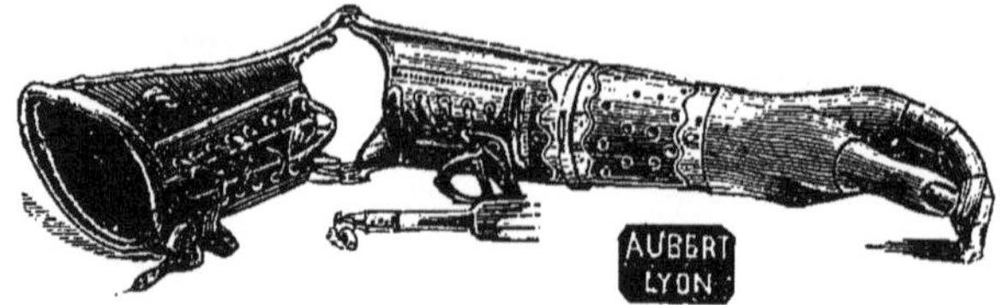

FIG. 326. — Appareil de luxe avec main articulée pour amputation de l'avant-bras à la partie supérieure.

nous estimons que pour son utilisation, le moignon doit mesurer de 9 à 10 centimètres au minimum.

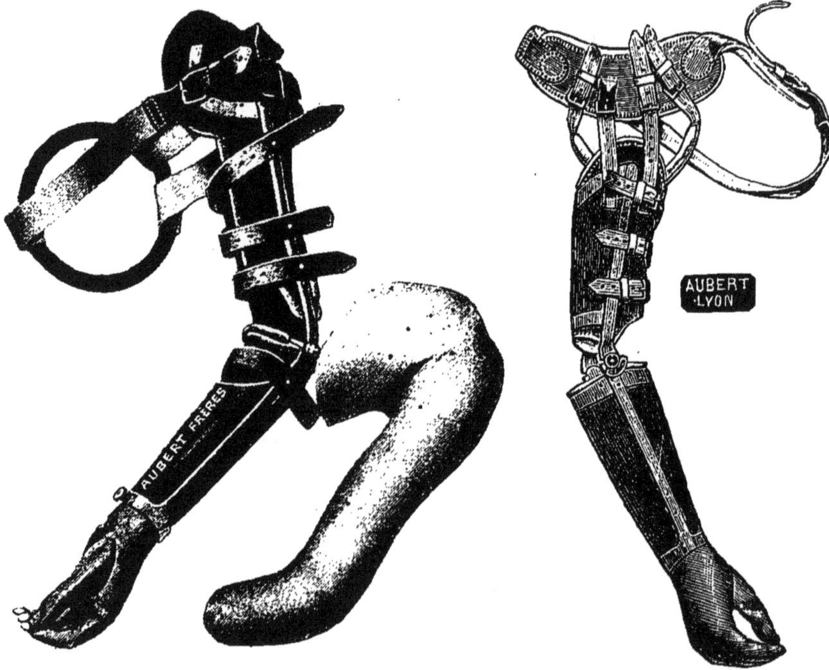

FIG. 327. — Bras artificiel pour amputation supérieure de l'avant-bras.

FIG. 328. — Bras artificiel avec secteur.

Quand on craint que le moignon ait une longueur insuffisante pour commander l'avant-bras, on peut encore appliquer l'appareil (fig. 328) dont l'attelle externe humérale est munie d'**un secteur** antéro-postérieur permettant à l'aide d'une vis de fixer l'articulation du coude à différents degrés de flexion.

Désarticulation du coude et amputation du bras.

Ici, le cuir huméral doit remonter jusqu'à la racine

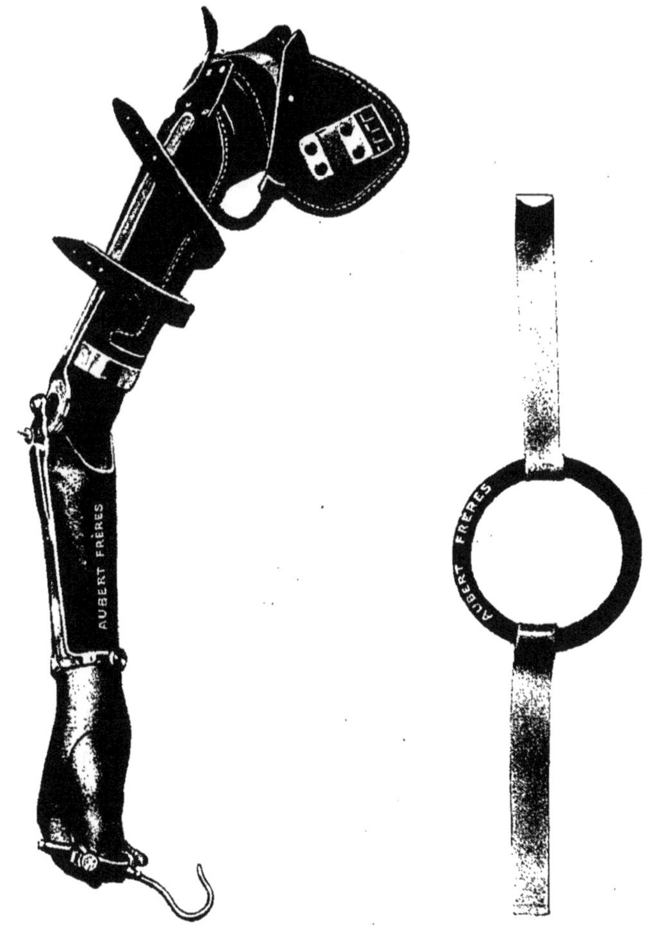

Fig. 329. — Appareil prothétique pour amputation du bras. (La main tient le crochet nouveau modèle.)

du bras et il doit être relié à un cuir scapulaire du

côté amputé pour assurer la fixation de l'appareil ; cependant, il est nécessaire que ce cuir scapulaire ne soit réuni au cuir brachial que par une simple bride médiane, afin de ne pas gêner les mouvements du bras. La ceinture scapulaire ayant un rôle de fixation doit être elle-même assujettie par des tracteurs à un anneau

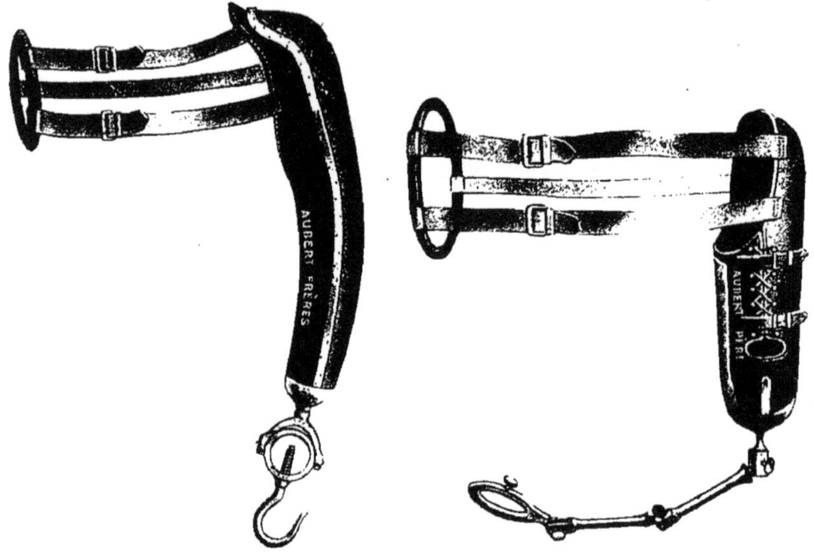

FIG. 330. — Bras ouvrier rigide avec crochet nouveau modèle.

FIG. 331 — Bras ouvrier avec tige antibrachiale articulée.

rembourré placé du côté non amputé comme l'indique la figure 329.

L'appareil comprend un cuir brachial et antibrachial réunis par des attelles internes et externes, articulées au coude dans un plan antéro-postérieur. **Un verrou automatique** permet la fixation à différents degrés de flexion. A l'extrémité inférieure, nous adaptons une main à pince ou à doigts articulés avec rotation facultative.

On remarquera que dans la figure précitée, la main porte **notre crochet nouveau modèle.** Ce crochet est, en effet, interchangeable avec la main, ce qui permet aux ouvriers de se servir du crochet pour leur travail journalier.

Nous faisons encore le bras rigide pour hospices (fig. 330) qui permet surtout de porter les fardeaux et le modèle (fig. 331), dont l'avant-bras est représenté par une tige articulée.

Quand le moignon est très court, il est prudent de remplacer l'appui scapulaire par un corset thoracique moulé afin de mieux assurer la fixation.

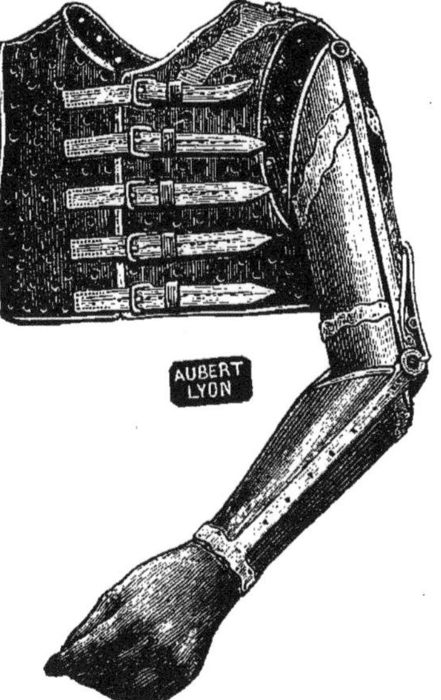

FIG. 332. — Bras artificiel à verrou pour désarticulation de l'épaule.

Désarticulation de l'épaule.

Pour la désarticulation de l'épaule, le **corset thoracique en cuir moulé est indispensable** pour la suspension de l'appareil représenté (fig. 332) qui comprend une gaine emboîtant fidèlement le thorax et les épaules comme précédemment avec cette différence que le cuir brachial est réuni au corset par deux attelles externes et articulées dans le sens de la flexion-extension. Un verrou automatique sert à fixer le coude à divers degrés de flexion.

Nota : *Pour les mesures, voir page 287.*

II. — MEMBRES INFÉRIEURS

PRINCIPES GÉNÉRAUX

Avant d'aborder directement l'étude des jambes artificielles correspondantes à chaque genre d'amputation en commençant par la partie inférieure du membre pelvien, nous voulons énoncer les principes généraux d'une prothèse rationnelle.

Tout bon appareil prothétique doit réaliser une **fixation énergique et d'excellents points d'appui en se rapprochant le plus possible du mouvement physiologique.** Par fixation, nous entendons l'attachement en quelque sorte de l'appareil au moignon et par points d'appui les régions répondant aux pressions qui résultent de la marche. Un appareil est fixé par des **points de support et de contre-rotation.** Les points de contre-ascension représentent les pressions d'appui déterminées par le poids du corps. Le dos du pied, les condyles, les crêtes iliaques et les épaules offriront les points de support selon les cas ; le relief du mollet quand il est bien dessiné peut aussi remplir ce rôle, mais à titre exceptionnel. Il en résulte que dans toute amputation supprimant le pied complètement, si le mollet est insuffisant selon la règle presque générale, l'appareil devra monter jusqu'à mi-cuisse pour s'accrocher **aux condyles**, dont on aura eu soin par un moulage approprié de **mettre le relief en valeur.** Il va de soi que pour toute amputation de cuisse, le bassin, par une ceinture, ou les épaules, par des bretelles, fourniront les points de support. Les points d'appui seront pris sur l'extrémité du moignon pour toutes les amputations partielles ou totales du pied jusqu'à la désarticulation tibio-tarsienne ; au-dessus le plateau tibial bien modelé, le genou ou la tubérosité ischiatique s'opposeront à l'ascension. La contre-rotation se fera soit sur le plateau tibial, soit sur les condyles ou le bassin, suivant le niveau de l'amputation, **car la projection horizontale de ces régions étant très irrégulière**, une adaptation minutieuse, obtenue par un moulage modelé comme nous l'avons indiqué, préservera des mouvements de torsion.

Si nous nous reportons maintenant à l'étude de la marche faite par Marey au moyen de la méthode graphique et de la chrono-photographie, nous voyons que le pied de la jambe oscillante quitte le sol par la pointe et reprend le contact par le talon, **bascule sur la plante** et revient à la pointe qui se redresse, grâce au calcanéum relevé par le tendon d'Achille. Plus la marche est rapide, plus le pied donne l'impression, dans son contact avec le sol, non pas de poser à plat, mais de balancer en quelque sorte sur celui-ci d'arrière en avant pour se terminer par un mouvement brusque mettant le pied en équinisme. Cet équinisme compense la différence de niveau provenant de l'attitude verticale d'une des deux jambes et oblique de l'autre ; il facilite le lancement en avant par le jeu principal du gros orteil assimilable à **une jambe de force**, qui évite le déversement interne dans la marche et la station et qui devient le principal ressort dans la course et le saut, comme l'a montré le Dr Destot dans son étude très approfondie de l'anatomie du pied [1]. En outre, cette attitude digitigrade passagère permet la répartition du poids du corps dans tous les petits os du métatarse.

Il nous semble donc rationnel de conclure de cette brève étude que dans la locomotion à allure normale et

[1] Destot, *Revue Chirurgicale*, 1er octobre et 1er novembre 1909.

plus encore dans la marche accélérée, la **tibio-tarsienne joue avec très peu de mobilité.** Cette articulation nous paraît être en quelque sorte immobilisée par ses antagonistes pour en faire un levier élastique, dont la souplesse brise les contre-pressions amenées par la marche.

Ces quelques notions nous amènent à la conception d'un pied sans articulation malléolaire, mais souple et élastique ; celui-ci nous paraît plus conforme aux mouvements physiologiques qu'un pied articulé nécessitant une démarche plantigrade, forcément lente et claudicante par suite de l'absence de l'équinisme élastique compensateur. D'autre part, ce pied ainsi compris offre un appui antérieur qui arrête la projection en avant, en donnant à l'autre jambe le temps de s'équilibrer.

Nous ne voulons pas par là proscrire systématiquement tous les pieds articulés, car il y a encore bien des cas où l'on est forçé d'y recourir ; mais même dans ces cas, des muscles artificiels antagonistes devront limiter le jeu articulaire de la tibio-tarsienne. D'ailleurs, c'est surtout pour les amputations du tiers inférieur de la jambe que nous aurons l'occasion de placer notre nouveau pied souple et immobile, en le réservant particulièrement aux sujets jeunes, assez musclés, ne craignant pas les contre-pressions antérieures sur l'arête tibiale.

Pour être équitables, nous devrons attribuer la paternité du pied sans articulation à Marck (de New-York) qui a été amené progressivement à son exécution par une étude lente et minutieuse, aidée des observations de ses malades.

Quant au pied mobile, il doit offrir des mouvements de latéralité lui permettant de s'équilibrer sur un plan inégal sans effort de la part du moignon. Nous avons créé un modèle spécial répondant à ces conditions; nous aurons l'occasion de le présenter ultérieurement.

Enfin, la légèreté doit être recherchée par le constructeur sans préjudice de la solidité. Nous allons passer maintenant à l'examen des appareils correspondants à chaque cas d'amputation, en commençant par la partie inférieure.

Désarticulation des orteils.

Pour cette amputation, un appareil de prothèse est inutile. Une chaussure convenablement rembourrée à son extrémité antérieure suffit généralement à remplir toutes les indications, mais il est indispensable que cette chaussure ait une semelle légère en acier trempé.

Amputation de Lisfranc.

Après l'ablation des cinq métatarsiens, la surface d'appui podalique est très suffisante pour qu'une chaussure bien adaptée permette une bonne démarche. La chaussure devra avoir une semelle métallique en acier trempé pour faciliter le lancement de la jambe et l'extrémité antérieure du pied sera remplacée par une forme de bois équivalente à la partie enlevée. Si l'ablation a porté seulement sur le premier et le deuxième métatarsien, le pied se met en pronation et en abduction, il sera donc nécessaire de **provoquer la supination en rehaussant le bord interne de la chaussure.**

Amputation de Chopart.

La désarticulation de la médio-tarsienne donne encore un bon moignon d'appui, mais ici le résultat fonctionnel subit des variations qui font qu'un simple soulier ne réussit pas toujours. Quoi qu'il en soit, la chaussure devra être munie d'une forte semelle en acier trempé, épaisse au talon et amincie à son extrémité antérieure, de façon à ce qu'elle soit très élastique. La partie enlevée sera remplacée par une forme de bois équivalente, mais sans aucun contact avec la partie antérieure du moignon, qui ne doit pas être gênée. L'appui est pris directement sur le talon. Il est prudent pour cette amputation de fixer à la chaussure un étrier articulé avec **un tuteur à la jarretière** portant en haut un cercle de fermeture (fig. 333). Ce tuteur servira à fixer très solidement **deux forts tracteurs antérieurs** et **deux postérieurs**, afin de donner au pied de l'élasticité que l'ablation de l'avant-pied a supprimée. Nous estimons que cette élasticité est nécessaire du moins le plus souvent. Les tracteurs et l'étrier sont d'ailleurs invisibles sous les vêtements.

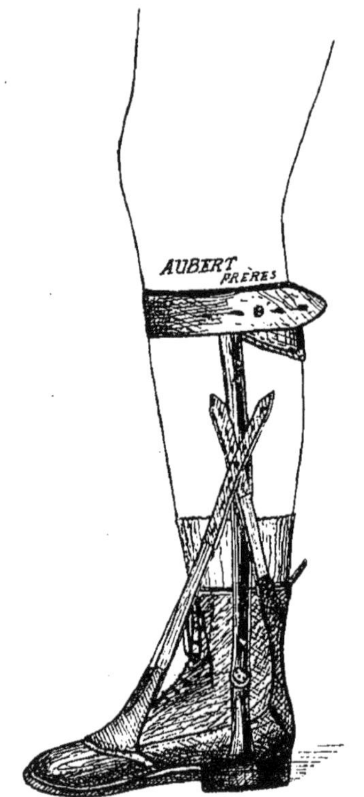

FIG. 333. — Tuteur avec tracteurs pour amputation de Chopart.

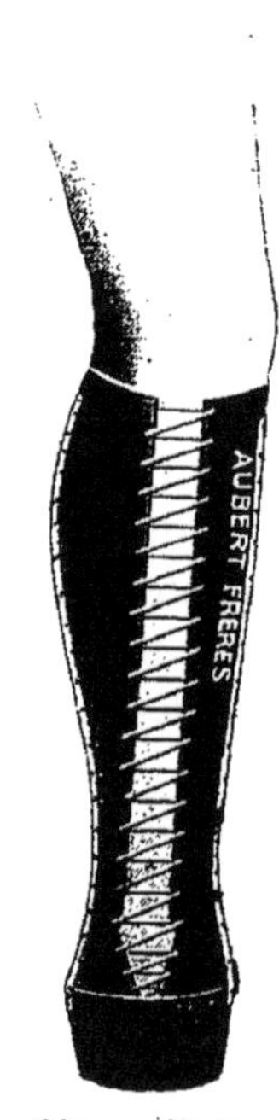

FIG. 334. — Botte-pilon de Jules Roux.

La **botte-pilon de Jules Roux** (fig. 334) trouve ici son application. Cette botte est faite en cuir moulé remontant jusqu'au jarret et se terminant par un embout en bois garni de cuir. Deux attelles en acier creusé empêchent l'appareil de fléchir. L'extrémité inférieure est légèrement bombée pour faciliter la démarche, en évitant les à-coups.

Désarticulation sous-astragalienne et tibio-tarsienne.

L'appui est pris sur l'extrémité du moignon. Là encore, la **botte de Jules Roux** dont nous venons de parler est employée pour la clientèle ouvrière, mais avec un liège compensateur du raccourcissement. Nous pouvons, dès maintenant, grâce à ce raccourcissement, établir un appui prothétique donnant toute satisfaction tant au point de vue de l'élégance qu'à celui de l'utilité. Ici commence à se poser la question d'un pied articulé ou élastique.

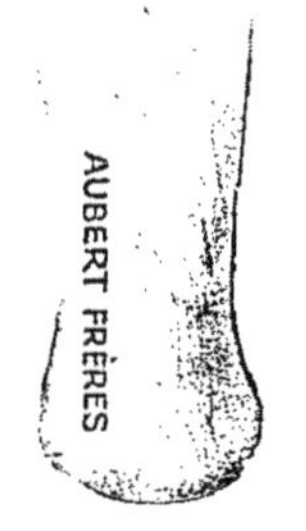

Fig. 335. — Désarticulation sous-astragalienne.

D'après notre expérience, et conformément à l'analyse détaillée du pas, **nous inclinons pour le pied élastique.**

Nous avons appliqué souvent l'appareil (fig. 336) et toujours avec succès : il comprend un cuir moulé jambier entourant tout le moignon ; il est lacé en arrière et reçoit latéralement deux attelles qui se réunissent vers le bas à une tige fixant l'avant-pied en bois. Celui-ci reçoit en outre une traverse supérieure, réunie aux deux attelles de telle sorte que cet avant-pied ne fait avec la jambe qu'un bloc rigide. Une semelle en acier trempé souple reposant sur une semelle en gomme pure complète le pied, grâce à une enveloppe de cuir qui maintient les parties constitutives et donne une forme élégante.

Il est à remarquer que la pièce podalique en bois

n'arrive qu'aux deux tiers antérieurs du pied et qu'à ce niveau elle est arrondie pour ne pas provoquer de butée à un temps quelconque du pas. De cette façon, l'amputé a une démarche souple, due à la semelle de caoutchouc, qui **amortit et répartit les pressions** et s'accommode aux irrégularités du terrain, sans faire subir d'effort à la jambe. Enfin, la semelle métallique permet au pas, par son jeu élastique, de se terminer très normalement. Le laçage est placé en arrière parce que la face antérieure de la jambe reçoit des contre-pressions, que ruinerait rapidement une solution de continuité déterminée par un laçage. L'appareil doit être bien serré et il est rarement utile de prendre un point de support sur les condyles fémoraux.

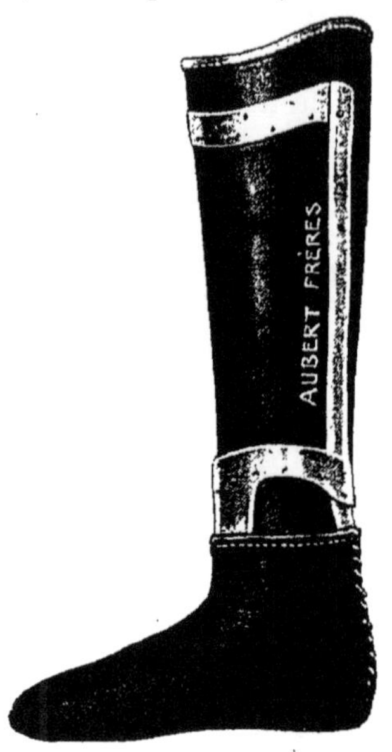

FIG. 336. — Appareil prothétique pour désarticulations sous-astragalienne et tibio-tarsienne avec notre nouveau pied élastique. Mod. Aubert frères.

Amputation sus-malléolaire.

Nous prenons l'appui sur le plateau tibial dont l'évasement supérieur et la massivité en font une région parfaitement disposée pour assurer une très bonne contre-ascension ; l'extrémité du moignon ne doit, à notre avis, recevoir aucune charge. Si le mollet a un relief suffisant pour réaliser la fixation, l'appareil s'arrête à l'interligne du genou, sinon il doit remonter jusqu'à mi-cuisse pour être suspendu par les condyles fémoraux qui servent aussi à la contre-rotation. Pour la clientèle ouvrière, nous faisons encore la **botte de Jules Roux** déjà décrite avec liège compensateur du raccourcissement, mais reportant le poids du corps sur le plateau tibial. **Comme appareil de prothèse avec pied,** nous appliquons celui représenté (fig. 337) : Il se compose d'une jambière moulée, à laçage postérieur et parfaitement adaptée, surtout au niveau de l'articulation du genou, que l'on aura eu soin de mettre en valeur par un modelage approprié. L'épiphyse supérieure du péroné doit être un peu exonérée. Deux montants latéraux, réunis en haut par un cercle, fixent un avant-pied de bois, qui s'arrête au tiers antérieur de la surface plantaire sans articulation malléolaire. **Une semelle de caoutchouc armée de ressorts longitudinaux** complète le pied, le tout dissimulé dans une forme de cuir. Nous signalons comme très importante l'adaptation exacte du cuir moulé sur la jambe, car notre pied élastique, qui permet une démarche très correcte, produit à la finale du pas des contre-pressions tibiales antérieures, qui demandent à être bien réparties.

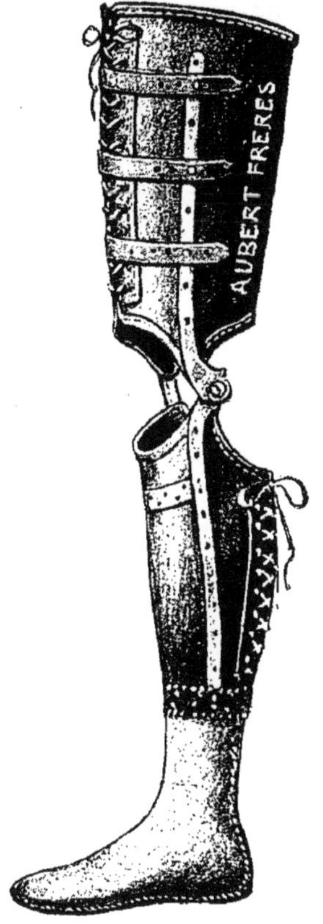

FIG. 337. — Jambe artificielle pour amputation sus-malléolaire avec pied élastique. Mod. Aubert frères.

Amputation au tiers inférieur de la jambe jusqu'à 16 centimètres environ de l'interligne du genou.

Bien des constructeurs font remonter leurs appareils jusqu'à l'ischion, dès que le niveau de l'amputation atteint la moitié de la jambe. Sauf des cas particuliers (personnes lourdes, très empâtées de tissu adipeux qui ne permettrait pas un moulage bien modelé) **nous**

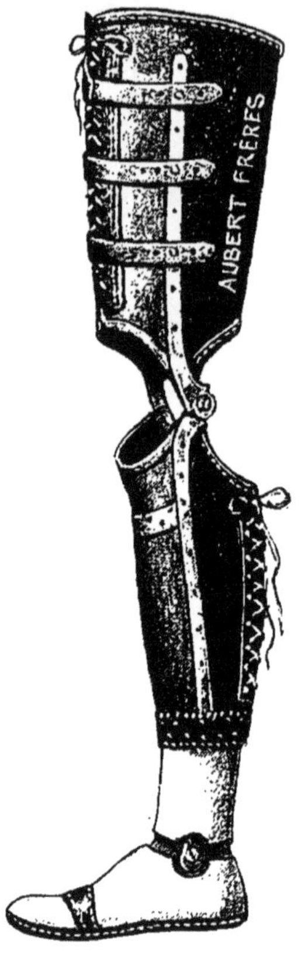

FIG. 338. — Jambe artificielle pour amputation au tiers inférieur avec pied articulé permettant les mouvements de latéralité. Mod. Aubert frères (déposé).

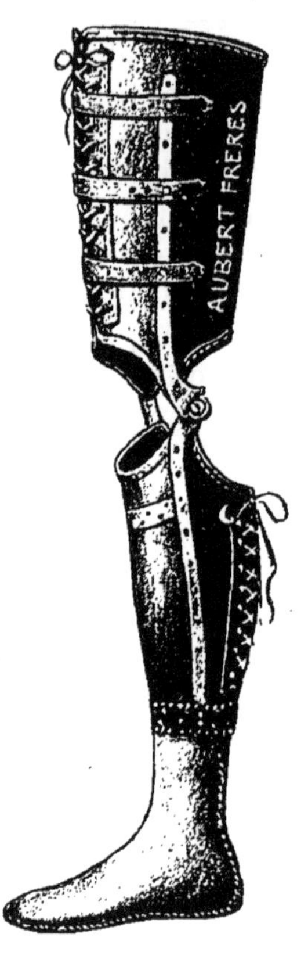

FIG. 337. — La même jambe avec pied élastique. Mod. Aubert frères.

estimons que le point d'appui tibial suffit largement et offre l'avantage de permettre des appareils plus légers et d'un fonctionnement bien supérieur, en faisant travailler le moignon, qui constitue le levier actif de la jambe. Il est évident qu'un mauvais état du moignon ou qu'une insuffisance de largeur (16 centimètres au minimum) constitue une contre-indication, qui oblige de recourir à la tubérosité ischiatique. Nous ne parlerons pas des points d'appui établis sur la cuisse, sans aucune butée pelvienne, car par sa forme conique, la cuisse n'offre aucun obstacle à l'ascension de l'appareil, à moins de déterminer un serrage énergique, qui ne serait pas sans complication. Lorsque nous devons remonter jusqu'à l'ischion, **nous renvoyons fortement en arrière les têtes du genou** de façon à reporter leur centre au delà de la ligne ischio-malléolaire. L'effet de ce rejet postérieur est de **provoquer l'extension de la jambe**, quand l'amputé s'y appuie, sans le secours du moignon qui serait impuissant à assurer la rigidité de l'appareil et qui doit jouer un rôle forcément passif.

L'appareil que nous plaçons donc le plus souvent prend son appui sur le plateau tibial et se fixe sur le pourtour du moignon, il doit remonter jusqu'à mi-cuisse pour venir en aide à celui-ci et le décharger des contre-pressions latérales ; enfin, un bon modelage du genou permet la suspension par les condyles fémoraux.

Nous construisons deux modèles, l'**un à pied articulé** (fig. 338), l'**autre à pied élastique** (fig. 337) : ils sont en cuir moulé remontant jusqu'à mi-cuisse avec des attelles articulées au genou. Le bas de la jambe est en bois parcheminé. Dans l'appareil avec articulation du pied, les deux montants jambiers portent au niveau des malléoles un arc qui tourne dans une douille noyée dans un bloc de caoutchouc. Nous obtenons ainsi un **pied articulé avec mouvements de latéralité** ou plutôt avec élasticité latérale. Il serait superflu d'insister sur les avantages de cette élasticité latérale qui compense les irrégularités du terrain et évite au moignon et à l'appareil des efforts en permettant au pied de se poser constamment à plat. Cette jambe, qui a été présentée à la Société de Chirurgie de Lyon, nous a toujours donné plein succès.

Dans **notre modèle à pied élastique**, il y a une semelle de gomme pure armée de ressorts longitudinaux, qui ajoute à la souplesse frontale, l'élasticité antérieure utile à la propulsion.

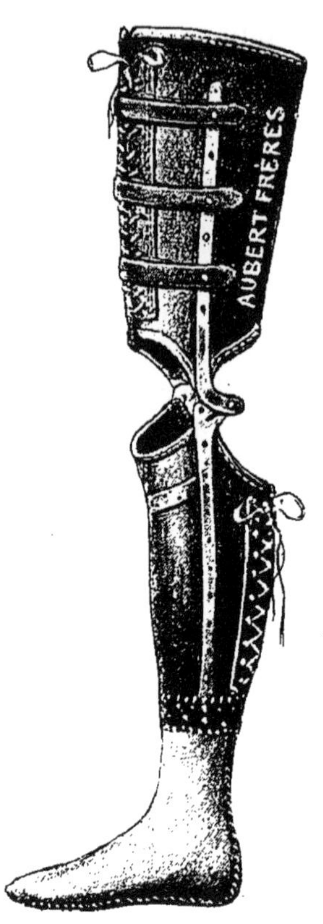

Fig. 339. — Jambe artificielle perfectionnée à pied élastique et charnière du Dr Ducroquet. Mod. Aubert frères.

Reste maintenant à discerner les cas qui s'accommoderont le mieux à l'une ou l'autre manière. D'une façon générale, nous n'appliquerons le pied élastique que pour les personnes jeunes et ayant un long moignon.

Lorsque le moignon est court ou l'amputé âgé, nous préférons le pied mobile. Cependant, pour l'élégance de la marche le modèle sans articulation est bien supérieur, mais il a l'inconvénient d'être au début plus pénible, d'exiger une bonne éducation musculaire et de provoquer des contre-pressions tibiales antérieures qui supposent des contre-indications selon les cas et l'âge.

Enfin, notre **dernier modèle perfectionné** (fig. 339) est le même que le précédent à pied élastique, mais les montants latéraux portent au genou la **charnière du Dr Ducroquet**, grâce à laquelle les mouvements de l'articulation sont fidèlement suivis ainsi que le déplacement fémoral.

Pour la clientèle ouvrière, nous représentons figure 340 notre **pilon articulé à appui tibial supérieur** ; la partie inférieure est constituée par un embout en bois, muni d'un sabot caoutchouc et la marche se fait avec flexion libre au genou.

Enfin, **pour les enfants**, nous recommandons le modèle 341, qui est identique au précédent, mais dont le

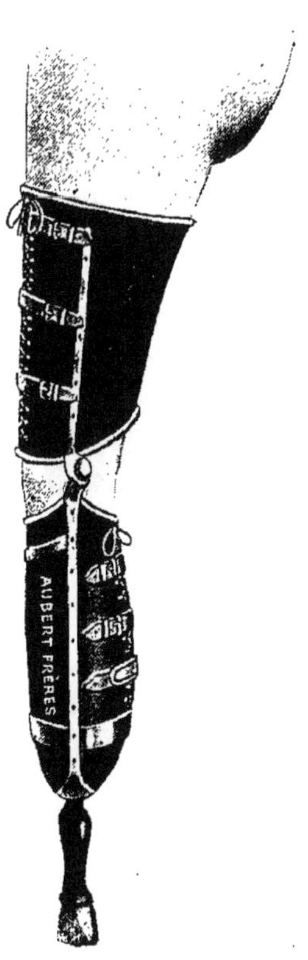

FIG. 340. — Appareil-pilon articulé à appui tibial.

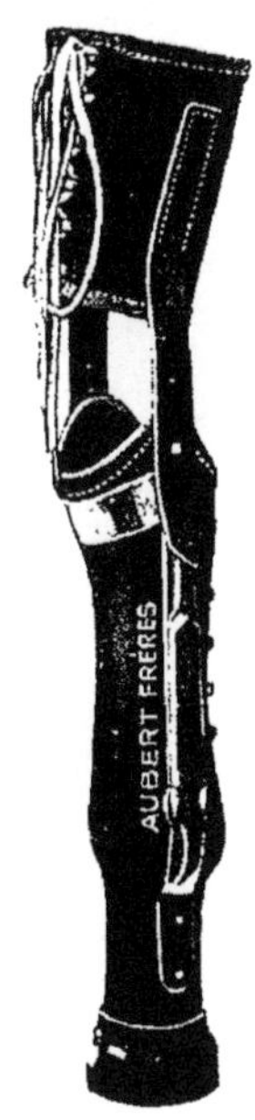

FIG. 341. — Appareil-pilon articulé et à rallonges (pour les enfants).

bas est à rallonges ; deux courroies latérales relient le cuir crural au jambier et suffisent pour la suspension de l'appareil, lorsque l'enfant a moins de dix ans.

Amputation au tiers supérieur de la jambe.

Par suite de l'insuffisance du levier osseux, nous ne pouvons plus prendre appui sur le plateau tibial. Nous avons donc l'obligation de recourir à l'ischion ou au genou fléchi. Ce dernier est supérieur à la tubérosité ischiatique comme région s'opposant à l'ascension de

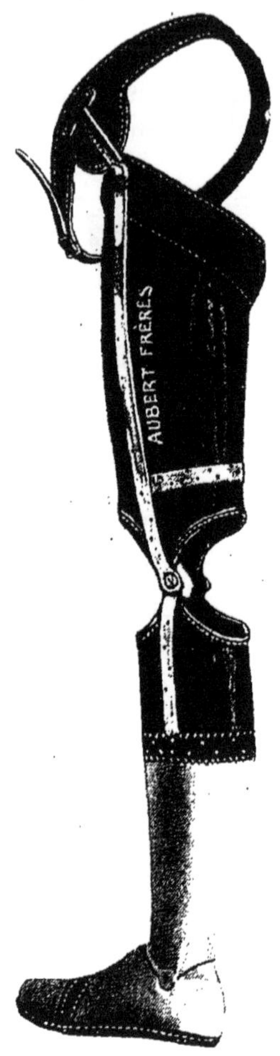

FIG. 342. — Jambe artificielle pour amputation au tiers supérieur.

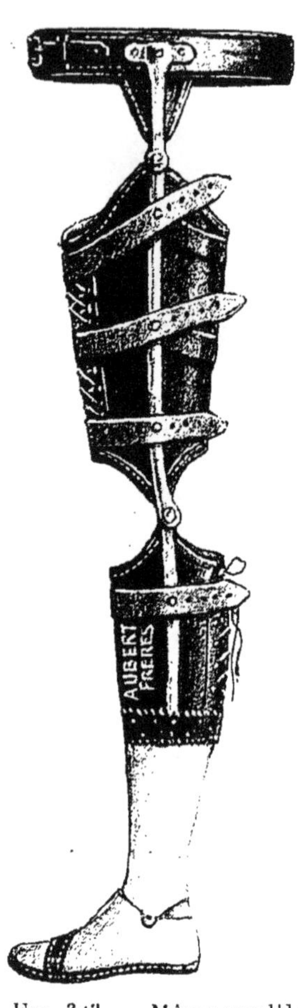

FIG. 343. — Même modèle renforcé.

l'appareil, mais il comporte l'inconvénient d'enraidir le genou à cause de la rétraction des fléchisseurs amenée par la persistance de la flexion.

Nous **n'emploierons donc le genou comme point**

d'appui que lorsque son choix s'imposera, soit par l'adiposité du sujet, soit par son âge.

A partir de l'amputation au tiers supérieur, nous ne

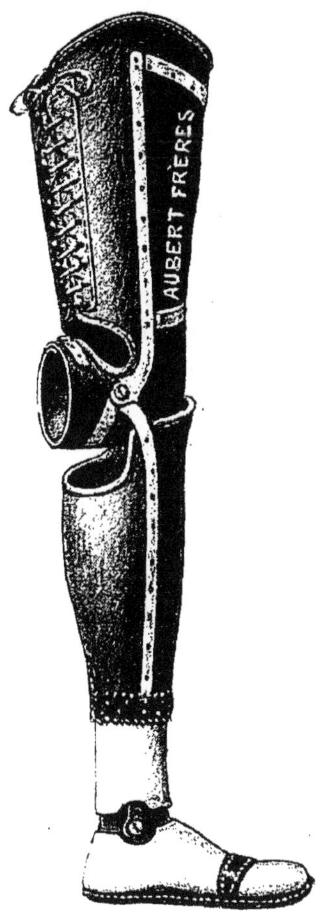

Fig. 344. — Jambe artificielle à appui sur le genou et à flexion libre.

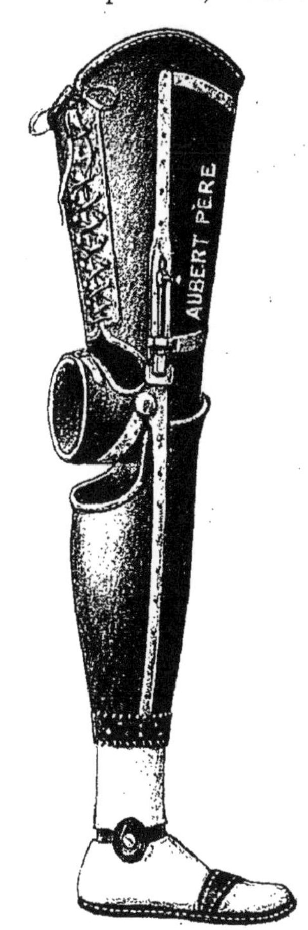

Fig. 345. — Jambe artificielle à appui sur le genou et à verrou automatique.

faisons pas le pied élastique, craignant que la résistance antérieure, qu'il détermine, fasse fléchir le genou avant le détachement du pied, à la finale du pas. Toutefois, nous n'osons porter de jugement définitif sur ce point et attendons le résultat de notre expérience. Nos pieds sont donc, dès maintenant, tous articulés, avec ou sans mouvement de latéralité, selon le désir du client.

Nous présenterons tout d'abord les **jambes artificielles à appui ischiatique** (fig. 342 et 343), elles sont à flexion libre au genou. Le moignon par son exiguïté ne peut assurer l'extension; son rôle doit donc être passif, c'est-à-dire suivre l'appareil au lieu de le commander. Pour arriver à ce résultat, nous reportons le centre des têtes articulaires du genou **en arrière de la ligne ischio-malléolaire** par une inflexion des montants afin que le centre de gravité, lorsque l'amputé s'appuie, ait pour effet de maintenir l'extension de la jambe sans aucun secours.

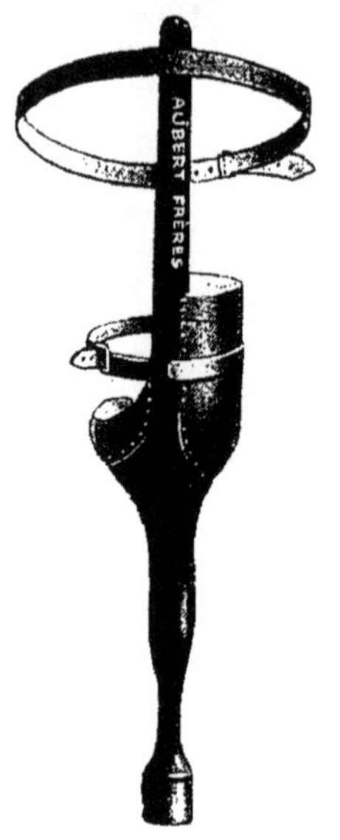

Fig. 346.
Appareil-pilon simple.

Ce point est capital et c'est ce qui explique que beaucoup de fabricants préfèrent le point d'appui sur le genou, qui dispense de cette précaution. Ces jambes sont en cuir moulé et remontent jusqu'à l'ischion ; leur partie inférieure est mobile au niveau des malléoles avec un pied articulé en bois, brisé suivant la ligne des têtes métatarsiennes ou avec un pied à élasticité latérale mais présentant la même brisure au tiers antérieur.

Comme jambe artificielle à appui sur le genou, nous exécutons deux modèles, le premier (fig. 344) est à **flexion libre**, le deuxième (fig. 345) avec **verrou.**

Ces deux jambes sont en cuir moulé et portent des attelles latérales articulées au genou et aux malléoles. Le pied est en bois avec articulation métatarsienne. Dans l'appareil à flexion libre, les têtes articulaires supérieures sont fortement renvoyées en arrière. Dans l'autre, elles sont droites et un verrou automatique détermine l'enraidissement. L'expérience que nous avons de la prothèse nous permet de conseiller plutôt **la jambe à flexion libre** qui est plus agréable, plus légère et qui copie mieux le mouvement naturel.

Pourtant, lorsqu'il s'agit de personnes âgées et peu-

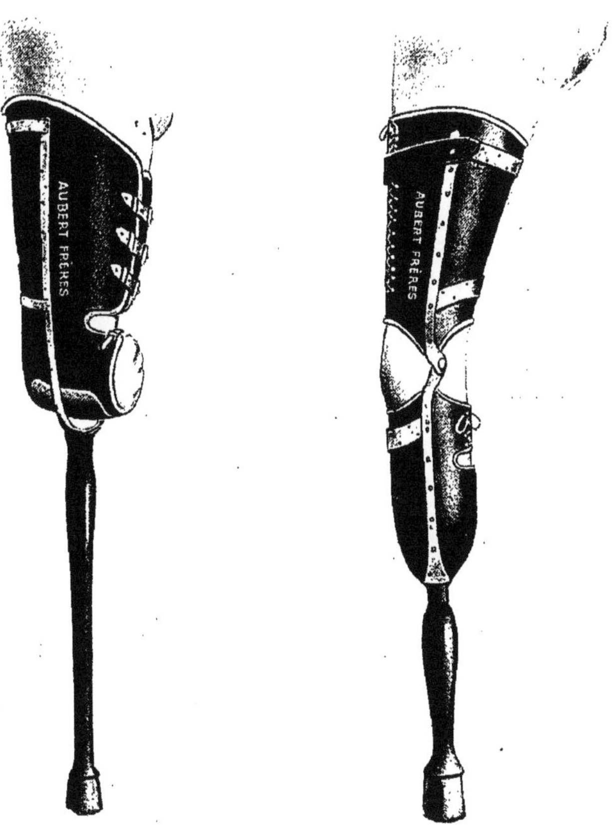

Fig. 347. — Appareil-pilon moulé.

Fig. 348. — Appareil-pilon articulé à appui ischiatique.

reuses, le verrou est préférable grâce à l'impression de sécurité qu'il donne. En Amérique, en Allemagne, en Suisse, les appareils à flexion libre sont très répandus et nous voudrions les voir se généraliser en France, car s'ils demandent plus d'éducation musculaire pour débuter, ils comportent plus d'avantages par la suite.

Citons comme appareil très simple le **pilon classique en bois** (fig. 346) se composant d'un tuteur en bois remontant jusqu'à la hanche extérieurement et à mi-cuisse en dedans ; il s'incurve vers le genou pour le recevoir et, en bas, il se termine par un sabot caoutchouc.

Le **pilon rigide moulé à appui sur le genou** (fig. 347) est préférable au précédent, car le cuissard étant moulé est très bien suspendu et permet par cette fixation énergique une déambulation plus assurée. Le même pilon peut être **articulé** et muni d'un **verrou.**

Citons enfin le **pilon articulé au genou avec flexion libre** et appui sur l'ischion (fig. 348). Cet appareil est en cuir moulé, il comprend un cuissard remontant jusqu'à la tubérosité ischiatique et une jambière continuée par un embout en bois avec sabot caoutchouc. Là encore les têtes sont fortement **renvoyées en arrière** pour assurer la rigidité dans l'extension. Le moignon joue donc un rôle passif, mais on n'a pas à craindre la rétraction des fléchisseurs entraînant la raideur.

Désarticulation tibio-fémorale.

Quand les condyles ne sont pas atrophiés, nous prenons appui directement sur l'extrémité du moignon, sinon c'est l'ischion qui doit recevoir le poids du corps. Nous appliquons ordinairement pour cette amputation la jambe artificielle (fig. 349) dans laquelle le cuissard est en cuir moulé ouvert postérieurement ; les **attelles articulées au genou sont fortement renvoyées en arrière**, toujours pour assurer l'extension, quand le malade appuie. Le pied est articulé avec ou sans mouvement de latéralité. L'appareil est suspendu par une ceinture pelvienne, souple et étroite, ou par des bretelles à moins qu'un bon modelage sus-condylien permette au fémur d'assurer le support. Cette dernière condition ne peut être appréciée que *de visu*, car elle dépend de l'adiposité et de la sensibilité du sujet.

On peut munir cette jambe artificielle d'**un verrou**

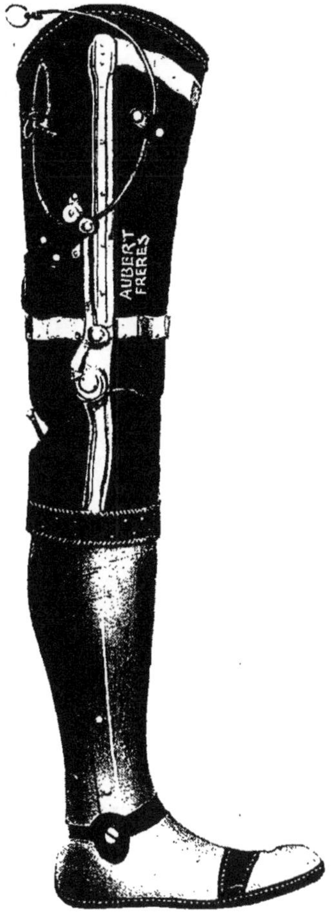

Fig. 349. — Jambe artificielle pour désarticulation tibio-fémorale à flexion libre et verrou facultatif. Mod. Aubert frères.

automatique si le malade manque de confiance.

Amputation de la cuisse.

L'appui est pris sur l'ischion pour toutes les amputations de cuisse.

L'appareil le plus simple est le **pilon-cuissard** en cuir (fig. 350) comprenant un segment crural rigide muni d'attelles en acier embouti fixées sur un pilon en

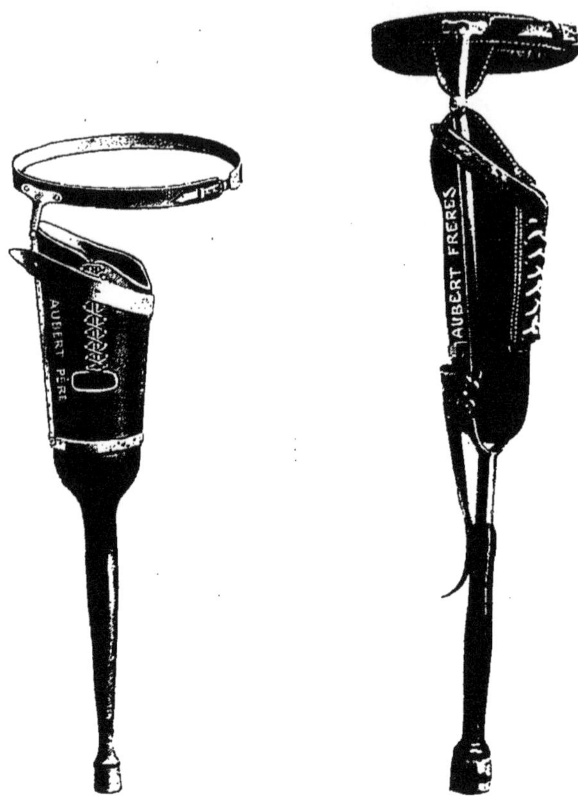

Fig. 350. — Pilon-cuissard rigide.

Fig. 351. — Pilon-cuissard moulé avec double verrou automatique.

bois auquel est adapté un sabot caoutchouc. Le montant externe est articulé avec une ceinture pelvienne, étroite, serrant le bassin entre les crêtes iliaques et les trochanters.

Nous présentons figure 351 le même cuissard, **mais articulé au genou avec un double verrou automa-**

tique, grâce auquel l'amputé peut, en relevant un tracteur, fléchir pour s'asseoir.

Comme jambes artificielles, nous faisons le modèle

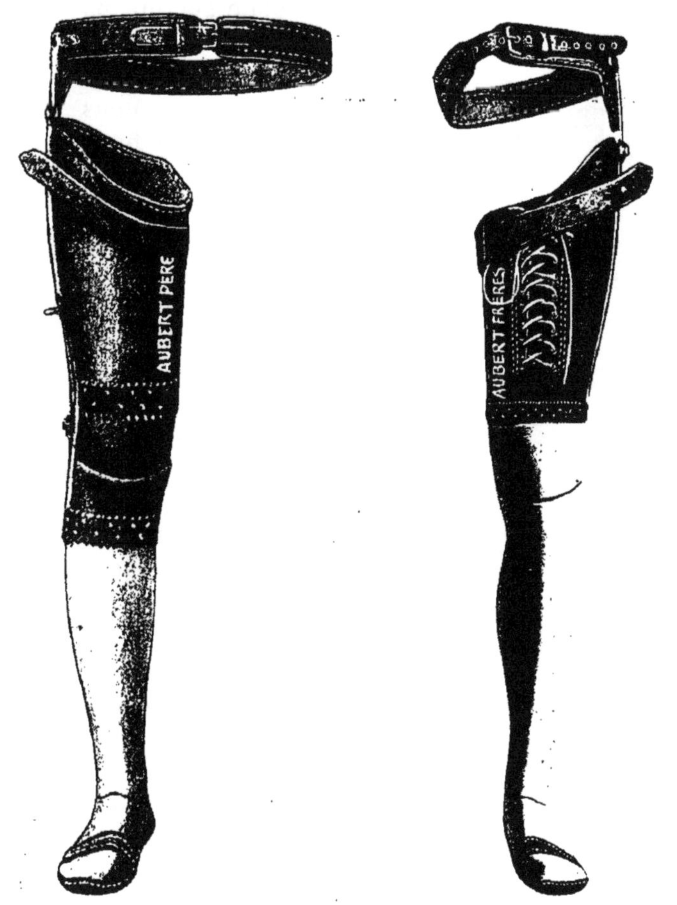

Fig. 352. — Jambe artificielle à appui ischiatique et verrou automatique.

Fig. 353. — Jambe artificielle à appui ischiatique et flexion libre.

classique **avec verrou automatique** (fig. 352), qui convient à tous les cas ; cet appareil offre l'avantage de la flexion pour la station assise, mais ne permet la marche qu'avec enraidissement, parce que à l'extension le verrou rentre de lui-même dans sa mortaise et ne peut en être extrait qu'à l'aide d'une traction faite avec la main sur un bouton de commande.

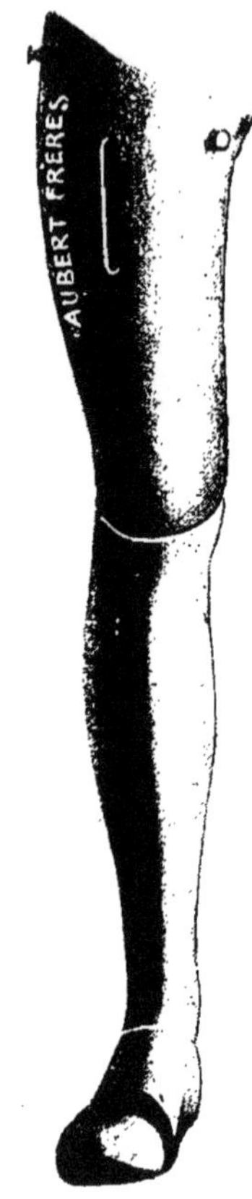

FIG. 354. — Jambe toute en bois à appui ischiatique et flexion libre.

Quand l'amputé est jeune et que le moignon est assez long nous faisons de préférence la **jambe à flexion libre au genou**, représentée figure 353. Le cuissard est en cuir moulé, le reste peut être en cuir ou en bois creusé parcheminé. Il va de soi que l'axe des têtes articulaires du genou est renvoyé en arrière de la ligne ischio-malléolaire, pour que le centre de gravité, passant en avant, détermine l'extension, d'ailleurs limitée par une butée, sans le secours d'aucun quadriceps artificiel qui serait impuissant à la maintenir. Quand le malade lance sa cuisse, la jambe fléchit naturellement par son propre poids ; dès que le pied pose à terre, le patient porte son moignon en arrière pour provoquer l'extension qui est confirmée par la pression du corps oscillant d'arrière en avant. C'est là une question d'habitude et si, au début, la démarche est saccadée par décomposition des temps du pas, l'**éducation musculaire a bientôt fait d'établir une déambulation souple et normale.**

Nous faisons aussi la **jambe toute en bois** creusé et parcheminé (fig. 354), mais seulement quand il s'agit d'un ancien moignon non sujet à variations ; cette jambe possède la flexion libre au genou.

Désarticulation coxo-fémorale.

Comme dans tous les appareils de prothèse, deux conditions principales dominent : ce sont la fixation de l'appareil et la détermination des points d'appui. Pour la désarticulation coxo-fémorale, la fixation est particulièrement difficile, car nous ne disposons d'aucun levier osseux ; la région pelvienne nous fournira cependant toutes les dispositions nécessaires à une fixation énergique ; mais il est utile, pour obtenir un bon résultat, d'avoir **un moulage du bassin très bien modelé avec la mise en valeur de tous les détails osseux.** La ceinture de l'appareil doit assurer les points de support et de contre-rotation ; elle doit donc coiffer les crêtes iliaques sur toute leur longueur, s'accrocher aux épines iliaques antéro-supérieures, serrer sur les fosses iliaques, la symphyse pubienne et le sacrum. La tubérosité ischiatique et toute la surface pelvienne l'entourant fourniront le point d'appui.

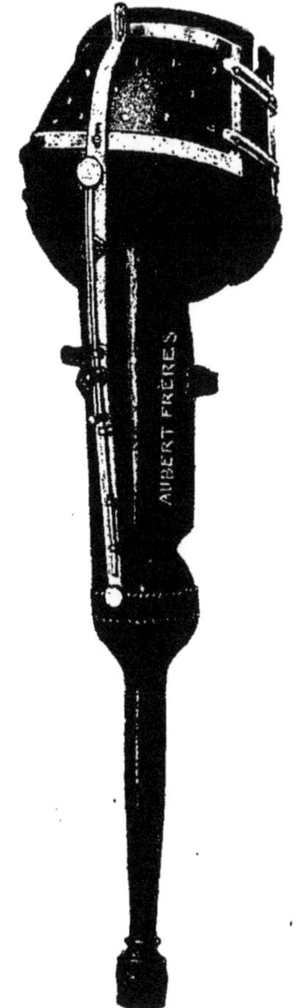

Fig. 355. — Appareil-pilon à double verrou pour désarticulation coxo-fémorale.

L'amputé, par suite de l'absence de tout levier osseux, ne peut progresser par une flexion de la cuisse ; aussi, est-il obligé d'exécuter des mouvements d'ondulation du tronc, grâce à une mobilité anormale d'adaptation de la colonne lombaire.

Un appareil qui nous a donné entière satisfaction est

notre pilon à articulation pelvienne et fémoro-tibiale

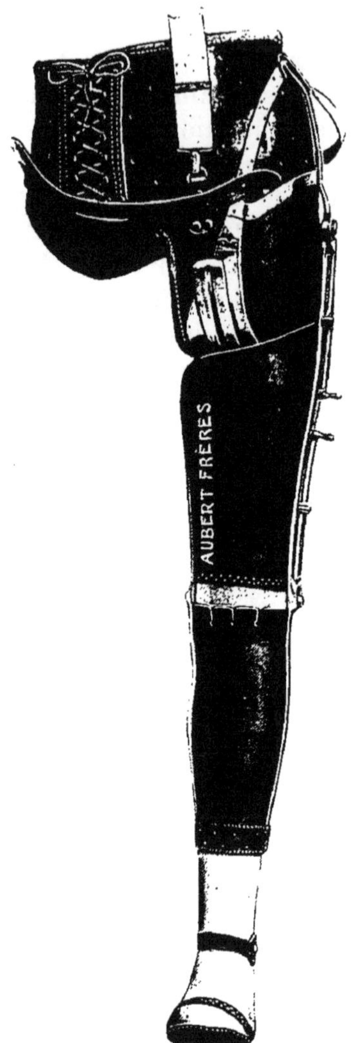

Fig. 356. — Jambe artificielle à double verrou pour désarticulation coxo-fémorale.

avec double verrou automatique (fig. 355). Il a été présenté à la Société de Chirurgie de Lyon par M. le

Dr Gouilloud, le 11 novembre 1909 et nous empruntons sa description à la thèse du Dr Noël : « La ceinture pelvienne moulée et montée à la façon de Hessing enveloppe tout le moignon. Au-dessous de cette enveloppe du moignon ou coque pelvienne se trouve un arc métallique à direction antéro-postérieure et passant au-dessous de la tubérosité ischiatique. Cet arc est creusé d'une coulisse médiane dans laquelle glisse un pivot fémoral amorti par un tampon de caoutchouc. Ce pivot est, d'autre part, fixé au sommet d'un arc métallique réunissant les deux montants latéraux du cuissard dont il constitue la **clef de voûte**. Par l'intermédiaire de la coulisse pelvienne, le pivot reçoit la pression ischiatique dans la station verticale ; le malade, s'il veut s'asseoir, rapproche les deux verrous d'arrêt et la flexion se fait à la hanche et au genou. Le bas de l'appareil est constitué par un pilon ordinaire avec sabot caoutchouc ou semelle de cuir.

Nous construisons aussi la **jambe artificielle** (fig. 356) qui est le même appareil que le précédent, mais terminé en bas par un pied et une jambière, qui ajoutent aux avantages du premier **celui de l'élégance**, la marche restant d'ailleurs absolument la même dans l'un ou l'autre de ces deux modèles.

Nota : *Pour les mesures, voir page 289.*

III. — APPAREILS PROTHÉTIQUES

POUR

VICES DE CONFORMATION DES MEMBRES

Ces appareils prothétiques varient à l'infini : les cas pour lesquels ils sont appliqués sont, en effet, très nombreux. Nous ne présenterons donc ici que quelques modèles types pour fixer les idées et dont tous les autres ne sont que des modifications dépendant du vice de conformation qui nous est soumis.

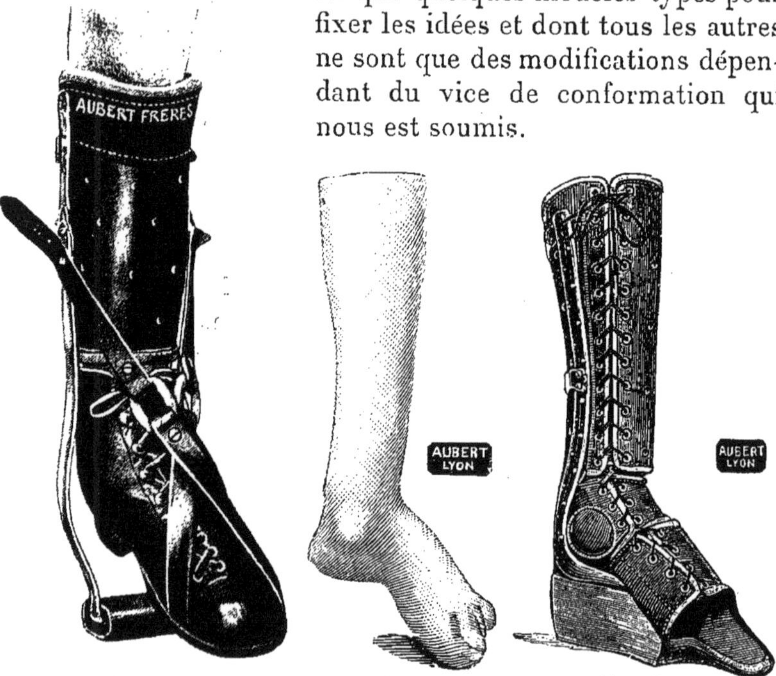

FIG. 357. — Appareil prothétique à appui tibial pour pied douloureux fixé en équinisme.

FIG. 358. FIG. 359. Appareil prothétique moulé à appui talonnier pour pied équin douloureux.

L'appareil représenté (figure 357) est à appui sur le plateau tibial ; il a été fait pour un malade dont le **pied, très douloureux et rigide, restait en équinisme** sans pouvoir supporter de pression même légère. On remarquera que le large étrier avec patin passe indépendant

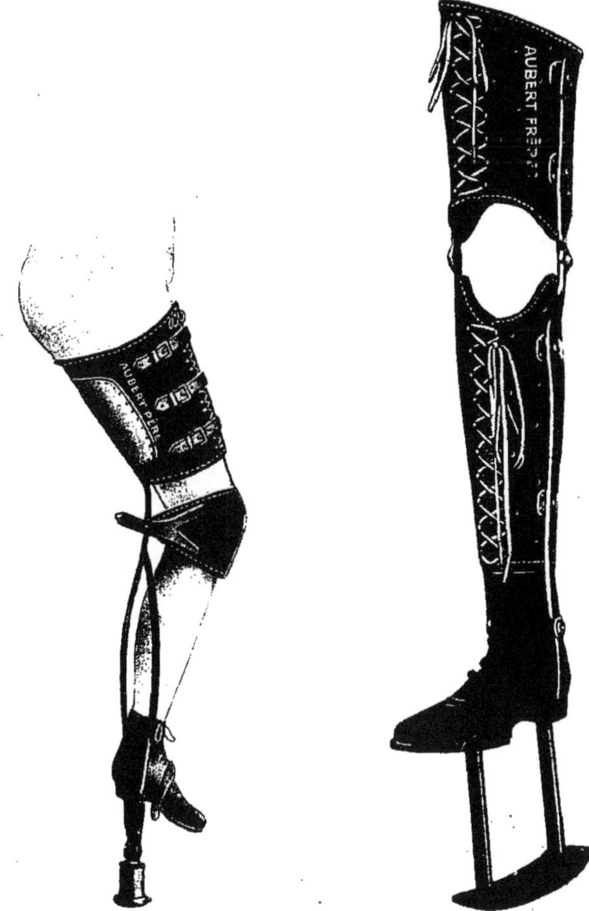

Fig. 360. — Appareil-pilon pour ankylose en flexion du genou.

Fig. 361. — Appareil moulé avec chaussure Heineke pour fort raccourcissement.

sous la chaussure et transmet ainsi le poids du corps directement au plateau tibial.

Le tuteur moulé (fig. 359) a été employé avec succès pour une **fracture de jambe compliquée** de date ancienne et **vicieusement consolidée**. La région talonnière seule pouvait servir de point d'appui. L'avant-pied, le gros orteil surtout, étaient douloureux et ne supportaient aucune pression.

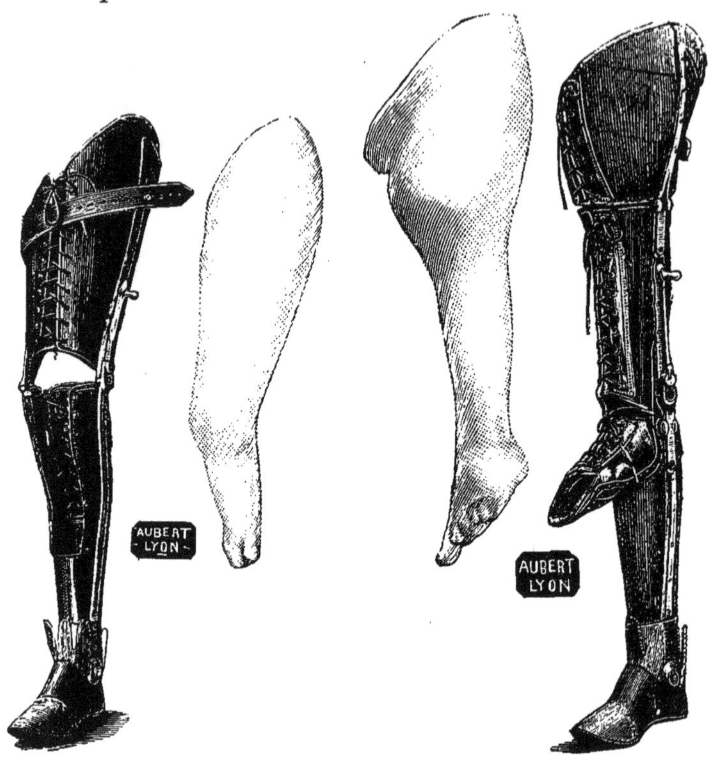

Fig. 362. Fig. 363.
Jambes artificielles pour arrêt de développement du membre inférieur.

L'appareil (fig. 360) convient aux **ankyloses du genou avec flexion et raccourcissement**.

Celui représenté (fig. 361) est destiné aux forts raccourcissements, mais avec flexion libre au genou : c'est un **tuteur de Hessing** monté sur **chaussure Heineke**. On peut, d'ailleurs, remplacer ce patin d'Heineke par un pilon ordinaire, mais le patin nous semble préférable à cause du balancement qu'il imprime.

Les appareils (fig. 362 et 363) se recommandent pour les **arrêts de développement du membre inférieur.**

Nous terminons là notre présentation, car les autres appareils ne sont que des modifications des précédents et n'ont d'intérêt qu'en présence du cas. Nous nous tenons, d'ailleurs, à la disposition des médecins pour l'**exécution de tout modèle**, quel qu'il soit, répondant au vice de conformation soumis.

Mesures à prendre pour les appareils prothétiques.

I. — Prothèse des membres supérieurs.

1° **Amputation partielle ou totale des doigts** : *Donner le moulage exact du moignon et le tracé de la main*

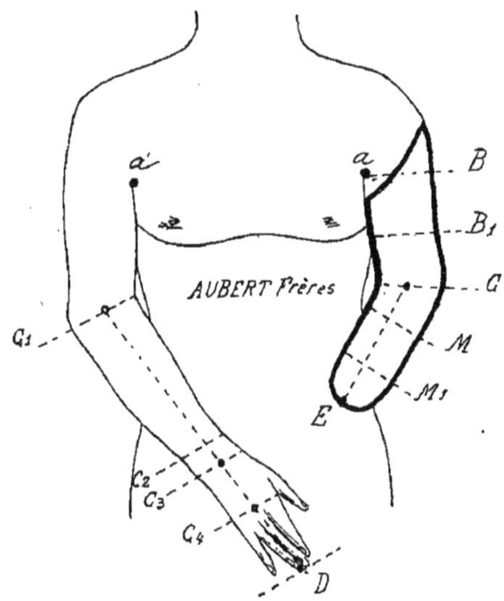

Fig. 364. — Amputation de l'avant-bras.

non amputée avec les diamètres des articulations phalangiennes. Dire la profession de la personne.

2° **Bras ouvrier figure 316** : *Indiquer le côté. Donner le moulage du bras en entier et en position fléchie (voir le schéma 364).*

3° **Amputation de l'avant-bras** : *Indiquer le côté amputé. Donner le moulage du moignon et du bras comme l'indique le trait renforcé du schéma 364, les circonférences* M_1, M, C, B_1 *et* B ; *enfin la longueur du moignon* CE.

Du côté sain, donner la longueur C_1D *du coude à l'extrémité des doigts, les longueurs* C_1C_3 *du coude au poignet et* C_1a' *du coude aux aisselles. Donner, en outre, les circonférences* C_3 *et* C_4. *Enfin, joindre le tracé de la main avec les diamètres des articulations phalangiennes.*

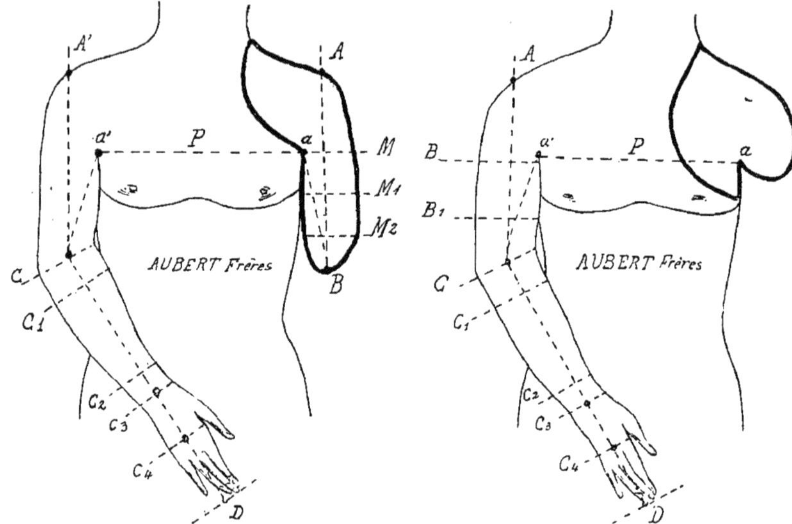

FIG. 365. — Amputation du bras.

FIG. 366. — Désarticulation de l'épaule.

4° **Amputation du bras** : *Indiquer le côté amputé. Donner le moulage du moignon comme l'indique le trait renforcé du croquis 365. Mesurer les circonférences du moignon* M_2, M_1 *et* M, *ainsi que les hauteurs* Ba *de l'extrémité du moignon à l'aisselle et* BA *de l'extrémité du moignon à l'acromion.*

Du côté sain, donner les longueurs DC *de l'extrémité des doigts au coude,* C_3C *du poignet au coude,* Ca' *du coude à l'aisselle et* CA' *du coude à l'acromion. Join-*

dre un tracé exact de la main avec les diamètres des articulations phalangiennes. Tour de poitrine P.

5° **Désarticulation de l'épaule** : *Indiquer le côté amputé. Donner le moulage du moignon comme l'indique le trait renforcé de la figure 366.*

Du côté sain, donner les circonférences B, B_1C, C_1, C_2, C_3, C_4 *ainsi que les longueurs* DC *de l'extrémité des doigts au coude,* C_3C *du poignet au coude,* Ca' *du coude à l'aisselle et* CA *du coude à l'acromion. Donner le tracé de la main avec les diamètres des articulations phalangiennes et le tour de poitrine* P.

II. — Prothèse des membres inférieurs.

1° **Tuteur figure 333** : *Donner le moulage du moignon et le raccourcissement. Hauteur du sol au jarret. Fournir la chaussure du côté amputé.*

2° **Botte de Jules Roux figure 334** : *Indiquer le côté amputé. Donner le moulage du moignon jusqu'au plateau tibial y compris et le raccourcissement.*

3° **Jambe modèle 336** : *Indiquer le côté amputé. Donner le moulage du moignon jusqu'au plateau tibial y compris, et le raccourcissement. Fournir la chaussure du côté amputé.*

4° **Jambes modèles 337, 338, 339 et pilons modèles 340 et 341** : *Indiquer le côté amputé. Donner le moulage du moignon comme l'indique le trait renforcé du croquis 367, les circonférences* M_5, M_4, M_3, M_2 *et* M_1, *ainsi que les longueurs* M_6M_3 *de l'extrémité du moignon à l'interligne du genou,* M_3M_1 *de l'interligne du genou au tiers supérieur de la cuisse.*

Du côté sain, donner les hauteurs SP *du sol au périnée,* SG *du sol à l'interligne du genou et* Sm *du sol aux malléoles. Fournir un soulier du côté amputé.*

5° **Jambes modèles 342, 343 et pilon modèle 348** : *Indiquer le côté amputé. Donner le moulage du moignon comme l'indique le trait renforcé du schéma 367, les circonférences du moignon, le tour de ceinture* B, *les longueurs* M_6M_3 *de l'extrémité du moignon à l'inter-*

ligne du genou, de l'interligne au trochanter, du trochanter à la crête iliaque.

Du côté sain, donner les hauteurs du sol à l'interligne du genou, du sol à l'ischion.

Fournir une chaussure du côté amputé.

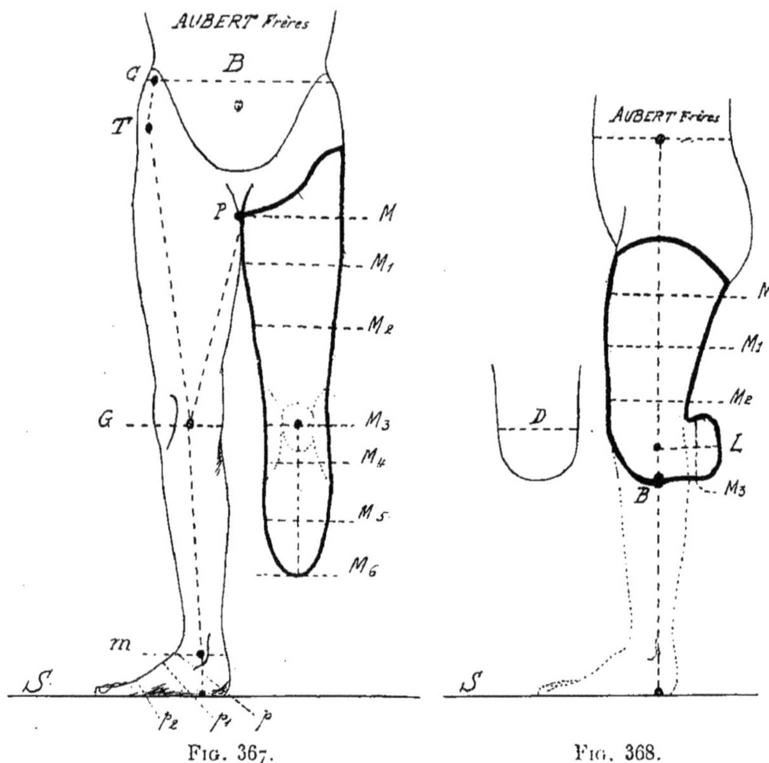

FIG. 367. FIG. 368.

6° **Jambes modèles 344, 345, 349 et pilon modèle 347** : *Indiquer le côté amputé et donner le moulage du moignon, le genou fléchi, comme l indique le schéma 368, les circonférences* M_3, M_2, M_1 *et* M, *la longueur du moignon* L, *et enfin la hauteur* SB *du sol au genou fléchi. Fournir une chaussure du côté amputé.*

Du côté sain, donner les hauteurs du sol à l'interligne du genou et du sol au périnée.

7° **Pilon modèle 346**: *Indiquer le côté amputé, Longueur* *du moignon* L *(schéma 368). Diamètre du genou* D. *Circonférences* M_2, M_1 *et* M. *Tour de ceinture. Hauteur du sol au genou fléchi.*

Du côté sain, donner les hauteurs du sol au périnée et du

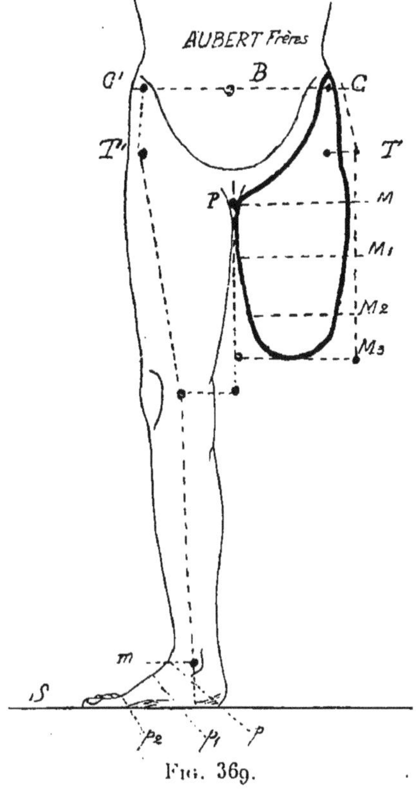

Fig. 369.

sol à la crête iliaque (toutes ces mesures devront avoir été prises le pied sain étant chaussé).

8° **Pilon modèle 350** : *Indiquer le côté amputé. Circonférences* M_2, M_1 *et* M. *Tour de ceinture* B *(schéma 369). Longueurs* M_3P *de l'extrémité du moignon au périnée* M_2 T *de l'extrémité du moignon au trochanter et* TC *du trochanter à la crête iliaque.*

Du côté sain, donner les hauteurs du sol à l'ischion et du sol à l'interligne du genou.

(Toutes ces mesures devront avoir été prises, le pied sain étant chaussé.)

9° **Pilon modèle 351 et jambes modèles 352, 353 et 354** : *Indiquer le côté amputé. Donner le moulage du moignon comme l'indique le trait renforcé du croquis 369. Circonférences* M_2. M_1 *et* M. *Tour de ceinture* B. *Longueurs* M_3P, *de l'extrémité du moignon au périnée,* M_3T *de l'extrémité du moignon au trochanter et* TC *du trochanter à la crête iliaque.*

Du côté sain, donner les circonférences aux malléoles, au mollet, au jarret, ainsi que les hauteurs du sol à l'ischion, du sol à l'interligne du genou et du sol aux malléoles.

(Fournir une chaussure du côté amputé).

10° **Pilon 355 et jambe 356** : *Indiquer le côté. Donner le moulage du bassin en entier et les mêmes mesures que pour les appareils précédents (voir schéma 369).*

III. — Appareils prothétiques pour vices de conformation des membres.

1° **Appareils 357 et 359** : *Donner le moulage de la jambe jusqu'au plateau tibial y compris et une chaussure pour le numéro 357.*

2° **Appareils 360 et 361** : *Moulage de la jambe en entier. Raccourcissement et chaussure du côté malade.*

3° **Appareils 362 et 360** : *Donner les moulages. Donner la hauteur du sol à l'interligne du genou (du côté sain) et fournir la chaussure du côté malade.*

Nota. — *Afin de faciliter l'exécution des moulages nécessaires à la confection de nos appareils de prothèse, nous envoyons exclusivement aux médecins nos bandes plâtrées qui offrent l'avantage d'une dessiccation rapide et d'un modelage parfait.*

Enfin, lorsque le médecin traitant préfère nous laisser le soin des mensurations, **nous nous déplaçons** *aux plus justes conditions.*

BIBLIOGRAPHIE

Berger et Banzet, *Chirurgie orthopédique*, 1904.
Beurnier, *Notions d'anatomie, de physiologie et de pathologie*, 1898.
Calot, *l'Orthopédie indispensable*, 1909.
— *Guérison de la scoliose et méthode d'Abbott*, 1913.
Ducroquet, *Traité de Thérapeutique orthopédique*, 1907.
Gangolphe (M.), *Arthrites tuberculeuses*.
Gaujot et Spillmann, *Arsenal de la Chirurgie contemporaine*, 1867.
Gorisse, thèse, 1895.
Hoffa, *Lehrbuch der orthopädischen Chirurgie*, 1902.
Imbert, *Physique biologique*, 1895.
Jaubert, thèse, 1905.
Karpinski, *Studien über künstliche Glieder*.
Le Dentu et Delbet, *Traité de Chirurgie*, 1899.
Lucas-Championnière, *Hernies : hygiène et thérapeutique*, 1904.
Marks, *A Treatise on artificial limbs*, 1902.
Mora, *l'Homme*, 1896.
Noel, thèse.
Nové-Josserand, *Précis d'Orthopédie*, 1905.
Nové-Josserand et Denucé, *la Pratique des maladies des enfants*, 1913.
Redard, *Traité pratique de Chirurgie orthopédique*, 1903.
Rey, thèse, 1901.
Schanz, *Handbuch der orthopädischen Technik*, 1908.
Vincent (Eug.), *Petite Chirurgie*, 1902.
Archiv für Orthopädie, Mechanothérapie und Unfallchirurgie.
Lyon Chirurgical.

TABLE DES MATIÈRES

Deuxième partie. — ORTHOPÉDIE

XV.

Troisième partie. — PROTHÈSE

II. — PROTHÈSE DES MEMBRES INFÉRIEURS 260

III. — APPAREILS PROTHÉTIQUES POUR VICES DE CONFORMATION DES MEMBRES . 284

Lyon. — Imprimerie A. REY, 4, rue Gentil. — 66905

www.ingramcontent.com/pod-product-compliance
Ingram Content Group UK Ltd.
Pitfield, Milton Keynes, MK11 3LW, UK
UKHW020202250726
13967UKWH00003B/1221